精度管理のための
自己採点方式 細胞診スライドカンファレンス問題集

Cyto-Check

監修　日本臨床細胞学会大阪府支部　細胞検査士会

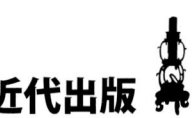
近代出版

推薦のことば

日本細胞診断学推進協会細胞検査士会　会長
日本細胞診断学推進協会　副理事長
小林忠男

　この度，日本臨床細胞学会大阪府支部細胞検査士会編纂による，「精度管理のための自己採点方式細胞診スライドカンファレンス問題集 Cyto-Check」が刊行される運びとなり，待望していたスライドカンファレンス問題集 Cyto-Check が具現化されたことは意義深い。当会精度保証部の6年間の活動とその実績が，実際に書籍としてまとめられたことになる。本書は大阪府細胞検査士会の活動報告ともいえる内容で，陣頭指揮をとられた現大阪府細胞検査士会会長清水恵子氏をはじめ活動に参加された諸氏に，最大の賛辞の言葉を贈りたい。また，自己採点方式のセルファセスメントは，その手法と目的をしっかりとさせて，アメリカでは CAP（the College of American Pathologists）による Proficiency Testing（PT）プログラムとして，定着化されつつある。また，2006年に開催された，第47回日本臨床細胞学会春期大会における教育講演で William J. Frable 教授がその PT プログラムなるものを紹介されたのも記憶に新しい。この講演で Frable 教授は，セルファセスメントの重要性とその課題を強調された。このような状況を踏まえて，われわれの細胞検査士会学術委員会でセルファセスメントの必要性が検討され，具体的に3年前より細胞検査士教育セミナーの会場（東西の会場）を利用してセルファセスメントスライドが企画され，現在に至っている。本教育セミナーでのセルファセスメントスライドは回を増すごとに好評で，今では長年にわたって実施してきた，人気プログラムのような感さえある。言うまでもないが，われわれのセルファセスメントのモデルになっているのが，大阪府細胞検査士会による「自己採点方式スライドカンファレンス」であることは，周知の事実である。その意味において細胞検査士会大阪府支部の精度保証活動に対して，感謝を申し上げたい気持で一杯である。

　本書「精度管理のための自己採点方式細胞診スライドカンファレンス問題集 Cyto-Check」は各30問におよぶ多数の精選された，カラースライド写真が2枚一組で提示され，選択肢から選ぶ形式をとっている。また，各症例の解説が詳細に説明されており，ポイントが掴みやすいのが嬉しい。それぞれの症例にはレベルが示され，「知っておくべき細胞像」「日常業務に携わっていれば知っておくべき細胞像」「知っておくことが望ましい細胞像」と，各参加者がどの期待値群に含まれているのかなど，細胞材料に偏りのある細胞検査士の判定能力の均てん化に，役立つような配慮もなされている。また，苦手意識克服のためのポイント解説も要点よくまとめられて，それぞれの症例から所見を読み取る姿勢が示され，細胞の解釈が個別的でかつ詳細に記されている。さらにはそれぞれの細胞材料においての"up-to-date"で，有意義な情報が整理されているのも嬉しい。

　本書の目的は，日常の細胞診に従事する細胞検査士の「細胞診断の精度維持」はもとより，細胞検査士の資格取得を目指す諸君が，診断のキーポイントを各自で整理する上で，よき指針となるに違いない。多くの人に自信を持ってお薦めしたい細胞診のセルファセスメント書であると言える。

2010年9月

Cyto-Check 発刊に寄せて

日本臨床細胞学会大阪府支部細胞検査士会 会長
清水恵子

　日本臨床細胞学会大阪府支部細胞検査士会では精度保証事業の一環として平成16年度より自己採点方式のスライドカンファレンスを開始し，平成19年度からは日本臨床細胞学会大阪府支部会の後援を得て外部精度管理事業として同カンファレンスを実施しています。当会においては，平成14年度に当時の南雲サチ子会長の下，精度保証部を立ち上げて細胞診に関する精度管理事業の方法を模索してきましたが，多くの会員を抱える検査士会であることと学術研修会やワークショップを活発に事業展開していることを鑑み，自己採点方式のスライドカンファレンスの実施が決定されました。

　以後6年間の経験の中で，私たち幹事はこのスライドカンファレンスが参加者自身のレベルや弱点の確認のみならず，主催者にとって今後の研修会やワークショップのテーマを定める拠り所として活用できる優れた方法であることを確信できました。細胞検査士が自らの判定精度向上のために，都道府県支部単位でのきめ細かな精度管理事業を実施することが望ましいと考えますが，支部により環境は様々です。細胞診の精度管理方法の一つとして私たちの方法を多くの方に広げたいという願いを，松浪硝子工業株式会社様がご理解くださり本書の発刊が実現しました。編集作業の中で過去の問題の見直しや表現の統一などを編集責任者が行いましたが，6年間の経験により私たち自身も大きく成長したことを改めて実感しました。

　本書'Cyto-Check'は，基本的な細胞像を集めた問題集であり，これから細胞診を学ぼうとする方々にも十分に活用いただけることと思います。加えて，'精度保証事業としての自己採点方式スライドカンファレンスのあり方'や'大阪府における解析結果のまとめと今後の展望'という主催者側に立った結果解析の方法と活用の指針を収めた本書が，多くの精度管理を試みる細胞検査士仲間に役立てていただけることを心から願っています。

　最後に，プランニングから問題作成，試写，実施，解析と膨大な作業を共に実行した平成16年度から21年度の臨床細胞学会大阪府支部細胞検査士会の幹事諸氏，私たちの事業を後援くださる日本臨床細胞学会大阪府支部会，ならびに本書の発刊を支援くださった松浪硝子工業株式会社様に深く感謝を申し上げ，挨拶とさせていただきます。

2010年9月

Cyto-Check 発刊に寄せて

日本臨床細胞学会大阪府支部細胞検査士会 前会長
南雲サチ子

　大阪の細胞検査士会は，日本臨床細胞学会大阪府支部細胞検査士会の名称で，平成8年に設立されました。本会の目的の一つに，細胞検査士のレベルアップは細胞検査士自身の手で行っていくことをあげました。細胞形態学に関して勉強・学習する機会は多数ありますが，私達は，より身近で参加しやすく，直ぐに役立つことをモットーに，従来から行われているような学術研修会を開催してきました。そして6年が経過した時に，会員に大阪の細胞検査士会に何を望むかをアンケート調査しました。寄せられた意見のなかで多くみられたものに，「細胞診の精度管理に関することを行って欲しい」，「特に外部精度管理につながるようなもの」がありました。それは日本臨床細胞学会が施設認定制度を取り上げ始めた頃になると思います。

　細胞診の精度管理には，大きく分けて内部精度管理と外部精度管理があります。内部精度管理に関しては，日本臨床細胞学会が行っている施設認定制度でも，精度管理に関しての設問が設けられていますし，それぞれの施設で工夫実行が可能です。しかし，外部精度管理に関しては，実際の細胞診の判定に関する調査はなかなか困難です。何かに対して，精度を管理するということは，その何かに対して基準となるものが必要です。細胞診において細胞形態的所見から細胞を正しく判定するための判定基準が必要ですが，現在ごく限られた臓器のみです。また細胞診断学が形態学である以上，細胞形態学的所見のみかたや捉え方は様々であり個人差が出やすく判定のばらつきが出ます。そこで，私達は多くの会員（当時約330名）を対象としたもので，細胞形態的な精度管理になるようなことは何であるかを皆で考えました。そして，細胞の判定基準につながるようなデータを集めてみようということになりました。すなわち日常的な症例で，細胞検査士であれば約8割以上が正解できる症例のカラースライドを投影して，自己採点して再確認と再学習を行うことにしました。実際に行ってみますと，症例により細胞の捉え方に大きな差があることがわかりました。そして，正診率の悪い症例については，毎年出題して認識を高めていくことにしました。さらに「セルフアセスメントスライド」は細胞診の精度管理に大切であることも実感しました。

　それらの結果や経験に基づき，この度，「自己採点方式スライドカンファレンス」の症例を問題集として発刊することになりました。精度管理の一つとして日常業務のかたわら利用していただけたなら幸いに思います。

　最後になりましたが，本書の発行にあたり，多大なご支援をいただきました松浪硝子工業株式会社様に深く感謝申し上げます。また，後援・指導いただきました日本臨床細胞学会大阪府支部会，ならびに担当した日本臨床細胞学会大阪府支部細胞検査士会の幹事諸氏に感謝申し上げます。

2010年9月

Cyto-Check 発刊に寄せて

日本臨床細胞学会大阪府支部会　会長
日本臨床細胞学会常務理事　施設認定制度委員長
植田政嗣

　この度，日本臨床細胞学会大阪府支部細胞検査士会から「精度管理のための自己採点方式細胞診スライドカンファレンス問題集 Cyto-Check」が発刊されることになりました。

　本書は，過去数年間にわたり同検査士会ならびに精度保証部が精度管理事業の一環として行ってきた自己採点方式スライドカンファレンスの内容をまとめたものです。日常的な症例で，細胞検査士であれば約8割以上が正解できる症例を主体として，あらゆる領域の細胞診像が網羅されております。細胞検査士の日常業務のレベルアップにも，また初心者の学習にも十分対応できる設問形式のアトラスとなっています。

　日本臨床細胞学会施設認定制度委員会では，細胞診実施施設の登録，認定，更新業務や細胞診精度管理を精力的に行ってきましたが，外部精度管理として，バーチャルスライドを用いたコントロールサーベイを隔年毎に実施しております。全国的な回答成績を集計してみますと，細胞形態学的所見の見方や捉え方には施設により差があり，細胞像によっては判定にかなりのばらつきが出ることがわかりました。特に，日常よく遭遇する基本的な細胞像の診断に個人差が出ることは，精度管理上，大きな問題であります。

　細胞診断学が形態学である以上，ある程度の主観や思い込みが入ることは否めませんが，細胞診所見を可能な限り正しく判定し，精度を向上させるためには，判定の基準となるものが必要です。本書では，過去の自己採点カンファレンスを通じて，厳選された細胞診像が呈示されており，日常業務の拠り所として，またセルフチェックによる再確認や再学習のテキストとして非常に役立つ内容となっております。自らの判定精度向上を心がけている細胞検査士のために，また，これから細胞診を学び細胞診専門医や検査士を目指そうという方のために，本書は十分活用頂けるものと信じております。

　最後になりましたが，本書の発行にあたり，企画，制作にご尽力された日本臨床細胞学会大阪府支部細胞検査士会の幹事諸氏，ご協力頂いた日本臨床細胞学会大阪府支部会の役員諸氏，ならびに多大なご支援を頂いた松浪硝子工業株式会社様に深く感謝申し上げます。

2010年9月

編集責任者（50音順）

芦村　純一（大阪府立成人病センター）
小椋　聖子（大阪府済生会野江病院）
黒川　和男（大阪警察病院付属臨床検査センター）
清水　恵子（大阪府済生会野江病院）
寺本　友昭（国立病院機構近畿中央胸部疾患センター）
田路　英作（大阪がん予防検診センター）
南雲サチ子（大阪大学大学院医学系研究科保健学専攻）
矢羽田一信（大阪府医師会保健医療センター）
吉村　英雄（大阪大学医学部附属病院）

平成 20, 21 年度　幹事（50 音順，所属は当時）

青木　　弘　（泉大津市立病院）
秋本　香菜　（大阪市立総合医療センター）
芦村　純一　（大阪府立成人病センター）
池谷　武彦　（大阪府済生会中津病院）
市田起代子　（阪大微生物病研究会）
井上　玲郁　（大阪医科大学附属病院）
井之本英俊　（大阪細胞病理研究所）
宇津野美弥子（南大阪病院）
浦岡　孝子　（大阪警察病院）
大山　重勝　（大阪府立呼吸器アレルギー医療センター）
岡本　秀雄　（住友病院）
小椋　聖子　（大阪府済生会野江病院）
黒川　和男　（大阪警察病院付属臨床検査センター）
坂井　邦彦　（大阪厚生年金病院）
佐々木政臣　（大阪市立大学医学部附属病院）
塩見　和彦　（大阪市立大学医学部附属病院）
清水　恵子　（大阪府済生会野江病院）
高水　竜一　（大阪労災病院）
竹中　明美　（大阪府立成人病センター）
棚田　　諭　（大阪医科大学附属病院）
寺本　友昭　（国立病院機構近畿中央胸部疾患センター）
田路　英作　（大阪がん予防検診センター）
中島　弘美　（松下記念病院）
南雲サチ子　（大阪大学医学部保健学科）
平野　耕一　（北野病院）
藤田　幸久　（国立循環器病センター）
増田　一吉　（国立病院機構大阪医療センター）
水口　洋一　（日生病院）
三原　勝利　（星ヶ丘厚生年金病院）
三村　明弘　（大阪労災病院）
森島　英和　（大阪鉄道病院）
矢羽田一信　（大阪府医師会保健医療センター）
吉村　英雄　（大阪大学医学部附属病院）

平成 18, 19 年度　幹事（50 音順，所属は当時）

阿倉　　薫　（NTT 西日本病院）
芦村　純一　（大阪府立成人病センター）
市田起代子　（阪大微生物病研究会）
糸山　光麿　（国立病院機構大阪医療センター）
井之本英俊　（大阪細胞病理研究所）
浦岡　孝子　（大阪警察病院）
大山　重勝　（大阪府立呼吸器アレルギー医療センター）
岡本　秀雄　（住友病院）
小椋　聖子　（大阪府済生会野江病院）
黒川　和男　（大阪警察病院付属臨床検査センター）
坂井　邦彦　（大阪厚生年金病院）
佐々木政臣　（大阪市立大学医学部附属病院）
清水　恵子　（大阪府済生会野江病院）
高水　竜一　（大阪労災病院）
竹中　明美　（大阪府立成人病センター）
棚田　　諭　（大阪医科大学附属病院）
堀本　文美　（八尾市立病院）
寺本　友昭　（国立病院機構近畿中央胸部疾患センター）
田路　英作　（大阪がん予防検診センター）
南雲サチ子　（大阪府立成人病センター）
布引　　治　（大阪医科大学附属病院）
平野　耕一　（北野病院）
福島　成之　（淀川キリスト教病院）
細野　芳美　（大阪府立呼吸器アレルギー医療センター）
増田　一吉　（国立循環器病センター）
水口　洋一　（日生病院）
三村　明弘　（大阪労災病院）
森島　英和　（大阪鉄道病院）
矢羽田一信　（大阪府医師会保健医療センター）
吉村　英雄　（大阪大学医学部附属病院）

平成 16, 17 年度　幹事（50 音順，所属は当時）

阿倉　　薫　（NTT 西日本病院）
芦村　純一　（大阪府立成人病センター）
市田起代子　（阪大微生物病研究会）
岡本　秀雄　（住友病院）
川上　香利　（関西医科大学附属香里病院）
黒川　和男　（大阪警察病院付属臨床検査センター）
坂井　邦彦　（大阪厚生年金病院）
佐々木政臣　（大阪市立大学医学部附属病院）
清水　恵子　（大阪府済生会野江病院）
高田　直樹　（大阪厚生年金病院）
竹中　明美　（大阪府立成人病センター）
寺本　友昭　（国立病院機構近畿中央胸部疾患センター）
田路　英作　（大阪がん予防検診センター）
長尾　紀子　（大阪府医師会保健医療センター）
中島　弘美　（松下記念病院）
中塚　裕之　（大阪医科大学附属病院）
南雲サチ子　（大阪府立成人病センター）
布引　　治　（大阪医科大学附属病院）
福島　成之　（淀川キリスト教病院）
細野　芳美　（大阪府立呼吸器アレルギー医療センター）
増田　一吉　（国立循環器病センター）
水口　洋一　（日生病院）
三村　明弘　（大阪労災病院）
元林　宏子　（大阪府立成人病センター）
森川　政夫　（大阪医科大学附属病院）
森島　英和　（大阪鉄道病院）
矢羽田一信　（大阪府医師会保健医療センター）
横田　裕香　（大阪市立北市民病院）
吉村　英雄　（大阪大学医学部附属病院）

目次

● 推薦のことば
● Cyto-Check 発刊に寄せて
● 責任編集者・幹事一覧

自己採点方式 スライドカンファレンス 問題と選択肢 ……………………… 1
第1回　自己採点方式スライドカンファレンス ……………………………………… 2
第2回　自己採点方式スライドカンファレンス ……………………………………… 17
第3回　自己採点方式スライドカンファレンス ……………………………………… 32
第4回　自己採点方式スライドカンファレンス ……………………………………… 47
第5回　自己採点方式スライドカンファレンス ……………………………………… 62
第6回　自己採点方式スライドカンファレンス ……………………………………… 77

精度管理事業としての自己採点方式
　　　スライドカンファレンスのあり方　　矢羽田一信 ……………………………… 93

大阪府における自己採点方式スライドカンファレンス
　　　実施の解析結果と今後の展望　　小椋聖子　寺本友昭 ……………………… 97

スキルアップ！　―苦手意識克服のためのポイント解説― ……………………… 103
1　**子宮内膜**　構造異型を加味した細胞診断の実際　　清水恵子 ………………… 104
2　**呼吸器**　腺系の良性異型細胞と異型軽度な腺癌の細胞像　　寺本友昭 ……… 106
3　**消化器**　「胆汁細胞診の判定基準」と具体的な細胞像　　竹中明美 …………… 108
4　**乳腺**　腫瘤穿刺細胞診で間違えやすい疾患の鑑別所見　　南雲サチ子 ……… 110
5　**泌尿器**　低異型度尿路上皮癌を見落とさないために　　吉村英雄 …………… 112

● 索引
● 正解と解説（別冊：本体から取り外してご利用下さい）

第1回〜6回
自己採点方式スライドカンファレンス

問題と選択肢

第1回 自己採点方式スライドカンファレンス

※染色方法の表示がないものは，パパニコロウ染色

問1

子宮膣部頸部擦過　30歳代　女性

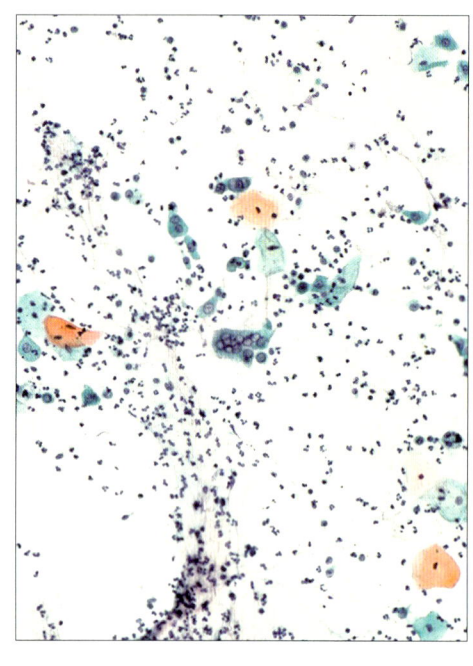

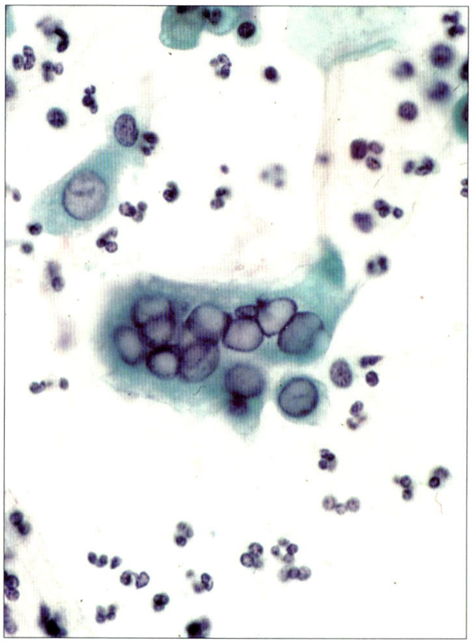

選択肢
① 扁平上皮癌　　② ヘルペス感染細胞　　③ HSIL：中等度異形成
④ 扁平上皮化生細胞　　⑤ わからない

問2

子宮膣部頸部擦過　30歳代　女性

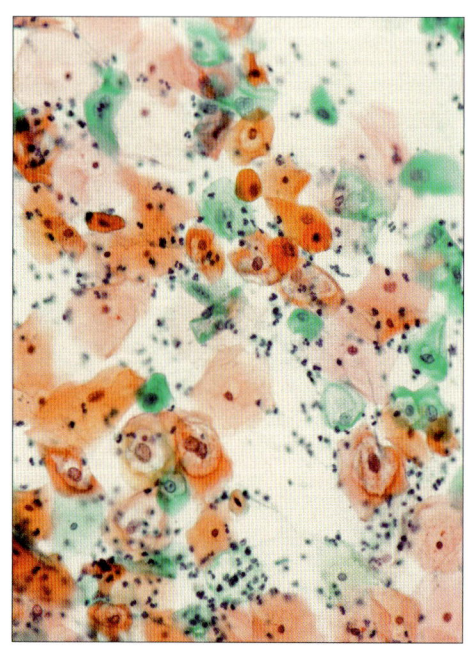
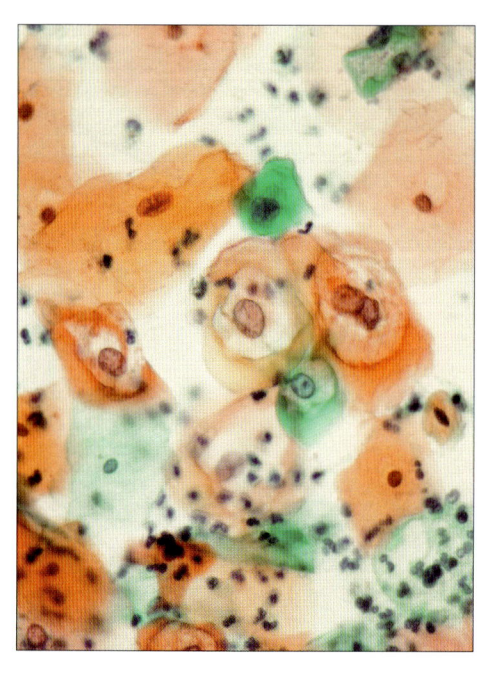

選択肢
① LSIL：HPV 感染細胞　　② 扁平上皮化生細胞　　③ HSIL：高度異形成
④ ヘルペス感染細胞　　⑤ わからない

問3 子宮膣部頸部擦過　40歳代　女性

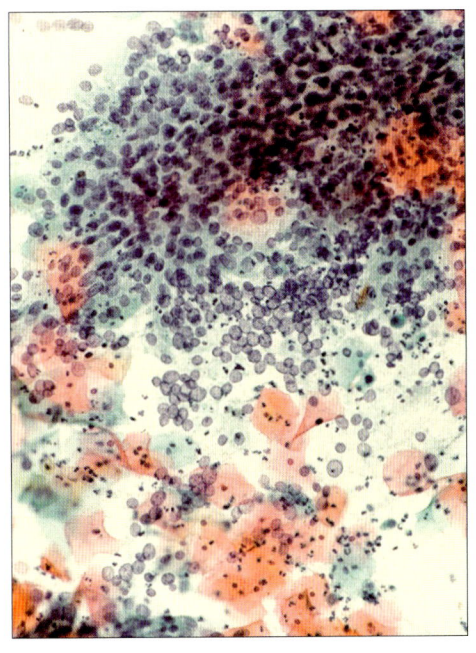

選択肢
① LSIL：HPV感染細胞　　②扁平上皮癌　　③頸管腺細胞
④ HSIL：上皮内癌　　⑤わからない

問4 子宮膣部頸部擦過　50歳代　女性

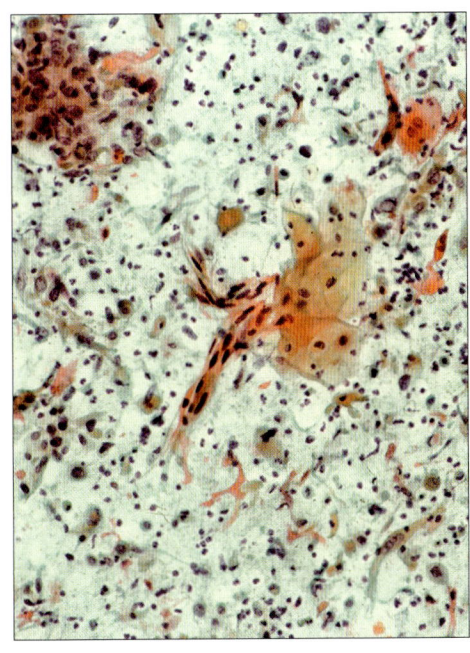
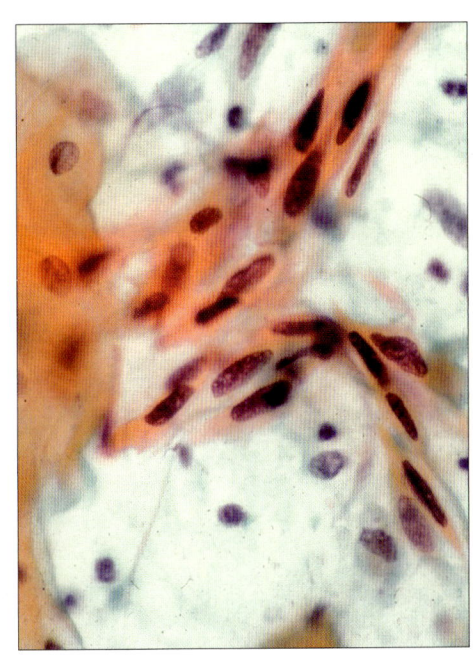

選択肢
① LSIL：HPV感染細胞　　②角化型扁平上皮癌　　③頸管腺細胞
④ HSIL：高度異形成　　⑤わからない

問5 子宮膣部頸部擦過　60歳代　女性

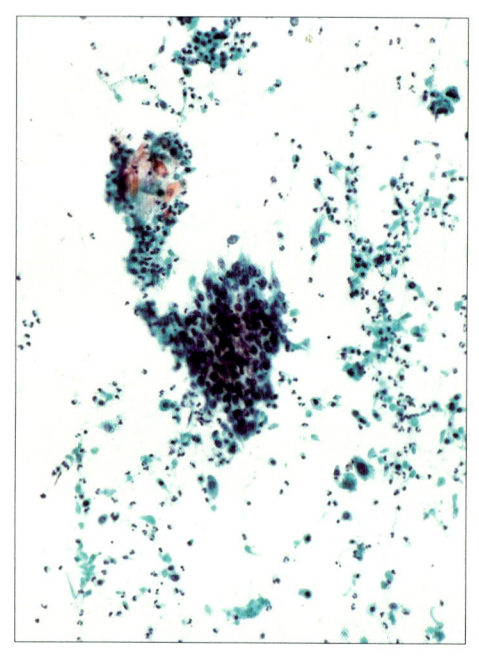

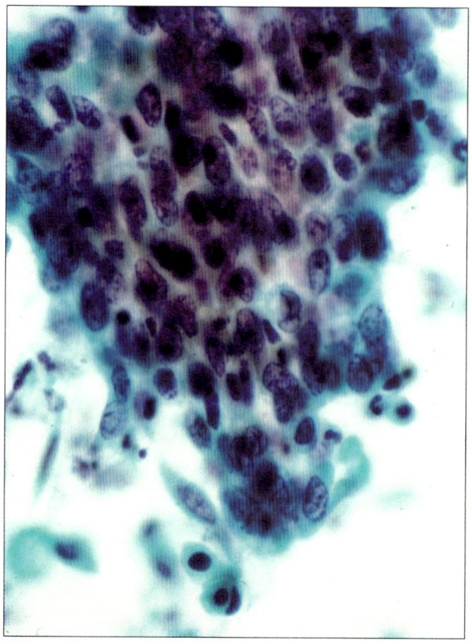

選択肢　①非角化型扁平上皮癌　②HSIL：高度異形成　③頸管腺細胞
　　　　④萎縮性膣炎　⑤わからない

問6 子宮膣部頸部擦過　40歳代　女性

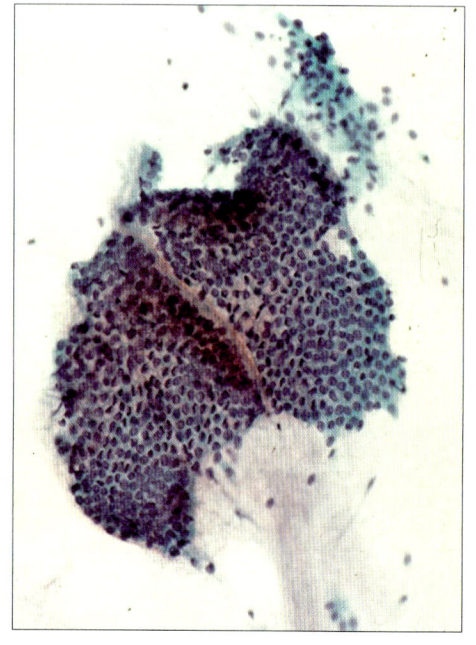
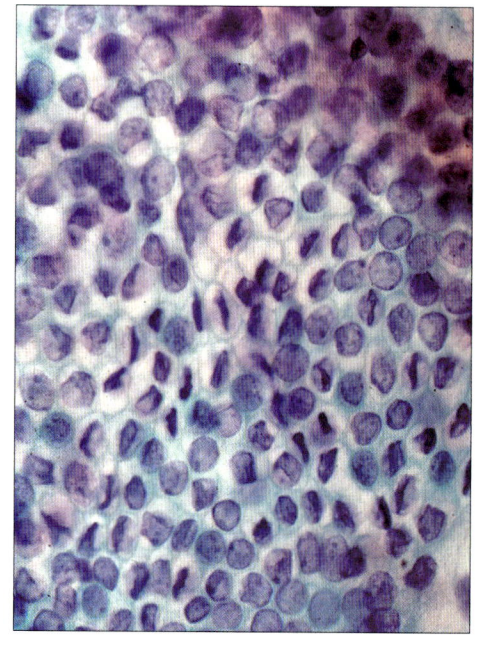

選択肢　①子宮体内膜細胞　②予備細胞増生　③頸管腺細胞
　　　　④HSIL：高度異形成　⑤わからない

問7 子宮体内膜擦過（エンドサイト） 30歳代 女性

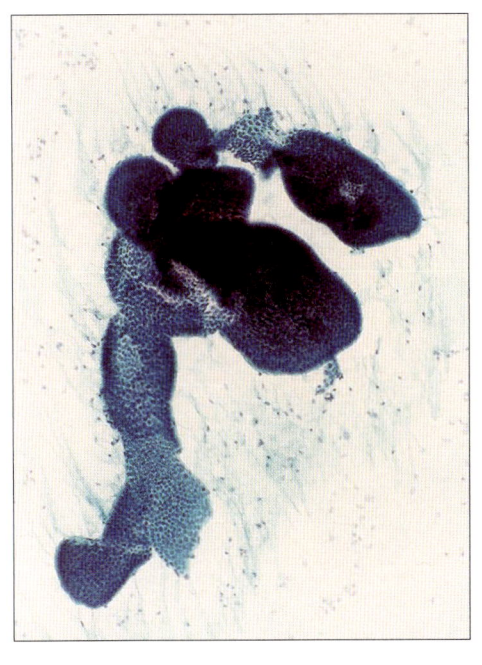

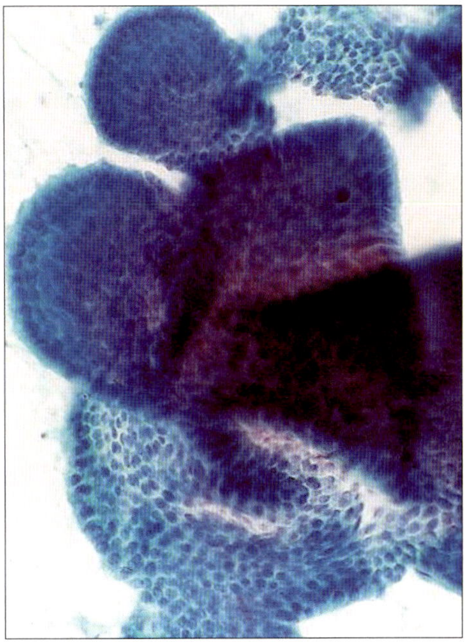

選択肢
①分泌期内膜　②類内膜腺癌　③萎縮内膜
④内膜増殖症　⑤わからない

問8 子宮体内膜擦過（エンドサイト） 50歳代 女性

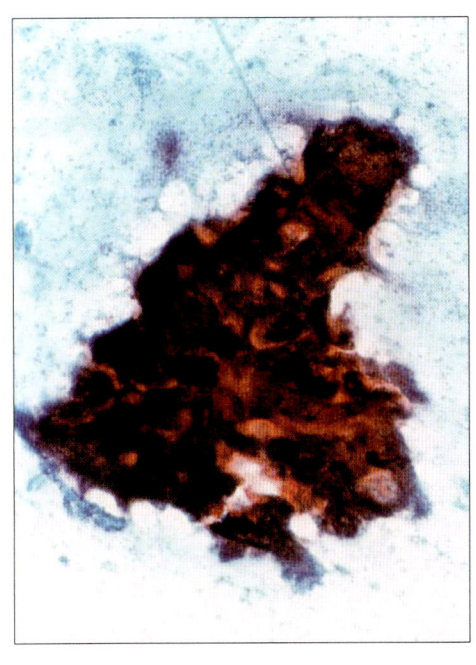 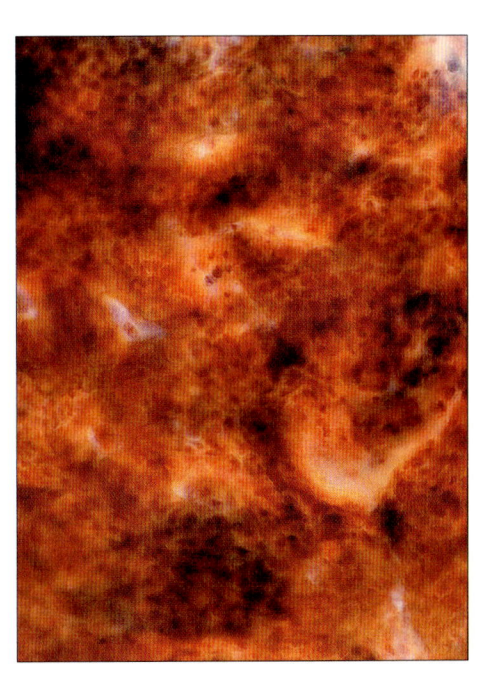

選択肢
①内膜増殖症　②分泌期内膜　③類内膜腺癌：Grade 1
④萎縮内膜　⑤わからない

問 9 卵巣腫瘍捺印　60 歳代　女性

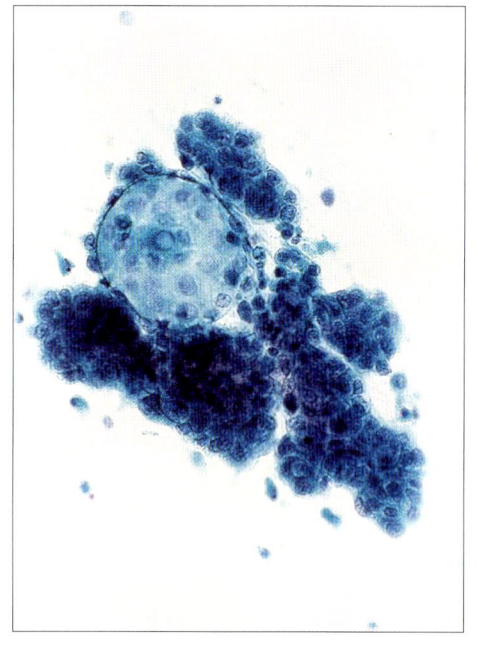
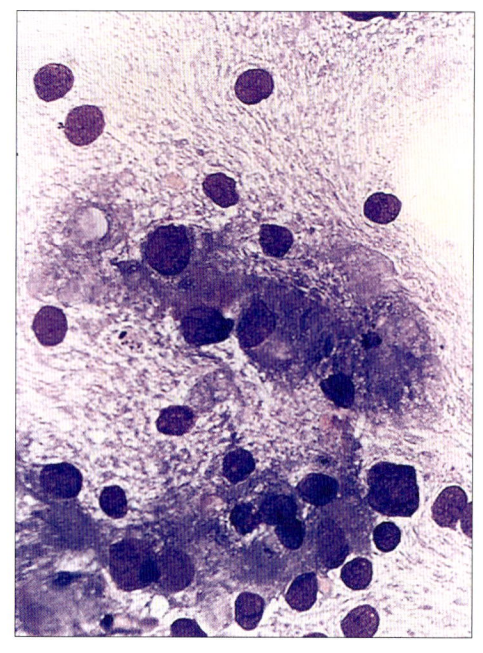

選択肢
① 明細胞腺癌　② 粘液性腺癌　③ 顆粒膜細胞腫
④ 漿液性腺癌　⑤ わからない
（右：メイギムザ染色）

問 10 喀痰　80 歳代　男性

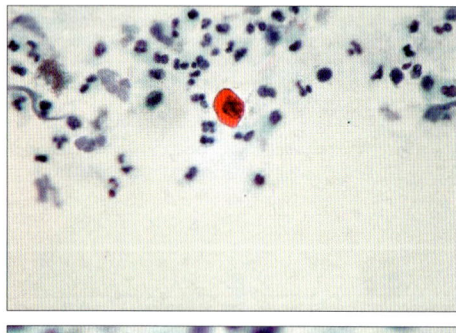
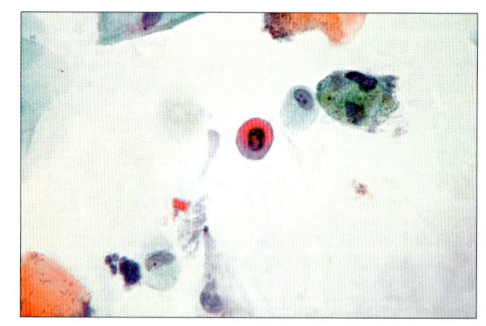
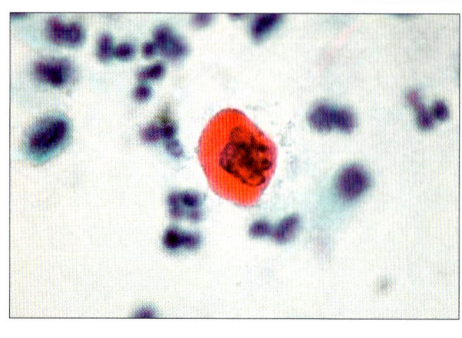
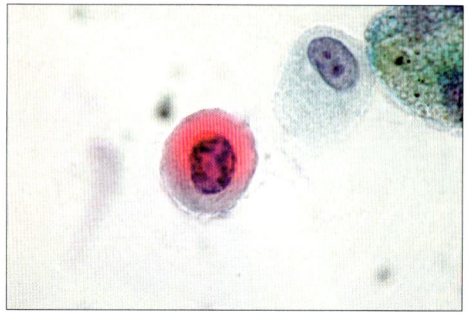

選択肢
① 扁平上皮癌　② 中等度異型扁平上皮細胞　③ 扁平上皮細胞
④ 軽度異型扁平上皮細胞　⑤ わからない

問11 喀痰　70歳代　男性

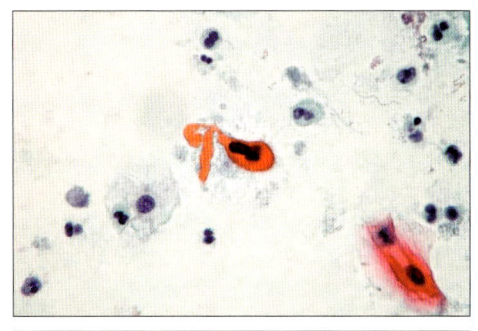
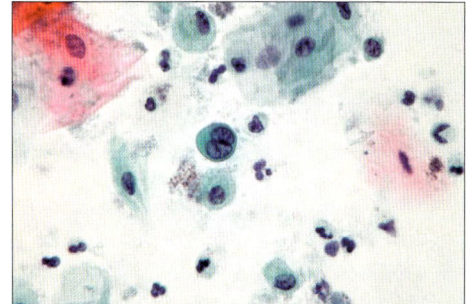
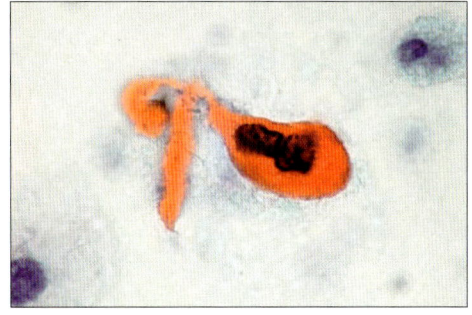
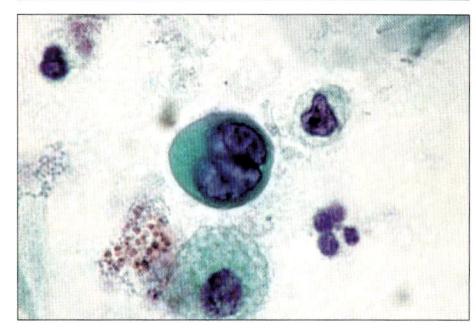

選択肢
①扁平上皮癌　　②高度異型扁平上皮細胞　　③扁平上皮細胞
④軽度異型扁平上皮細胞　　⑤わからない

問12 気管支擦過　60歳代　男性

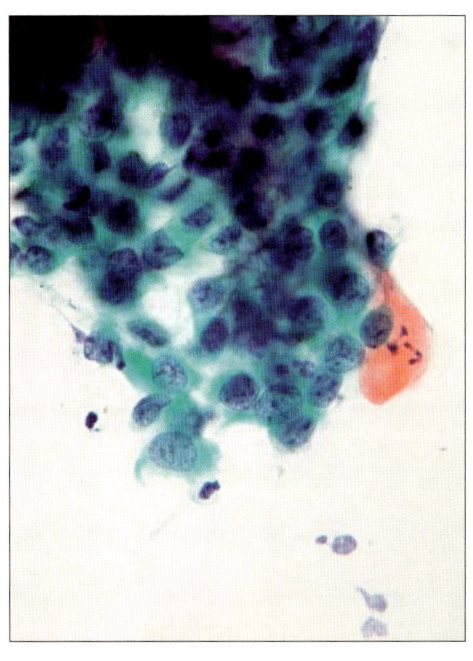
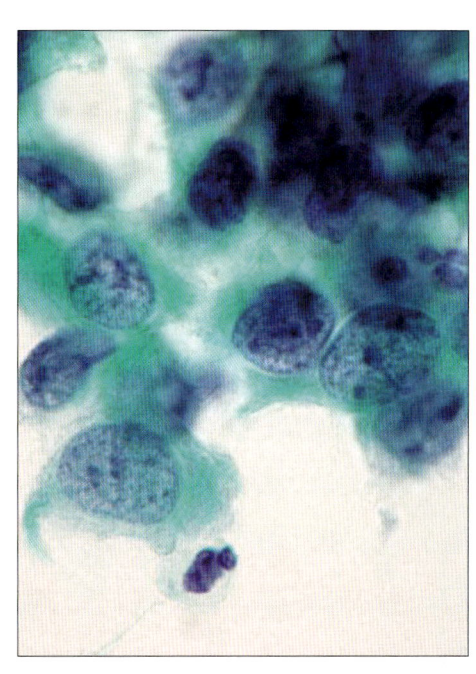

選択肢
①腺癌　　②修復細胞　　③扁平上皮化生細胞
④扁平上皮癌　　⑤わからない

問13　肺穿刺　40歳代　女性

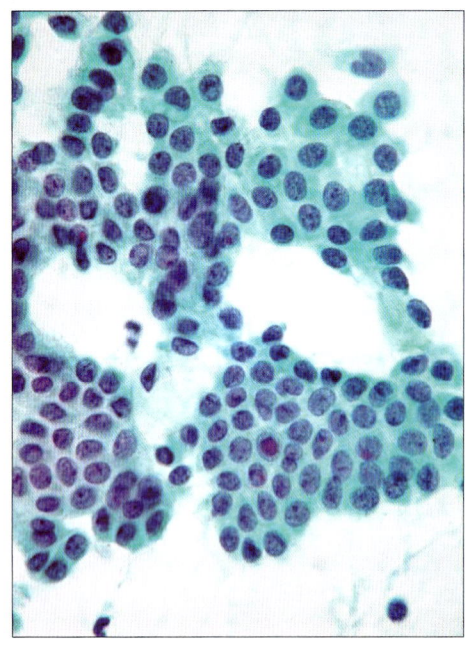
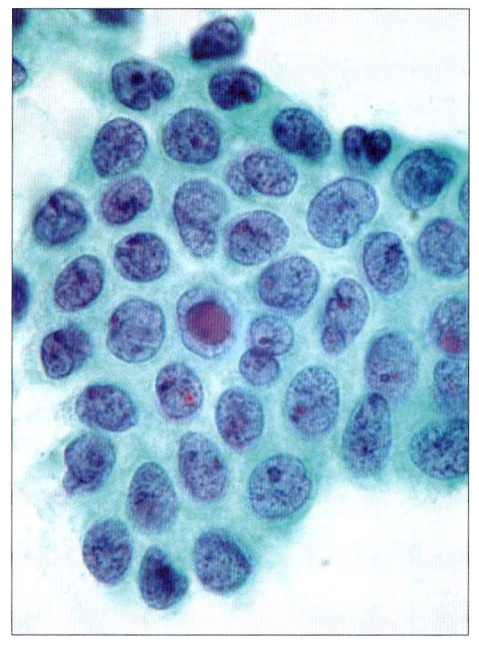

選択肢　①基底細胞増生　②異型腺腫様過形成（AAH）　③腺癌：粘液非産生性
　　　　④扁平上皮癌　⑤わからない

問14　気管支擦過　60歳代　男性

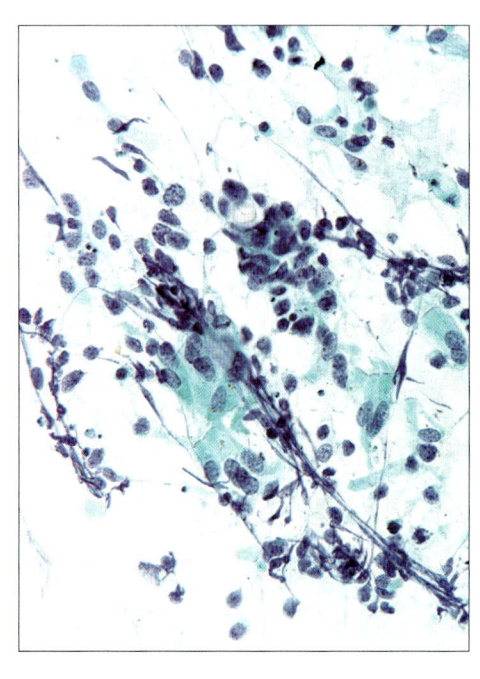
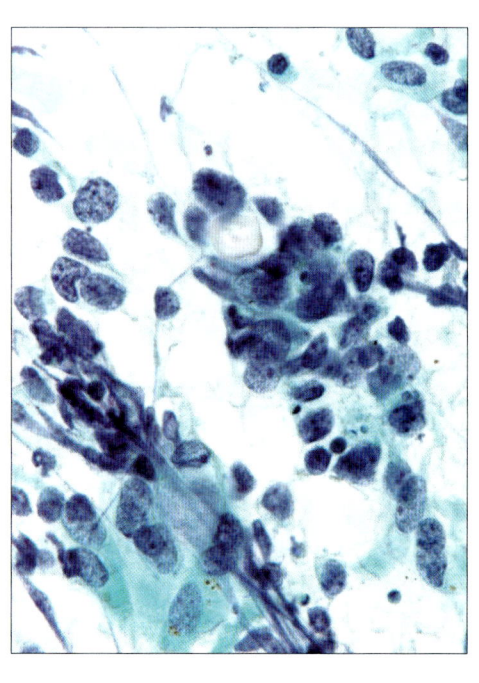

選択肢　①腺癌　②小細胞癌　③扁平上皮癌
　　　　④リンパ球　⑤わからない

問15 気管支擦過　60歳代　男性

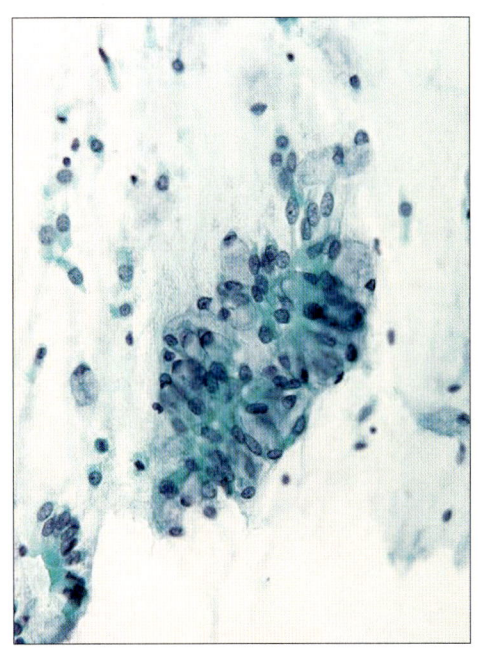

選択肢
①杯細胞増生　　　　　　　②転移性腺癌　　③腺癌：粘液産生性
④異型腺腫様過形成（AAH）　⑤わからない

問16 気管支擦過　60歳代　男性

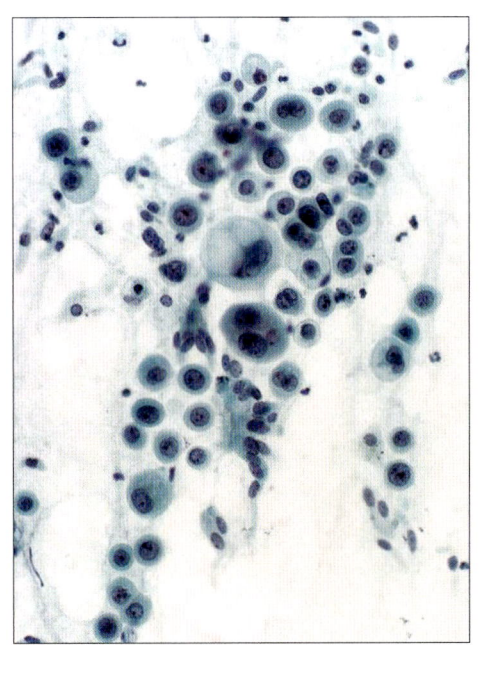
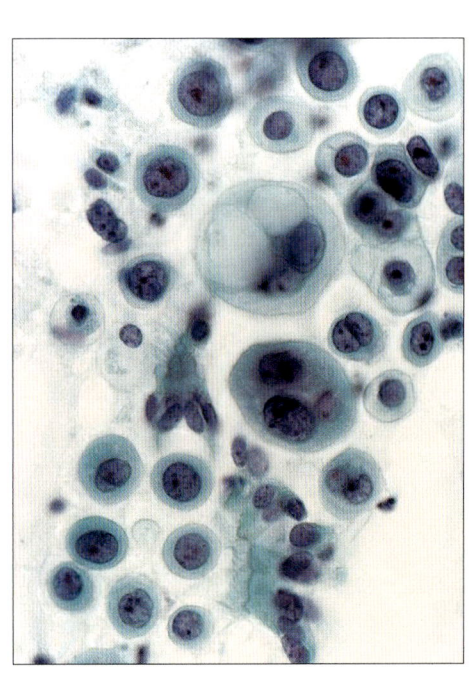

選択肢
①腺癌　　　②扁平上皮癌　　　③大細胞癌
④大食細胞　⑤わからない

問17　膵液　60歳代　女性

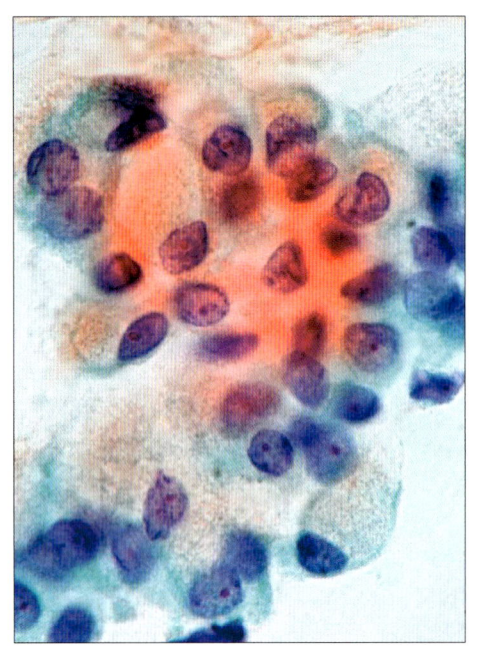 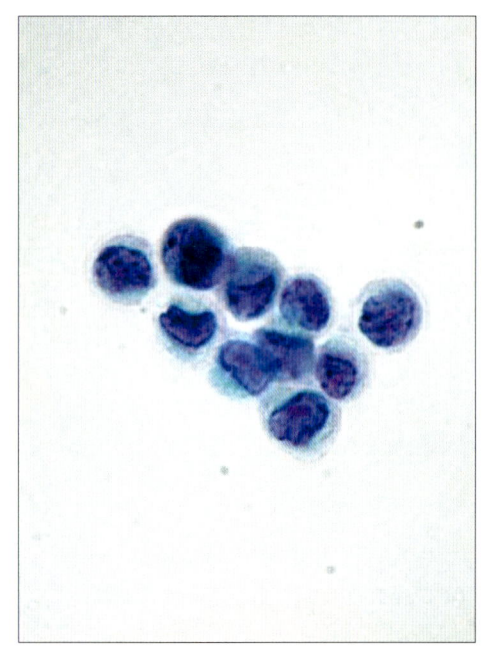

選択肢　①低分化型腺癌　　②膵管内乳頭粘液性腺癌　　③膵管内乳頭粘液性腺腫
　　　　④扁平上皮癌　　　⑤わからない

問18　胆汁　70歳代　女性

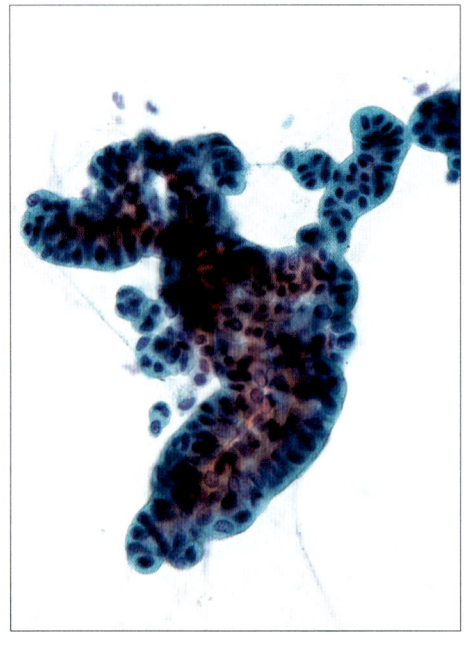 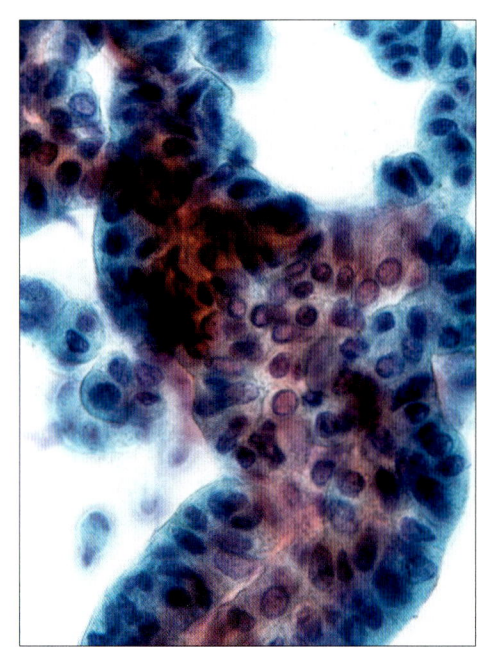

選択肢　①良性異型細胞　　②腺癌　　　　③扁平上皮癌
　　　　④腺腫　　　　　　⑤わからない

問 19　自然尿（フィルター法）　60歳代　男性

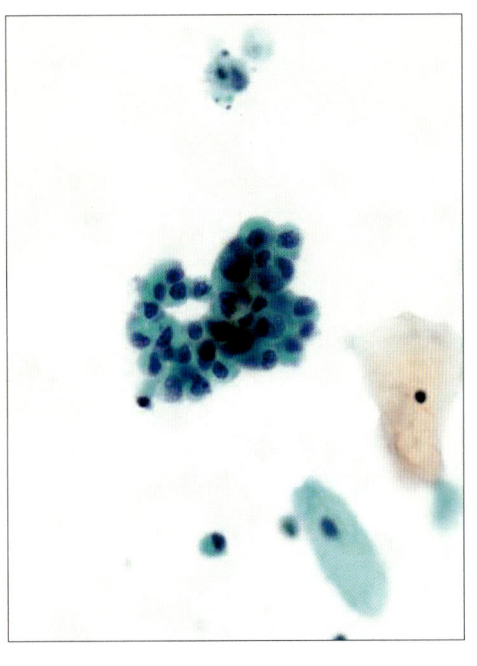
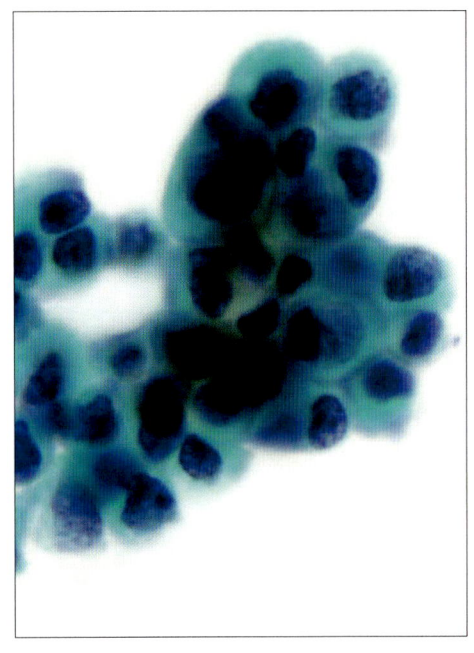

選択肢
①腺癌　　②良性尿路上皮細胞　　③低異型度尿路上皮癌
④高異型度尿路上皮癌　　⑤わからない

問 20　自然尿　50歳代　男性

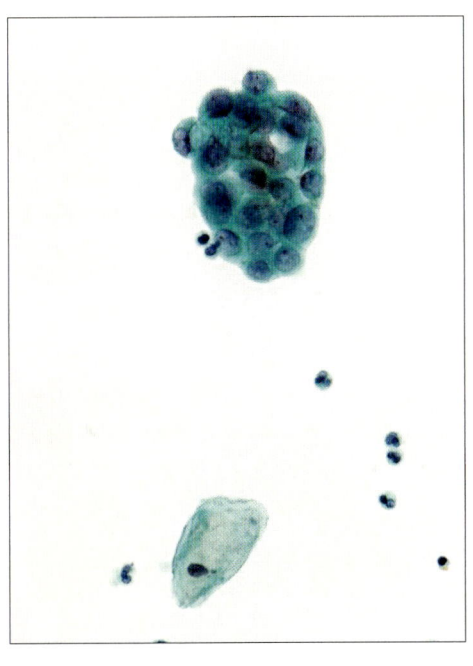
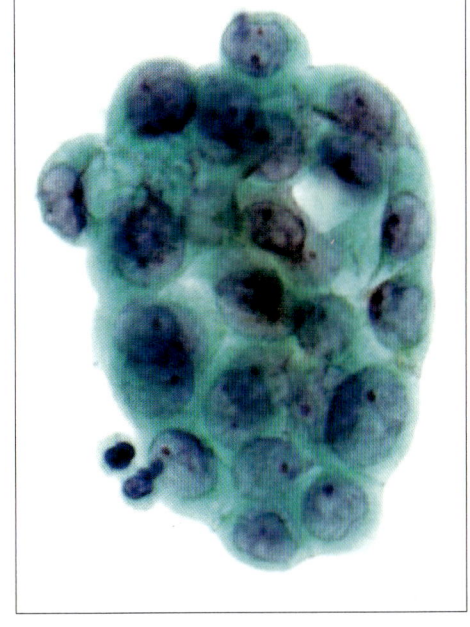

選択肢
①高異型度尿路上皮癌　　②腺癌　　③低異型度尿路上皮癌
④良性尿路上皮細胞　　⑤わからない

問 21 胸水　50歳代　男性

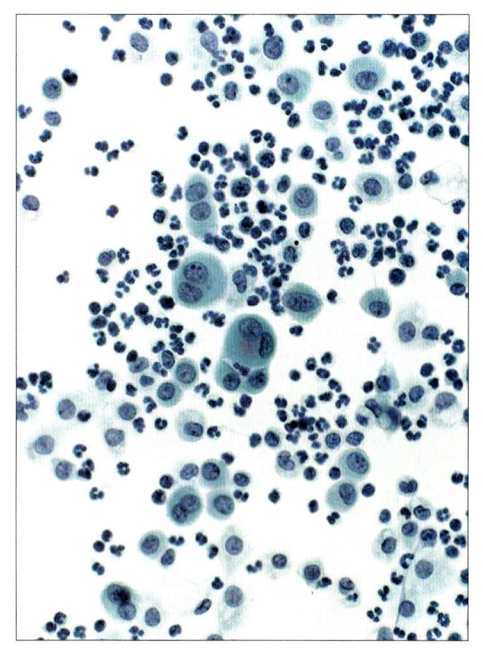

選択肢　①扁平上皮癌　②中皮腫　③腺癌
　　　　④反応性中皮細胞　⑤わからない

問 22 腹水　60歳代　男性

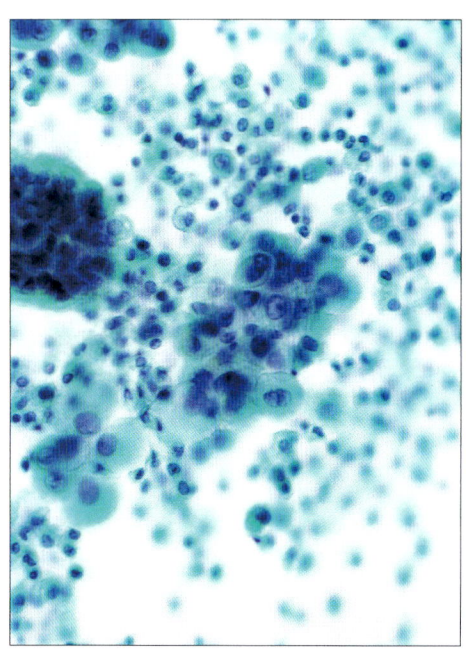 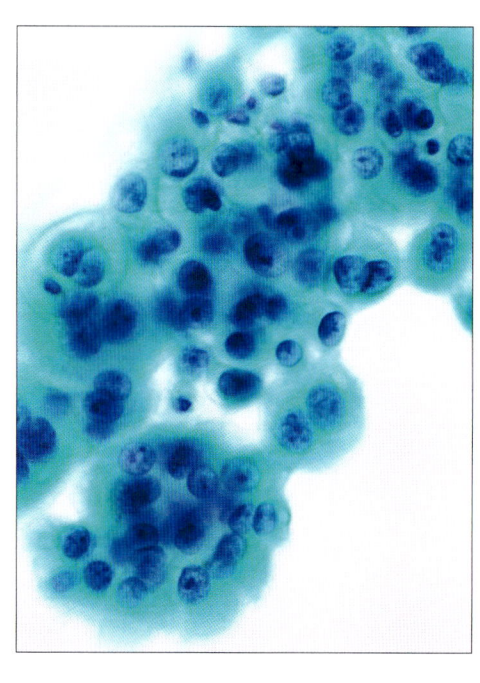

選択肢　①中皮腫　②扁平上皮癌　③反応性中皮細胞
　　　　④腺癌　⑤わからない

問23　乳腺腫瘤穿刺　40歳代　女性

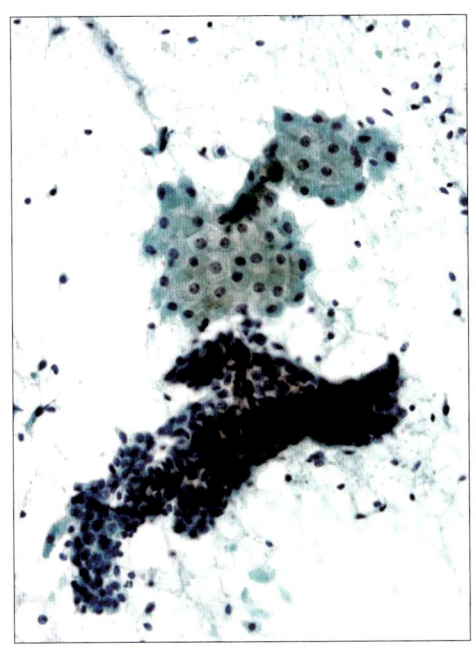
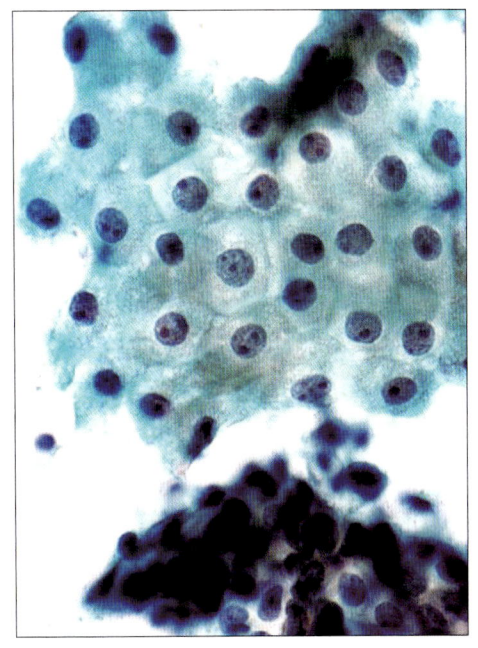

選択肢　①浸潤性乳管癌　②乳腺症　③アポクリン癌
　　　　④粘液癌　　　⑤わからない

問24　乳腺腫瘤穿刺　40歳代　女性

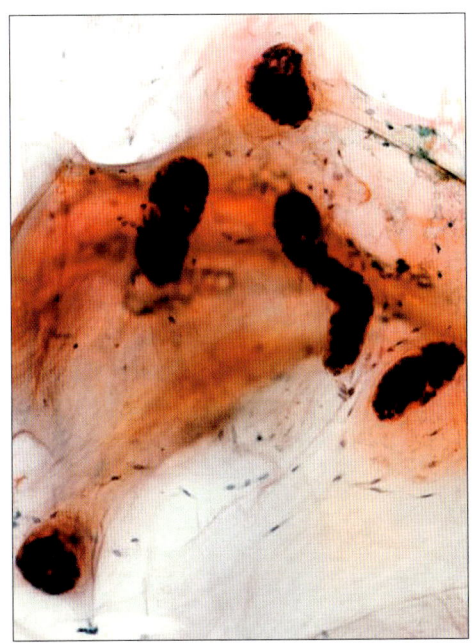
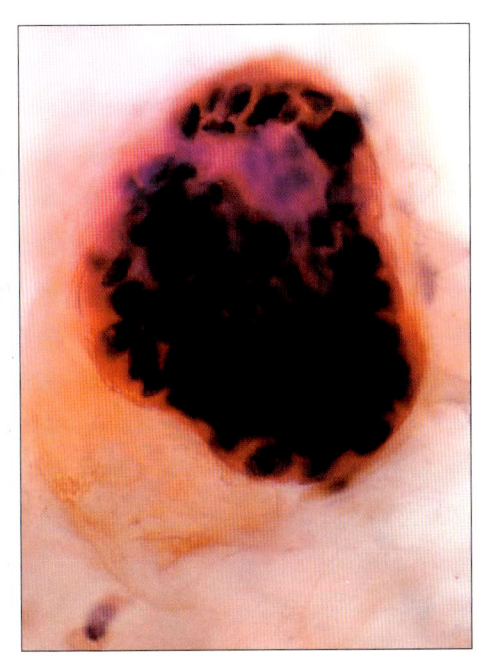

選択肢　①乳管内乳頭腫　②線維腺腫　③粘液癌
　　　　④乳腺症　　　⑤わからない

問 25 乳腺腫瘤穿刺　50歳代　女性

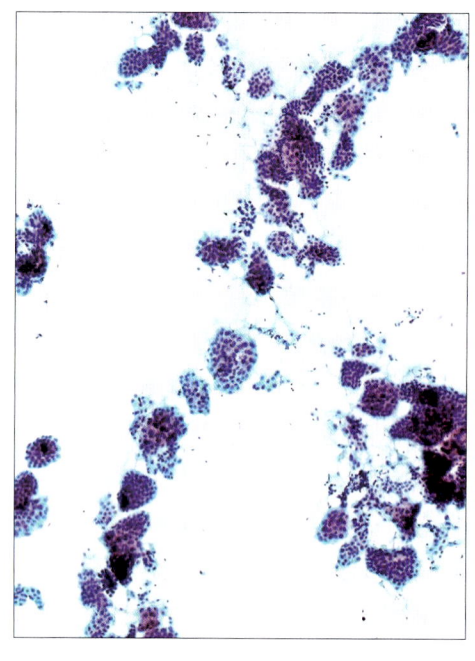
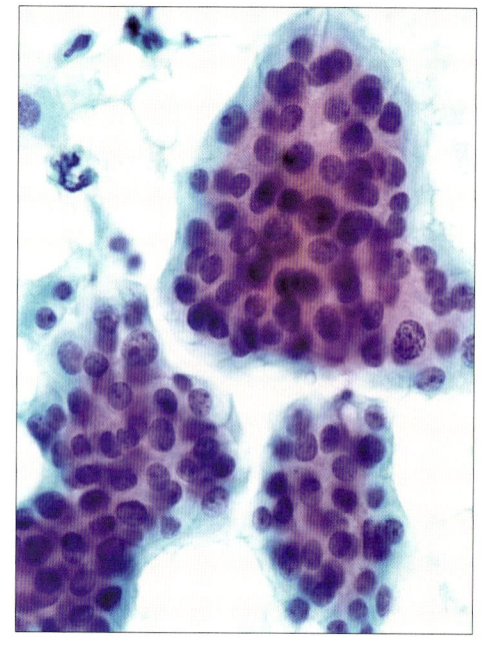

選択肢　①線維腺腫　　②浸潤性微小乳頭癌　　③粘液癌
　　　　④乳管内乳頭腫　⑤わからない

問 26 甲状腺腫瘤穿刺　50歳代　女性

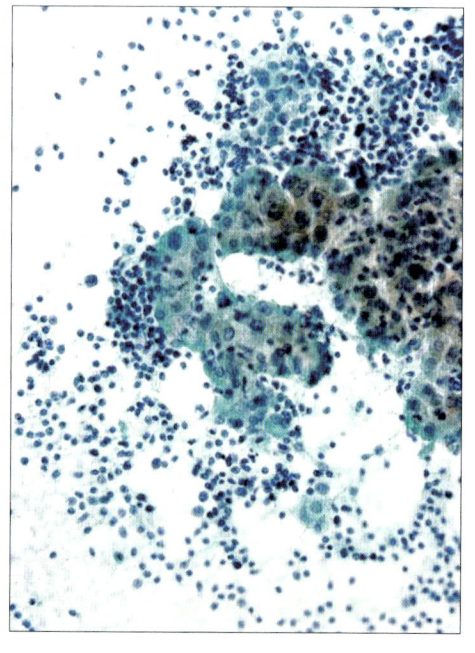
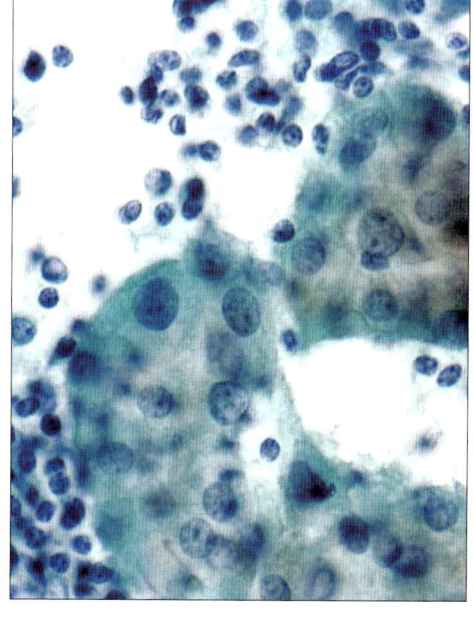

選択肢　①慢性甲状腺炎　②濾胞性腫瘍　　③乳頭癌
　　　　④髄様癌　　　　⑤わからない

問27 甲状腺腫瘤穿刺　30歳代　女性

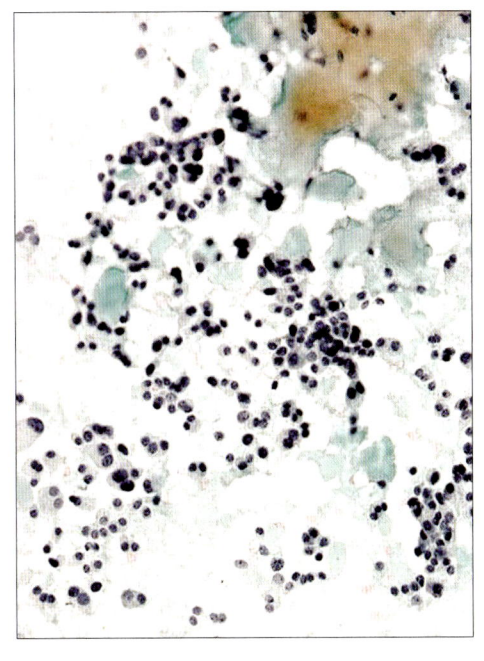
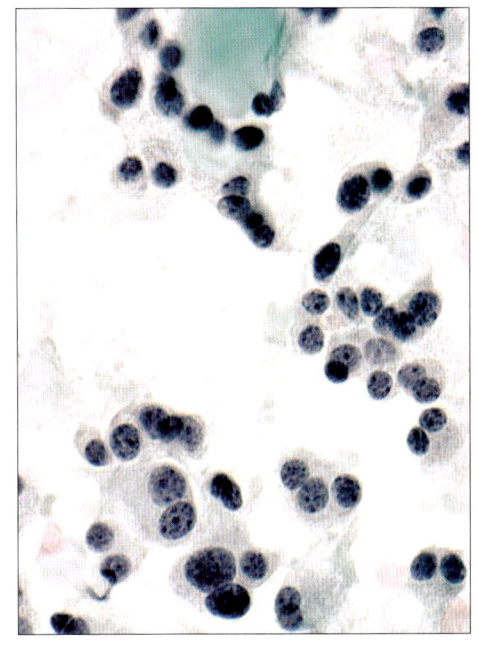

選択肢　①乳頭癌　②髄様癌　③濾胞性腫瘍
　　　　④未分化癌　⑤わからない

問28 リンパ節穿刺　50歳代　男性

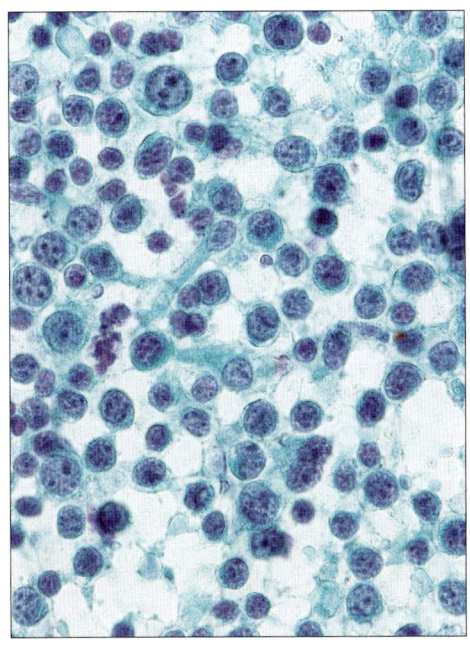
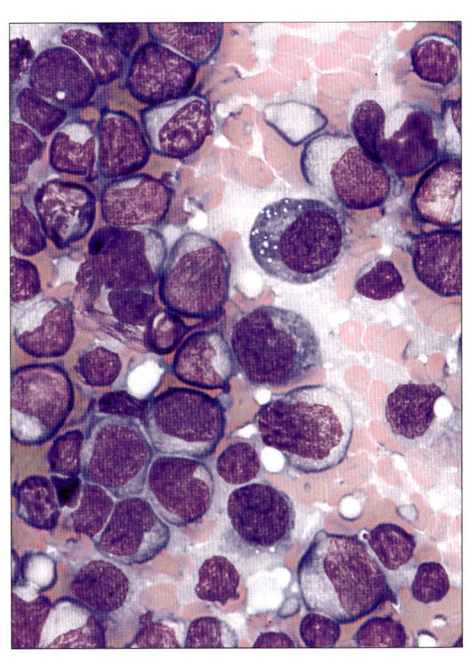

選択肢　①転移性腺癌　②悪性リンパ腫　③反応性リンパ節炎
　　　　④結核性リンパ節炎　⑤わからない　（右：メイギムザ染色）

問29　大脳腫瘍捺印　50歳代　男性

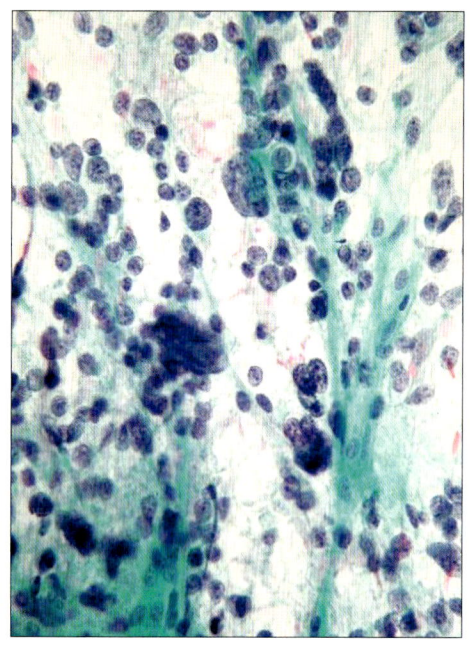
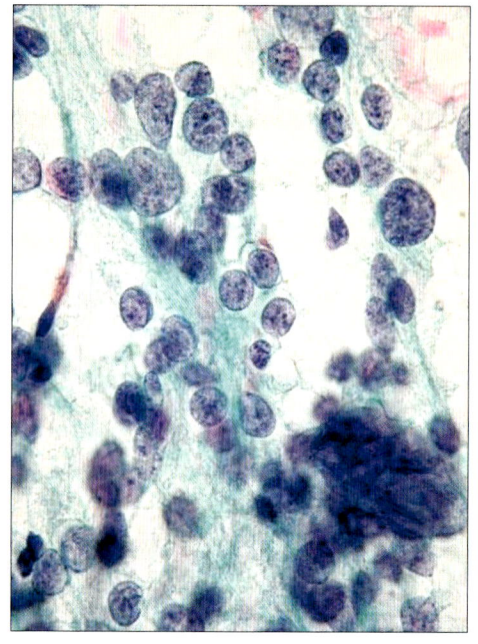

選択肢
①星細胞腫　②転移性腺癌　③多形性膠芽腫
④髄膜腫　⑤わからない

問30　脳脊髄液　30歳代　女性

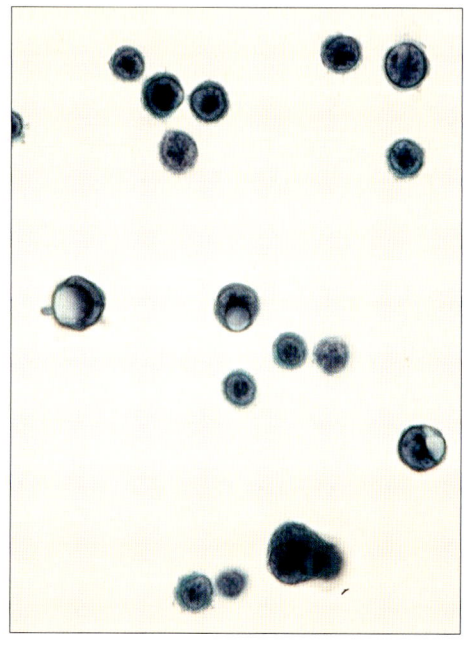

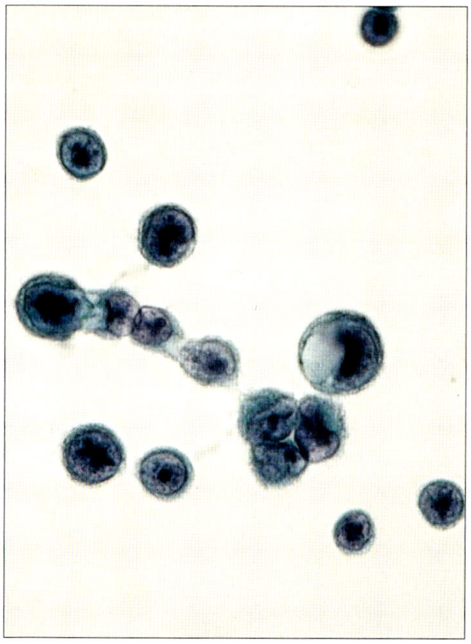

選択肢
①悪性リンパ腫　②大食細胞　③リンパ球
④低分化型腺癌　⑤わからない

第2回　自己採点方式スライドカンファレンス

※染色方法の表示がないものは，パパニコロウ染色

問1

子宮膣部頸部擦過　20歳代　女性

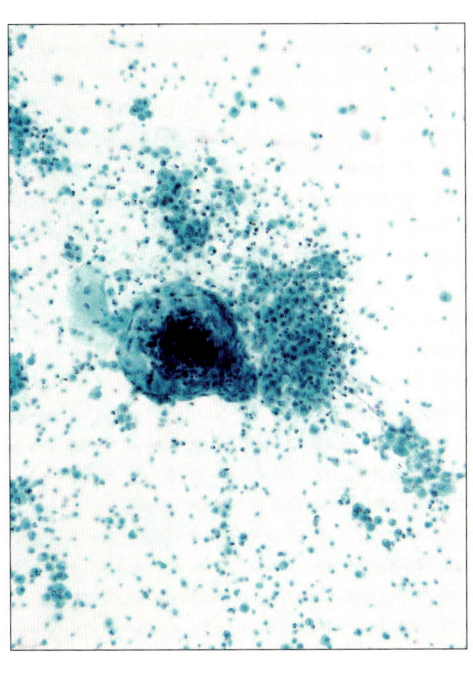

選択肢
① Exodus　　②腺癌　　③扁平上皮化生細胞
④ HSIL：中等度異形成　　⑤わからない

問2

子宮膣部頸部擦過　50歳代　女性

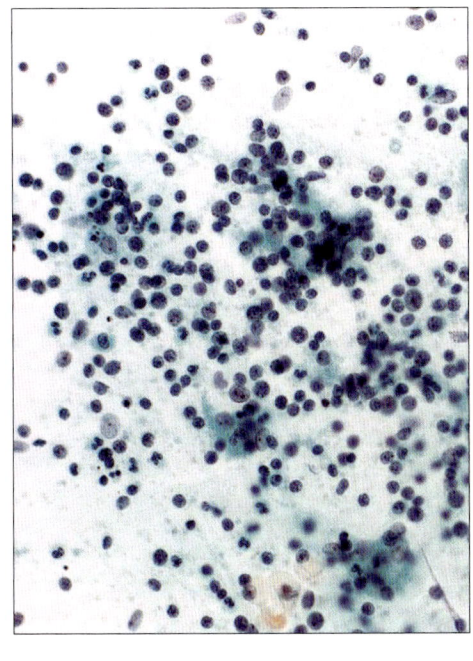
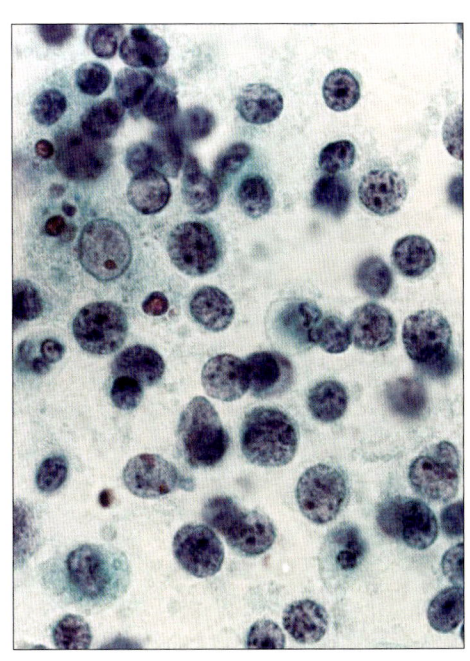

選択肢
①腺癌　　②悪性リンパ腫　　③ HSIL：上皮内癌
④濾胞性頸管炎　　⑤わからない

問3　子宮膣部頸部擦過　30歳代　女性

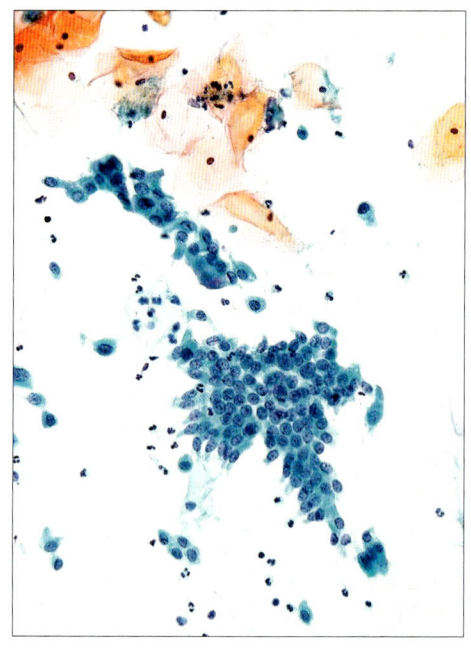

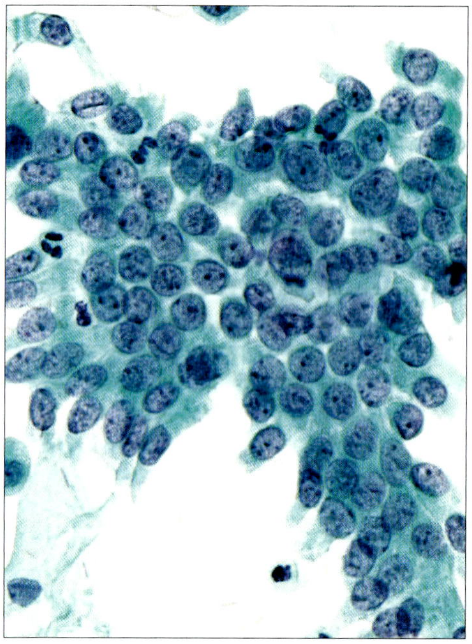

選択肢　①腺癌　②腺上皮内癌　③修復細胞
　　　　④頸管腺細胞　⑤わからない

問4　子宮膣部頸部擦過　30歳代　女性

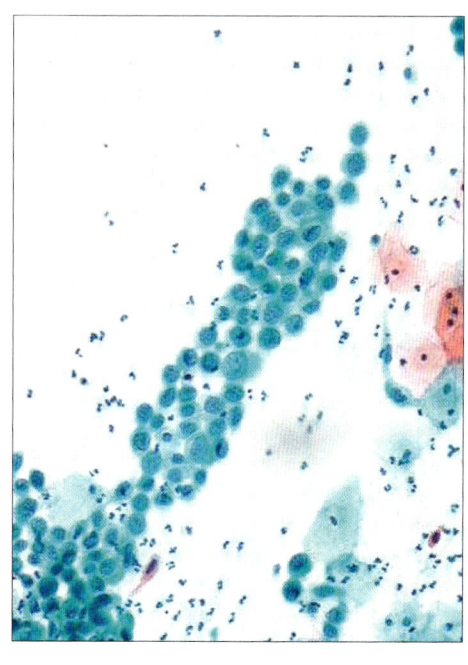 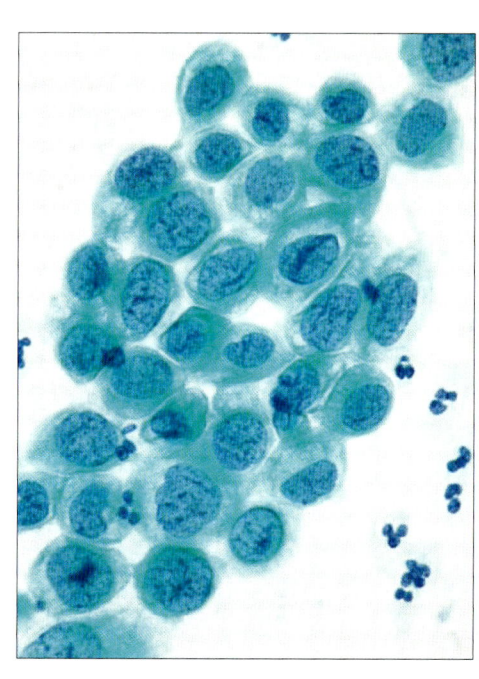

選択肢　①頸管腺細胞　②LSIL：軽度異形成　③HSIL：高度異形成
　　　　④非角化型扁平上皮癌　⑤わからない

問5

子宮膣部頸部擦過　40歳代　女性

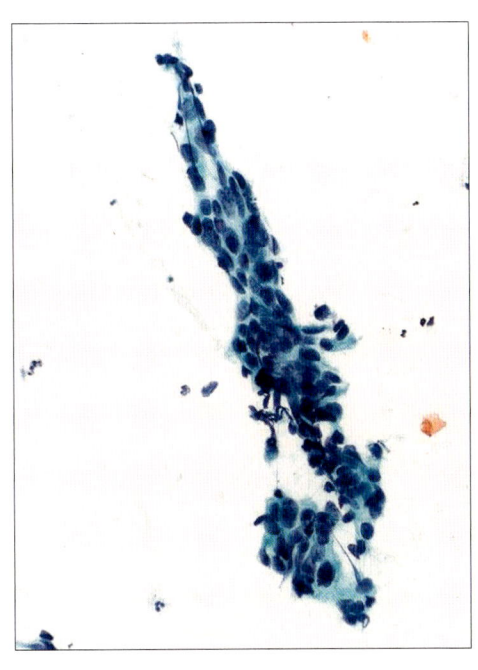

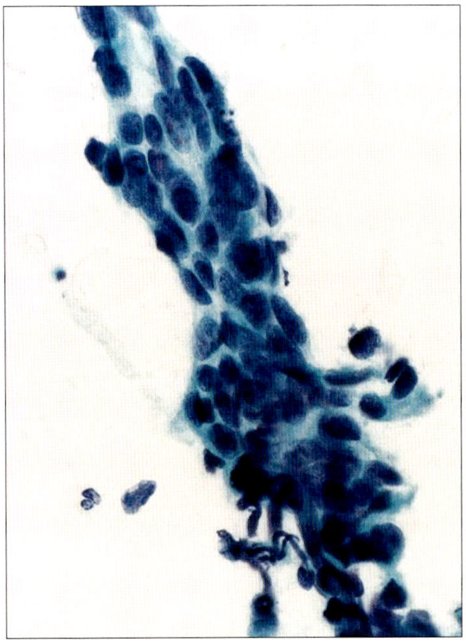

選択肢　①修復細胞　　　　　②非角化型扁平上皮癌　　　③腺癌
　　　　④HSIL：上皮内癌　⑤わからない

問6

子宮膣部頸部擦過　60歳代　女性

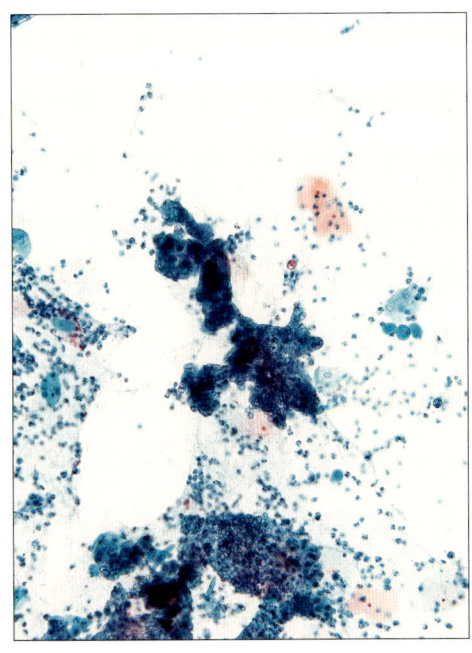 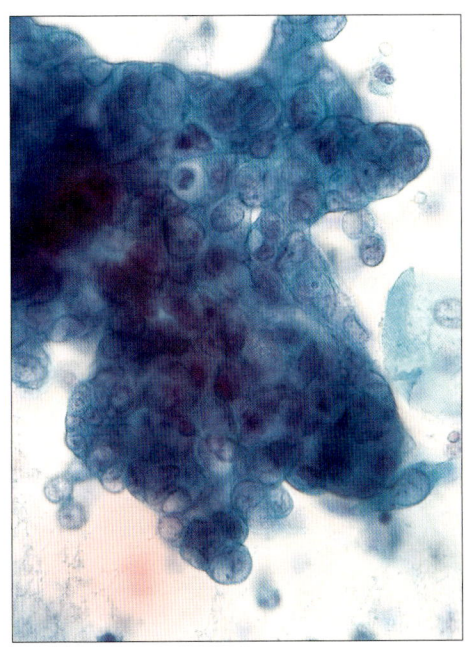

選択肢　①子宮体内膜細胞　②頸部腺癌　　　③頸管腺細胞
　　　　④腺異形成　　　　⑤わからない

問7

子宮体内膜擦過（エンドサイト）　40歳代　女性

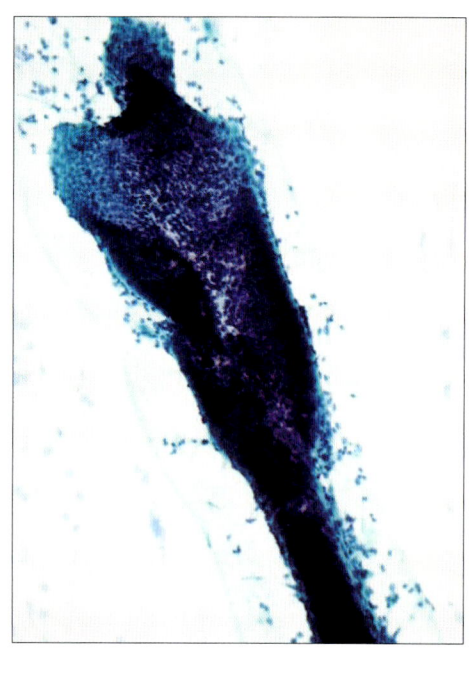
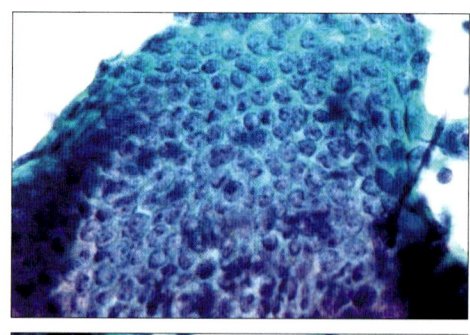
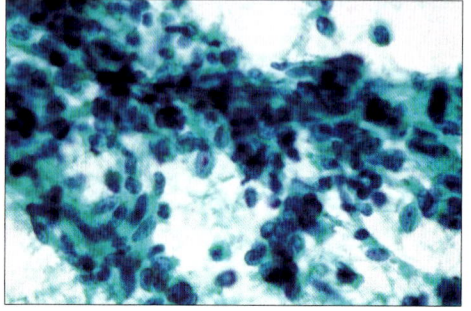

選択肢
①分泌期内膜　②類内膜腺癌：Grade 1　③萎縮内膜
④増殖期内膜　⑤わからない

問8

子宮体内膜吸引　40歳代　女性

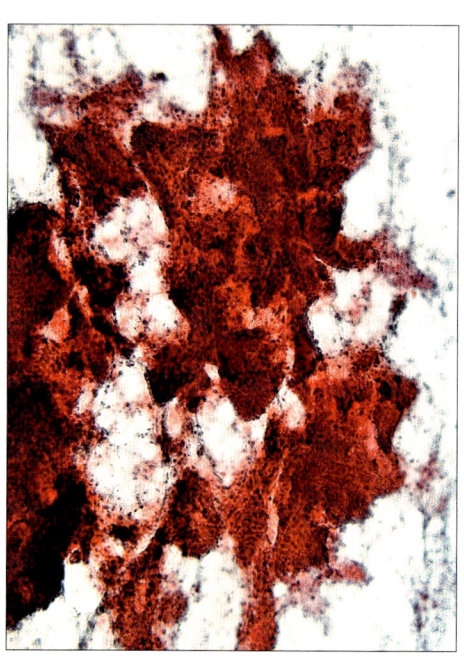
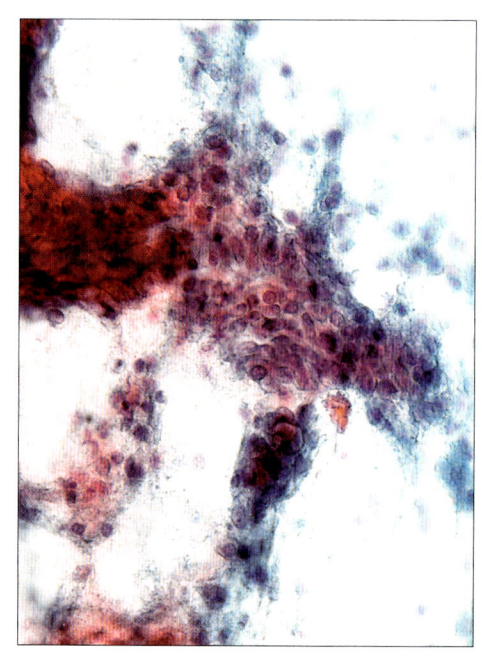

選択肢
①類内膜腺癌：Grade 3　②類内膜腺癌：Grade 1　③内膜増殖症
④増殖期内膜　⑤わからない

問9 喀痰（粘液融解法） 40歳代 女性

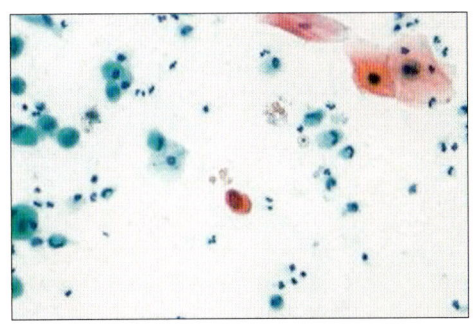
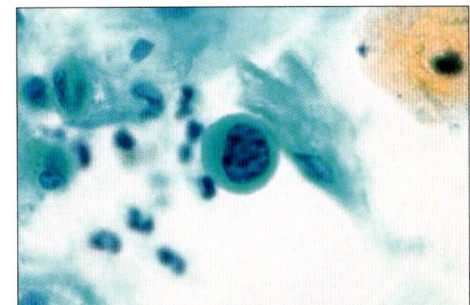
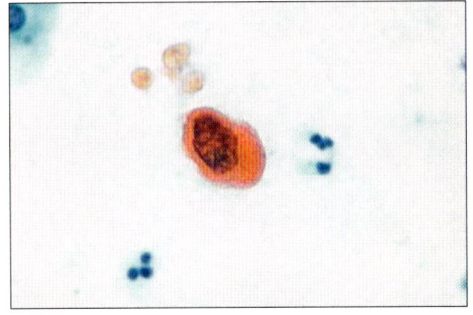
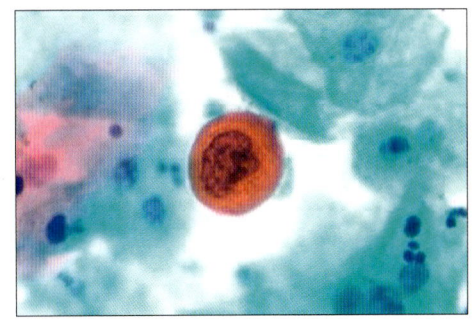

選択肢　①扁平上皮細胞　②大食細胞　③扁平上皮癌
　　　　④高度異型扁平上皮細胞　⑤わからない

問10 喀痰　60歳代　男性

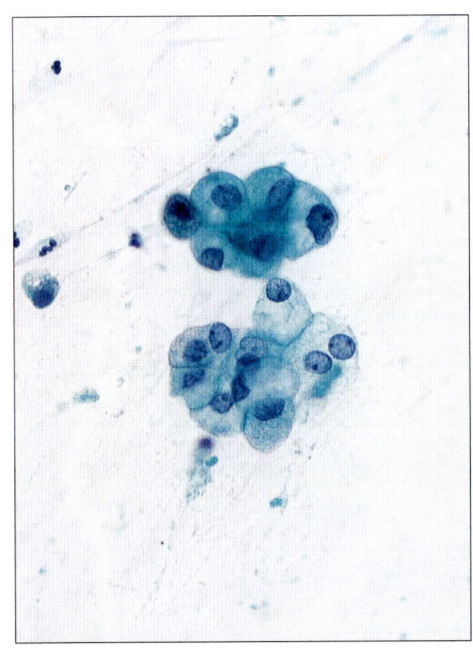
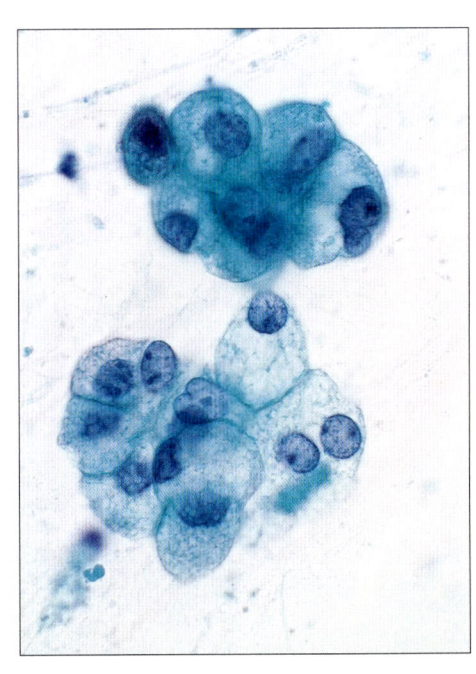

選択肢　①線毛円柱上皮細胞　②杯細胞増生　③腺癌：粘液産生性
　　　　④大食細胞　⑤わからない

問11　喀痰（粘液融解法）　60歳代　男性

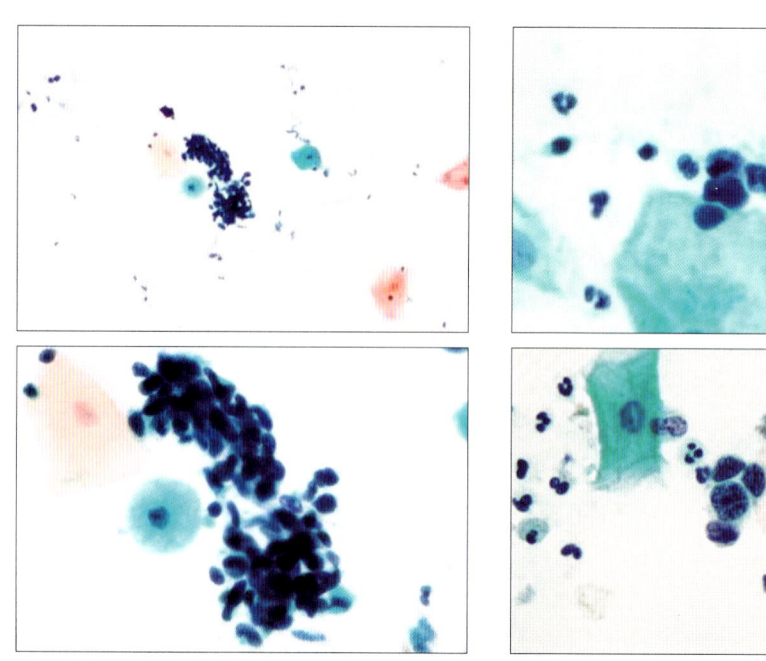

選択肢　①腺癌　②リンパ球　③小細胞癌
　　　　④扁平上皮癌　⑤わからない

問12　肺腫瘍捺印　30歳代　男性

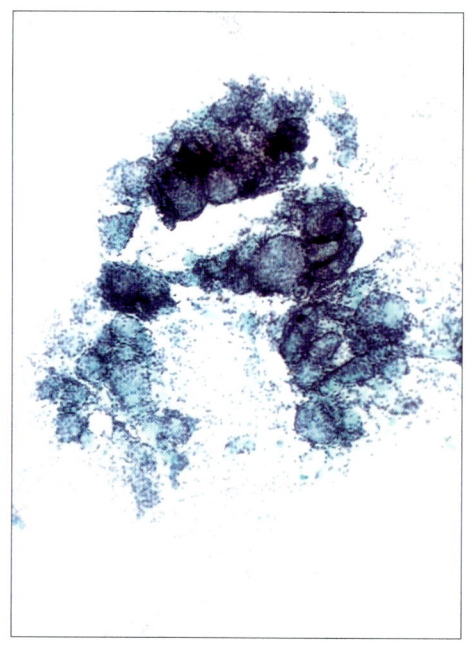
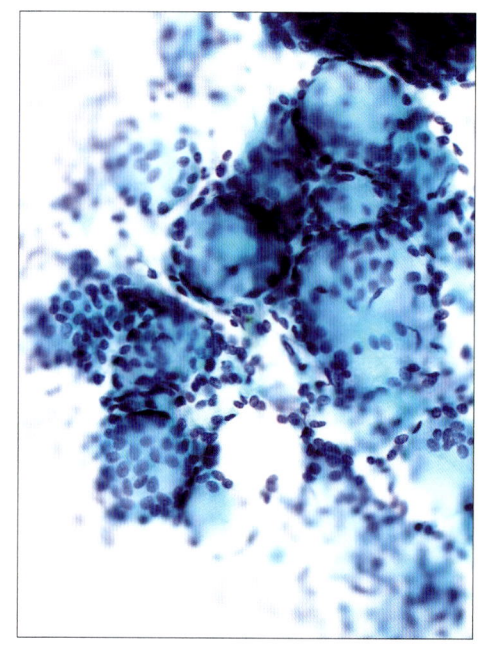

選択肢　①杯細胞増生　②修復細胞　③扁平上皮癌
　　　　④腺様嚢胞癌　⑤わからない

問13　気管支擦過　60歳代　男性

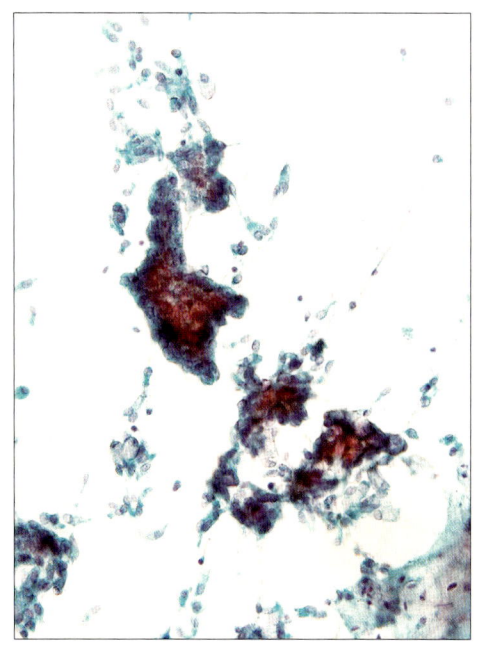
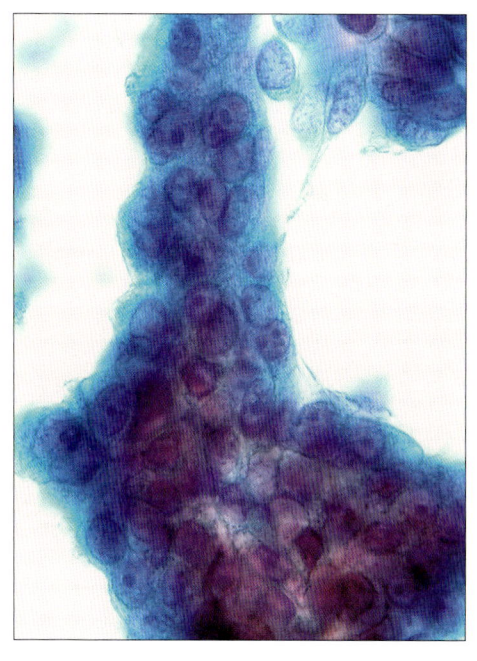

選択肢　①修復細胞　②腺癌　③円柱上皮細胞増生
　　　　④扁平上皮癌　⑤わからない

問14　肺X線透視下擦過　60歳代　男性

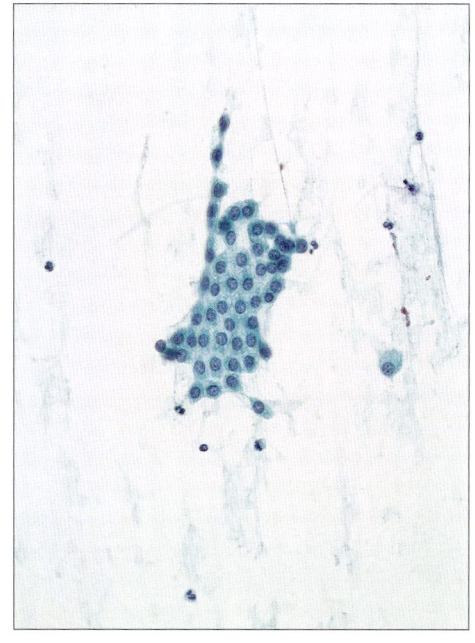
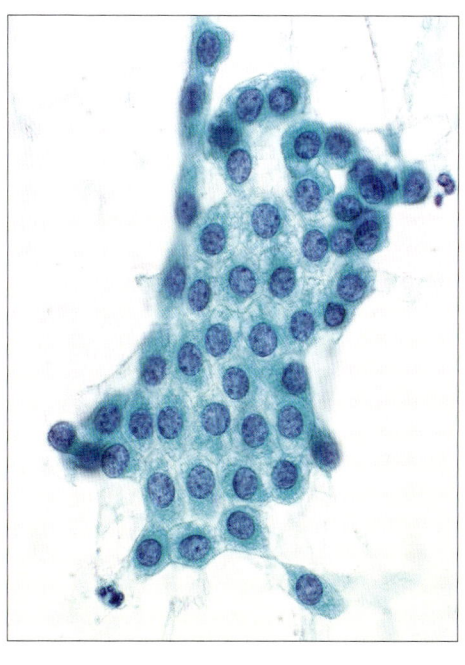

選択肢　①Ⅱ型肺胞上皮細胞過形成　②気管支円柱上皮細胞　③基底細胞増生
　　　　④腺癌　⑤わからない

問15 肺腫瘍捺印　50歳代　男性

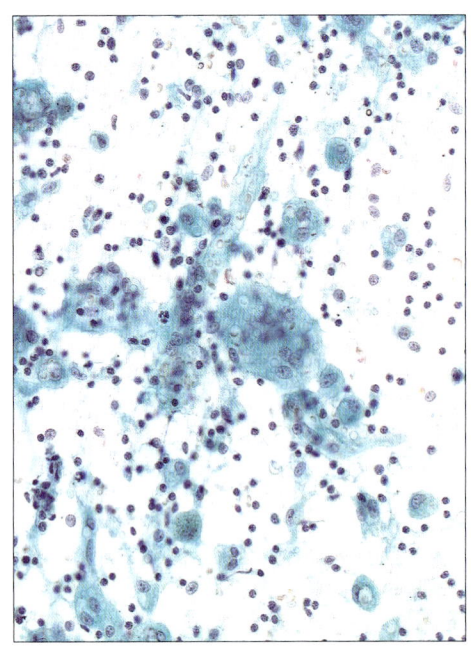
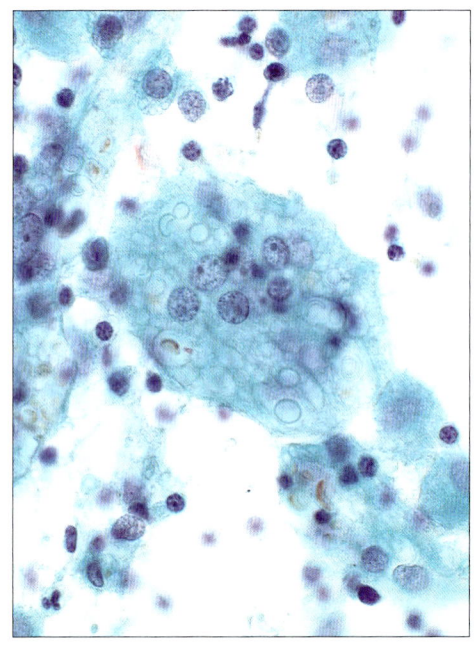

選択肢　①ニューモシスチス肺炎　②肺アスペルギルス症　③肺クリプトコッカス症
　　　　④大食細胞　　　　　　　⑤わからない

問16 膵管ブラシ擦過　60歳代　男性

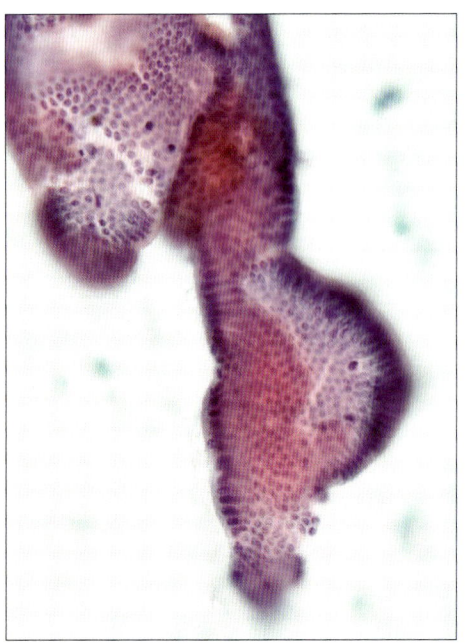
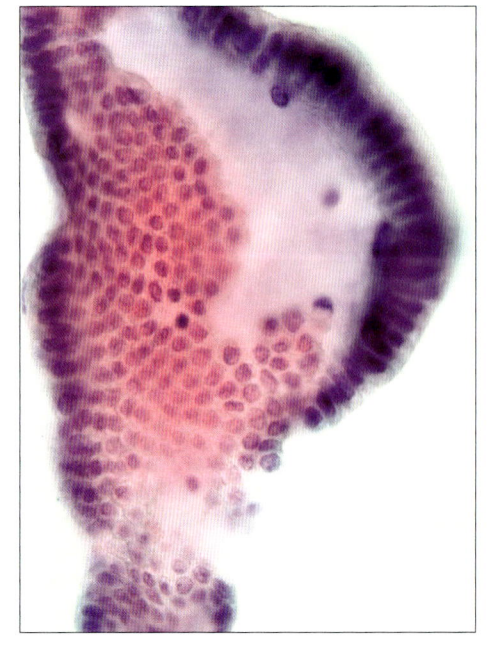

選択肢　①膵管上皮細胞　②高分化型腺癌　③低分化型腺癌
　　　　④扁平上皮化生細胞　⑤わからない

問17 胆汁　70歳代　男性

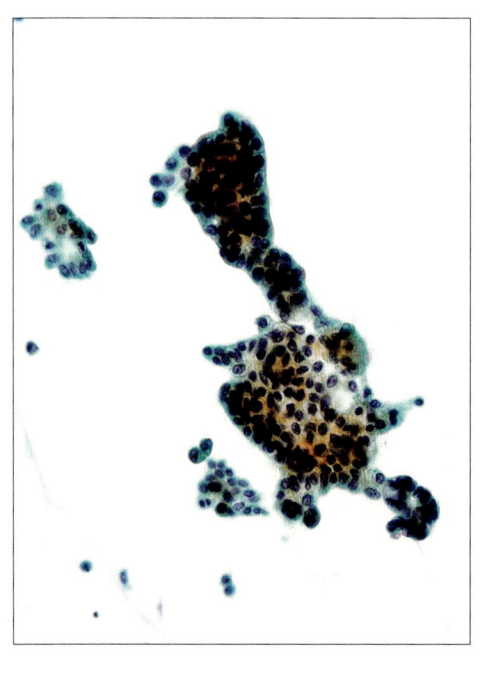

選択肢
①良性異型細胞
②腺癌
③腺腫
④扁平上皮癌
⑤わからない

問18 耳下腺腫瘤穿刺　60歳代　男性

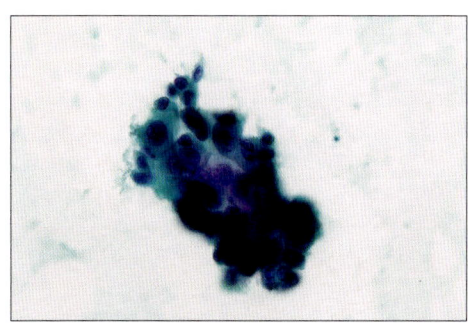

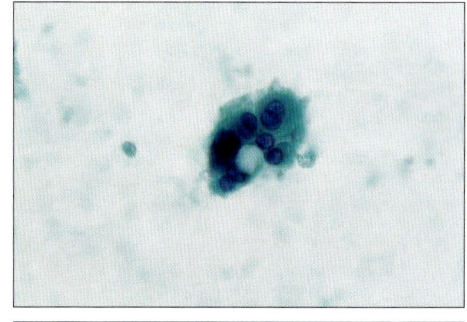

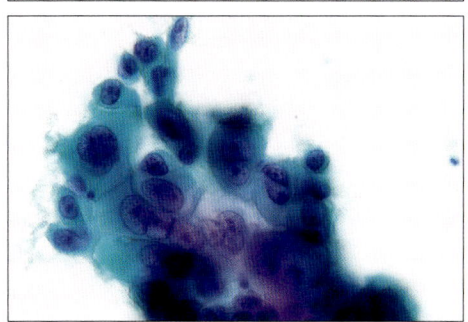

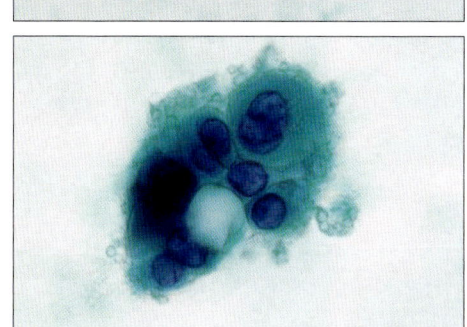

選択肢
①多形腺腫
②腺癌
③扁平上皮癌
④粘表皮癌
⑤わからない

問19　胸水　70歳代　男性

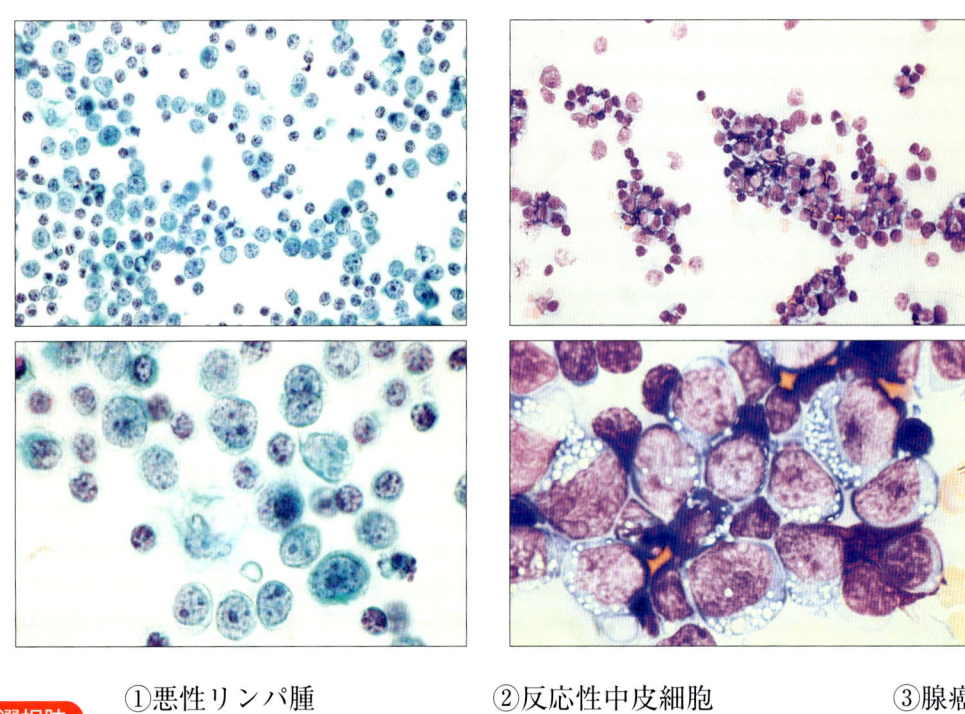

選択肢
①悪性リンパ腫　②反応性中皮細胞　③腺癌
④リンパ球　　　⑤わからない　　（右：メイギムザ染色）

問20　胸水　50歳代　男性

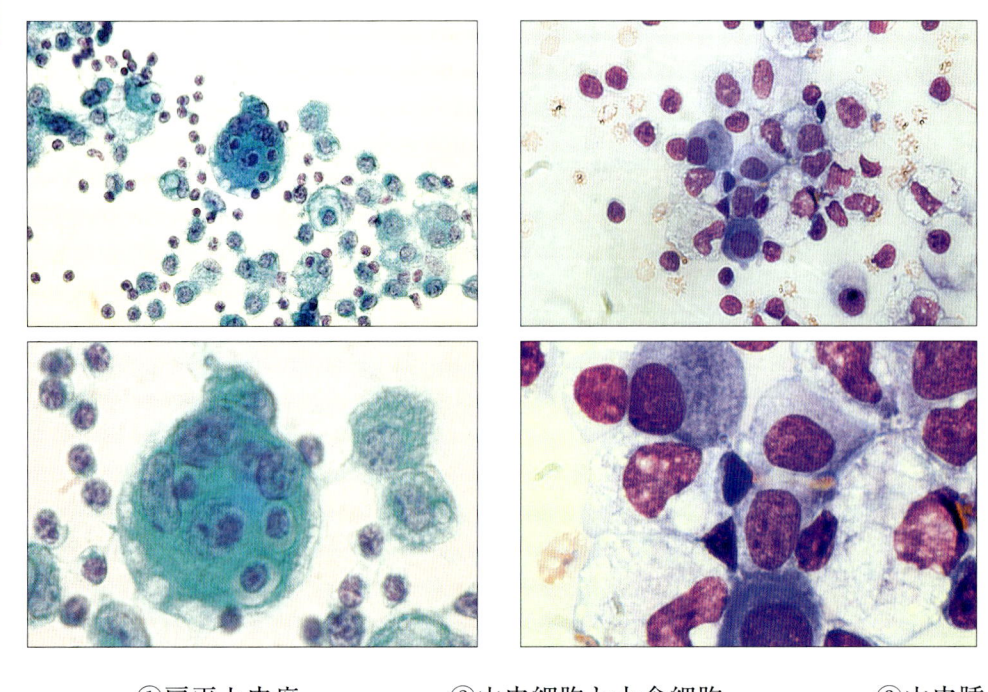

選択肢
①扁平上皮癌　②中皮細胞と大食細胞　③中皮腫
④腺癌　　　　⑤わからない　　　　（右：メイギムザ染色）

問21　胸水　60歳代　男性

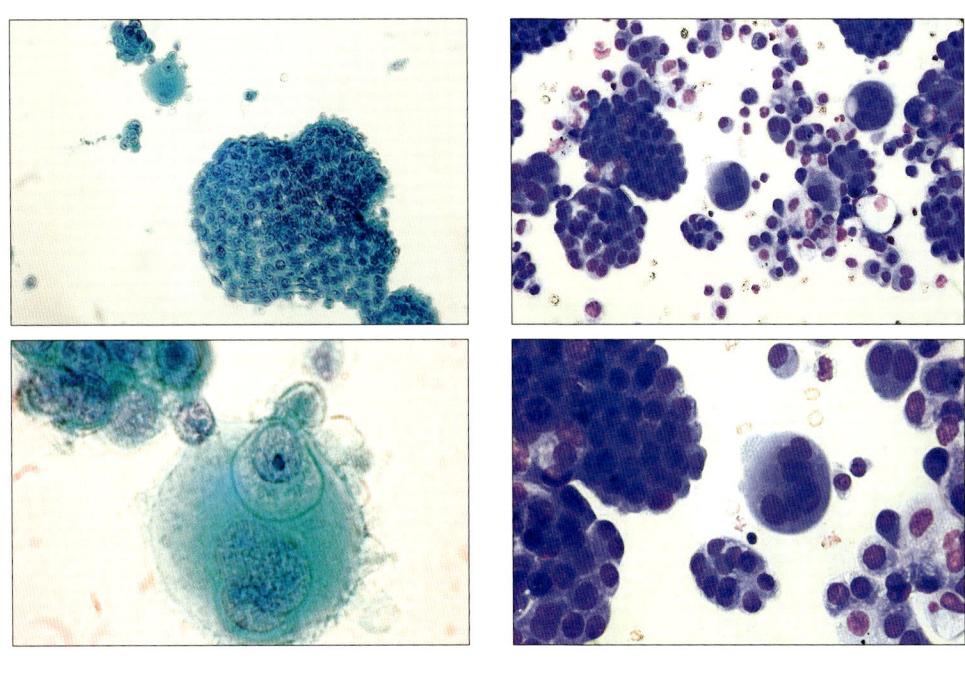

選択肢
①扁平上皮癌　②腺癌　③反応性中皮細胞
④中皮腫　⑤わからない
（右：メイギムザ染色）

問22　自然尿　50歳代　男性

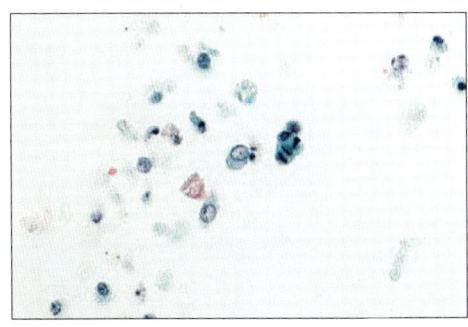

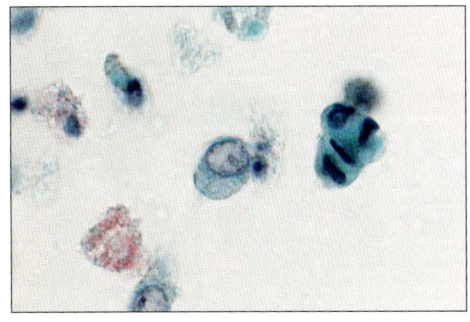

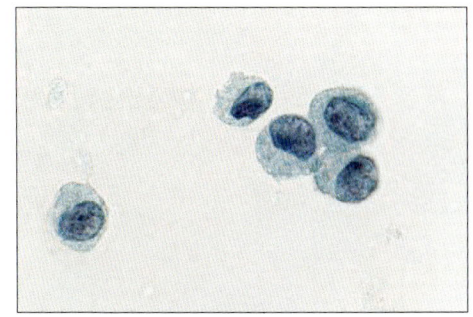

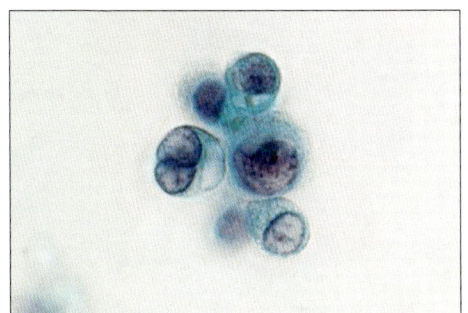

選択肢
①良性尿路上皮細胞　②高異型度尿路上皮癌　③低異型度尿路上皮癌
④腺癌：前立腺由来　⑤わからない

問23　自然尿　60歳代　男性

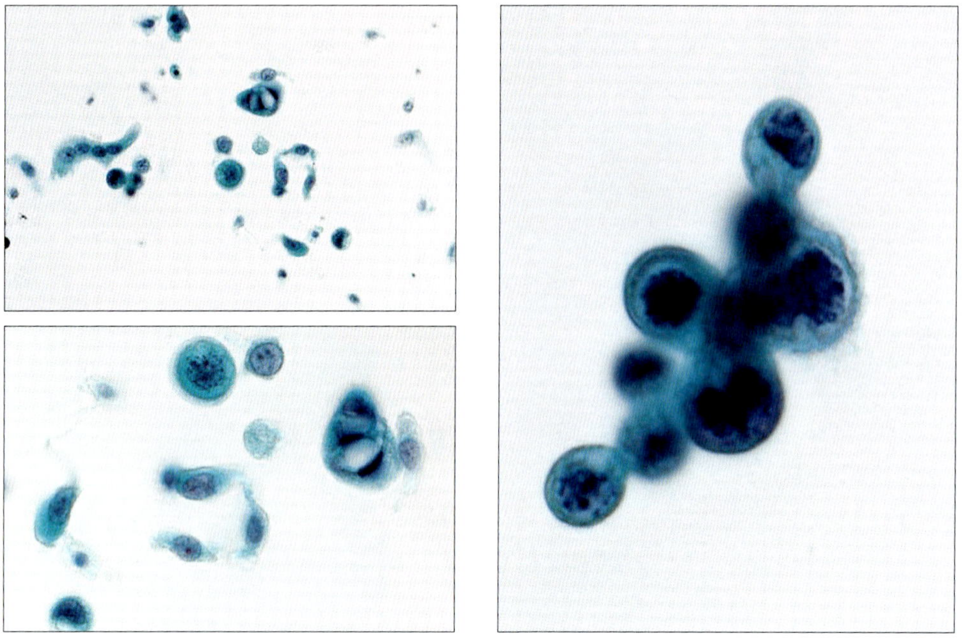

選択肢
①高異型度尿路上皮癌
④良性尿路上皮細胞
②低異型度尿路上皮癌
③腺癌
⑤わからない

問24　自然尿　70歳代　男性

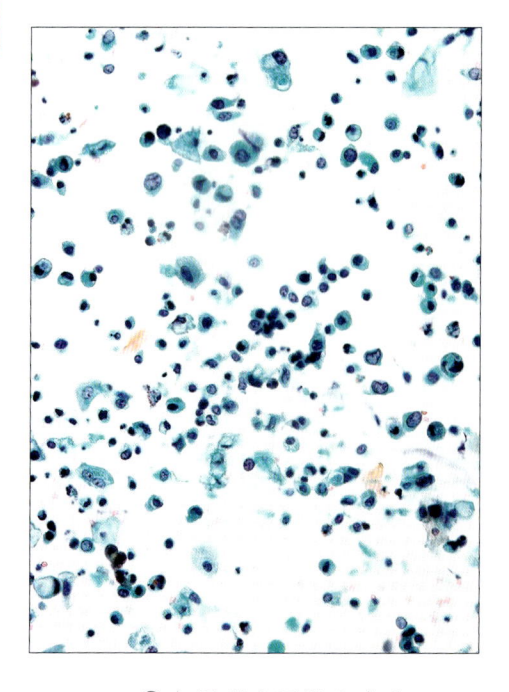

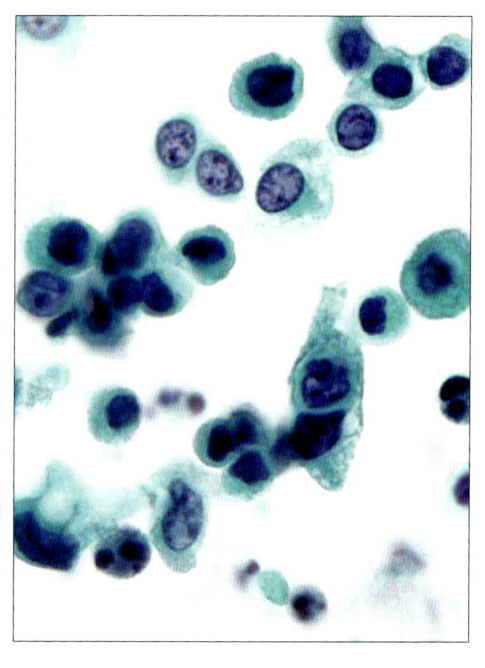

選択肢
①高異型度尿路上皮癌
④良性尿路上皮細胞
②腺癌
③扁平上皮癌
⑤わからない

問25　乳腺腫瘤穿刺　40歳代　女性

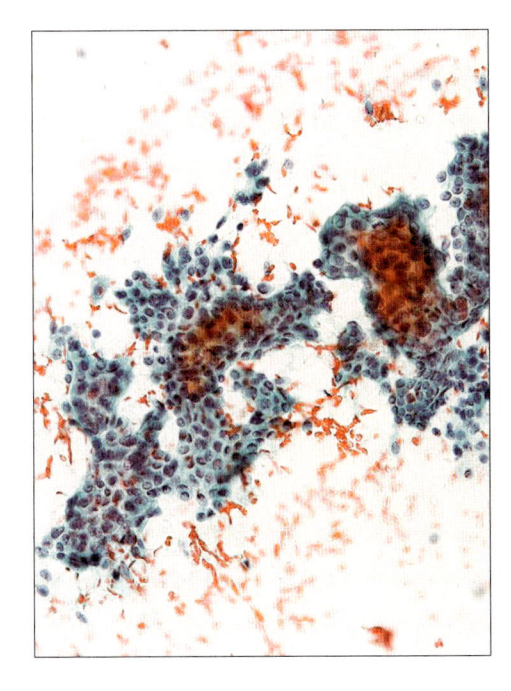

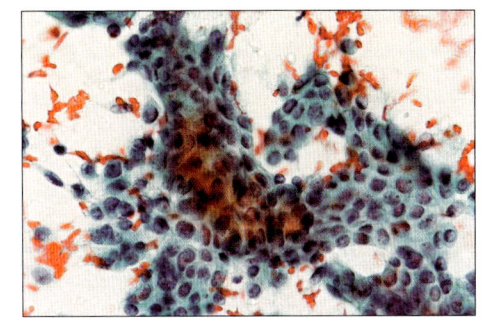

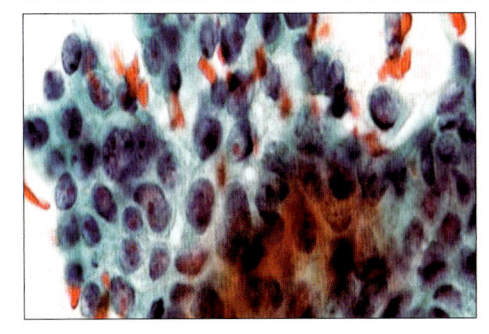

選択肢
①乳腺症
④乳管内乳頭腫
②乳頭腺管癌
⑤わからない
③線維腺腫

問26　乳腺腫瘤穿刺　40歳代　女性

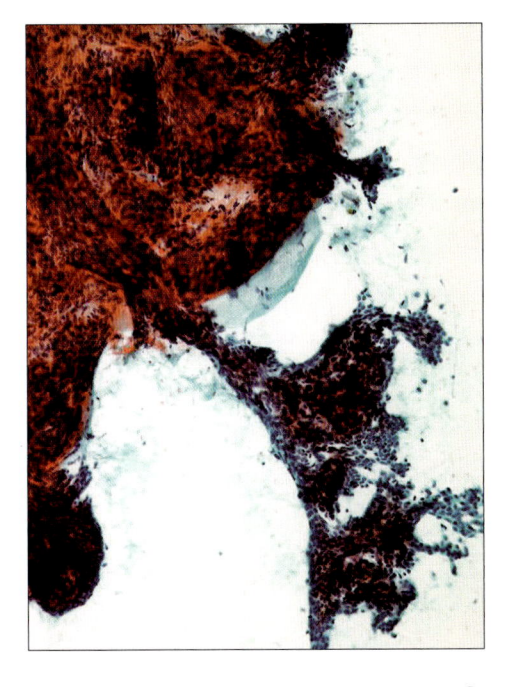

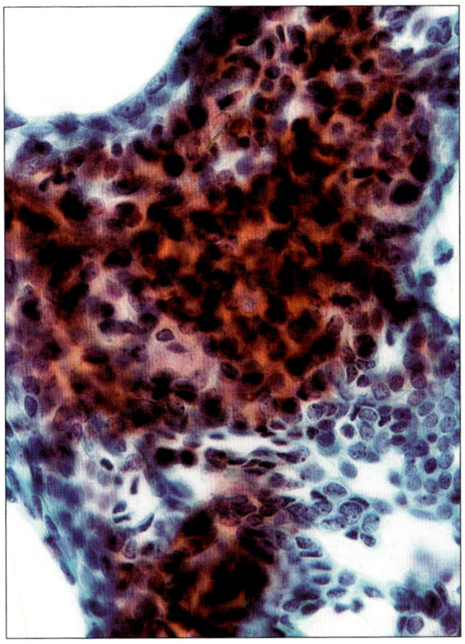

選択肢
①線維腺腫
④粘液癌
②乳頭腺管癌
⑤わからない
③乳管内乳頭腫

問27

甲状腺腫瘤穿刺　40歳代　女性

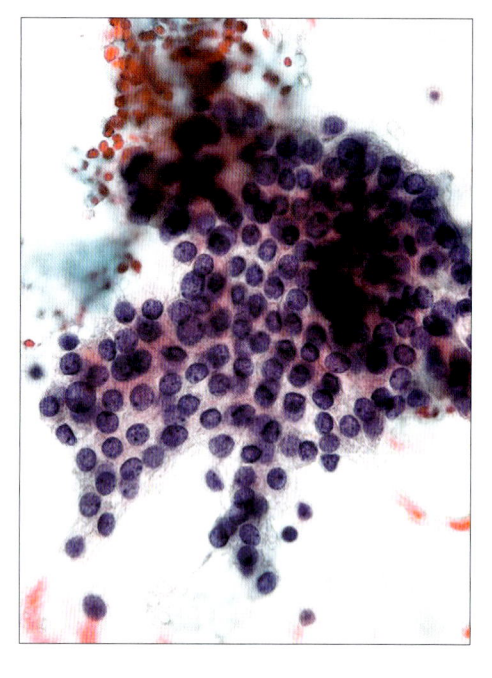

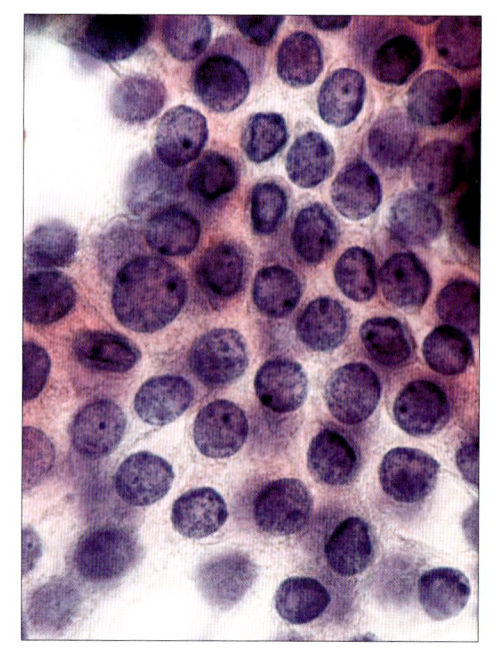

選択肢　①濾胞性腫瘍　②乳頭癌　③慢性甲状腺炎
　　　　④髄様癌　　　⑤わからない

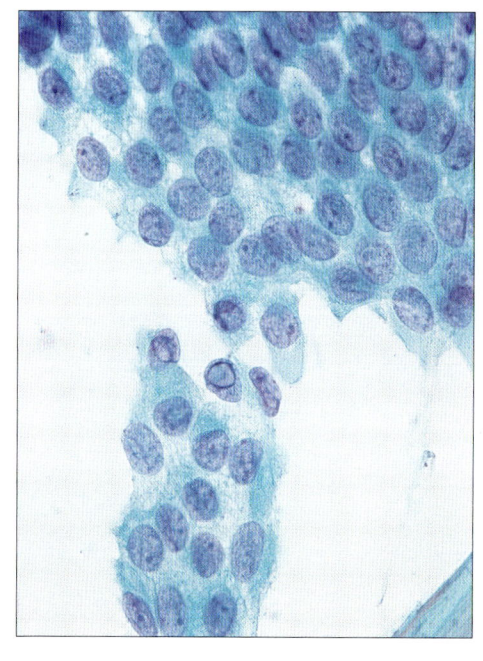

問28

甲状腺腫瘤穿刺　60歳代　女性

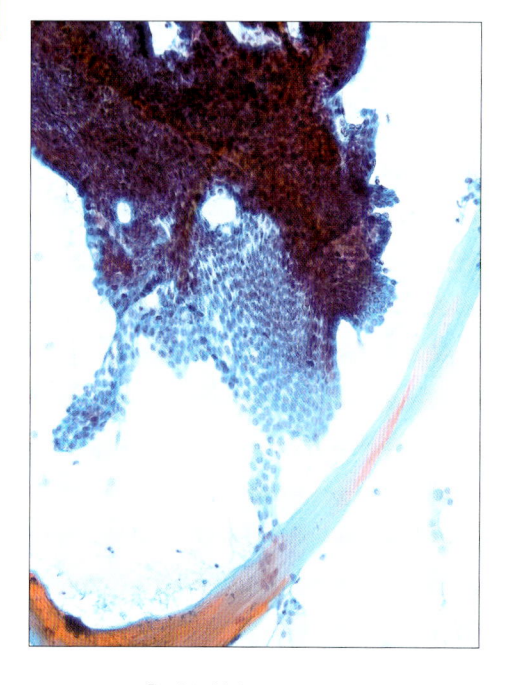

選択肢　①腺腫様甲状腺腫　②髄様癌　③濾胞性腫瘍
　　　　④乳頭癌　　　　　⑤わからない

問29　頸部リンパ節捺印　20歳代　男性

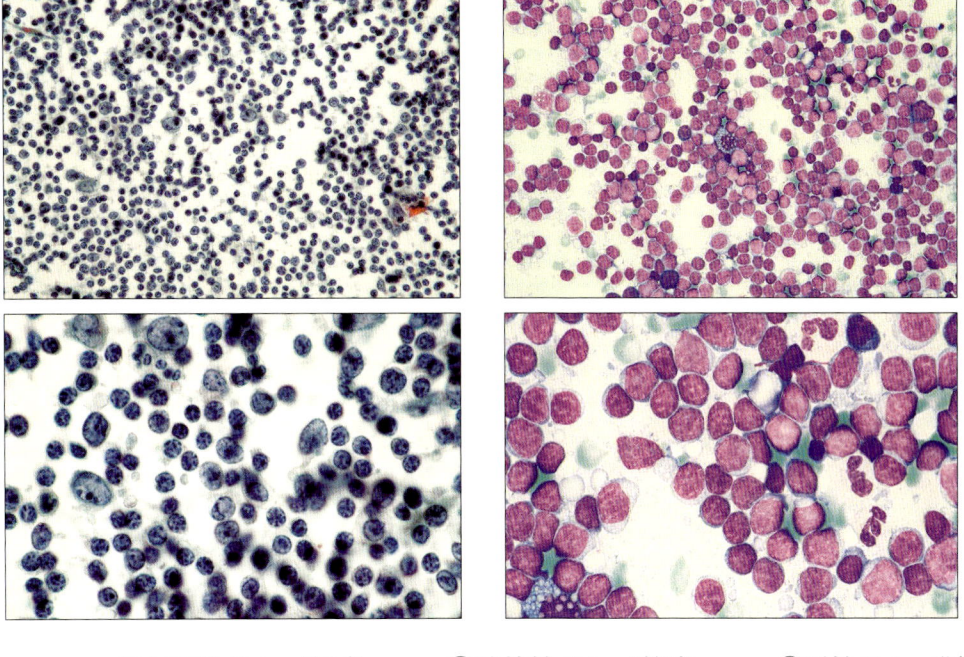

選択肢
①反応性リンパ節炎　②結核性リンパ節炎　③悪性リンパ腫
④転移性小細胞癌　　⑤わからない
（右：メイギムザ染色）

問30　大脳腫瘍捺印　50歳代　男性

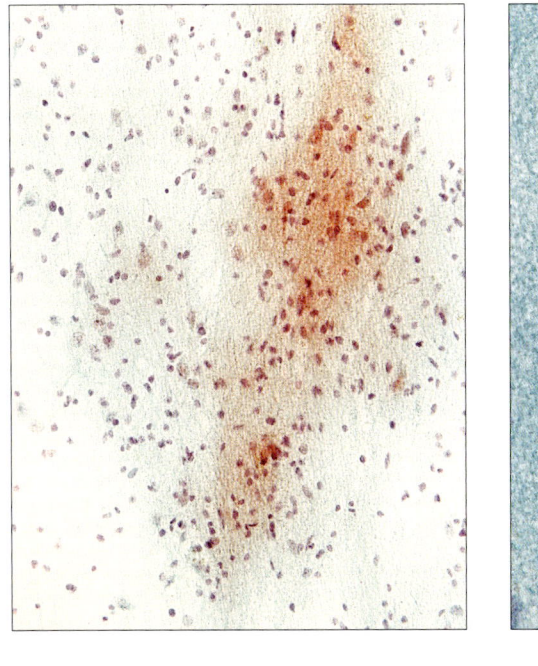

選択肢
①髄膜腫　　　　②星細胞腫　　③多形性膠芽腫
④悪性リンパ腫　⑤わからない

第3回 自己採点方式スライドカンファレンス

※染色方法の表示がないものは，パパニコロウ染色

問1 子宮膣部頸部擦過　30歳代　女性

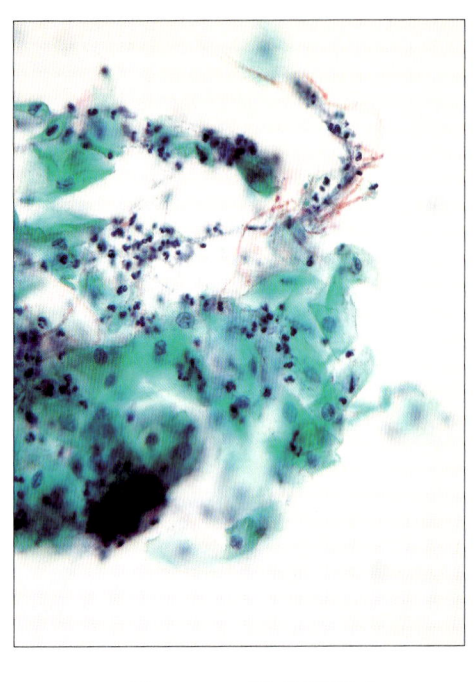

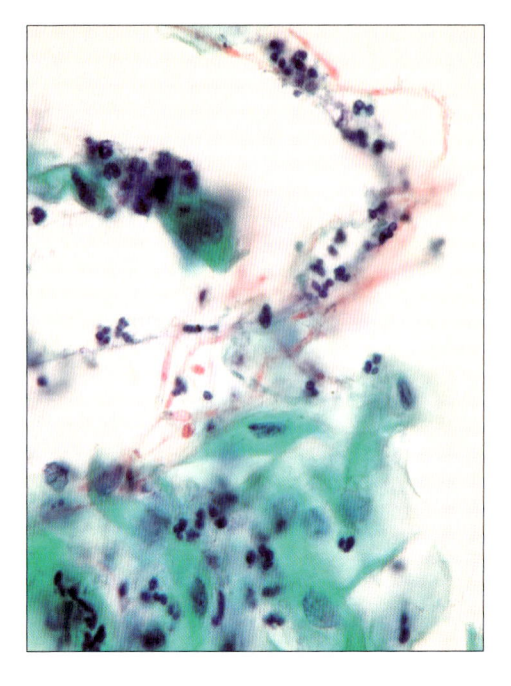

選択肢
① LSIL：軽度異形成　② ASC-US　③扁平上皮化生細胞
④カンジダ　⑤わからない

問2 子宮膣部頸部擦過　70歳代　女性

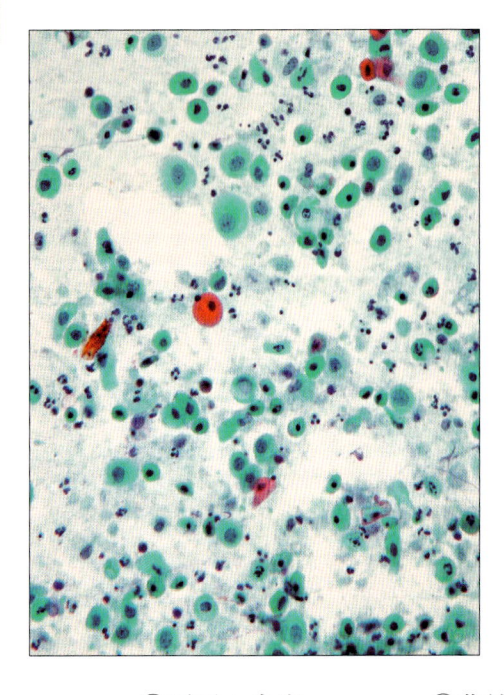

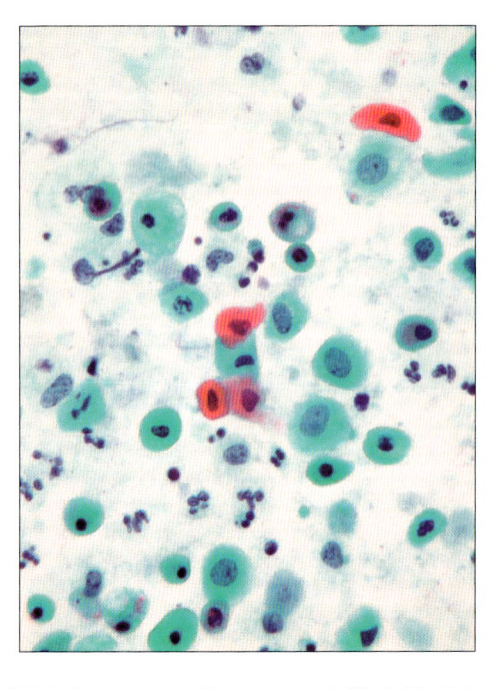

選択肢
①扁平上皮癌　②萎縮性膣炎　③ HSIL：中等度異形成
④濾胞性頸管炎　⑤わからない

問3 子宮膣部頸部擦過　40歳代　女性

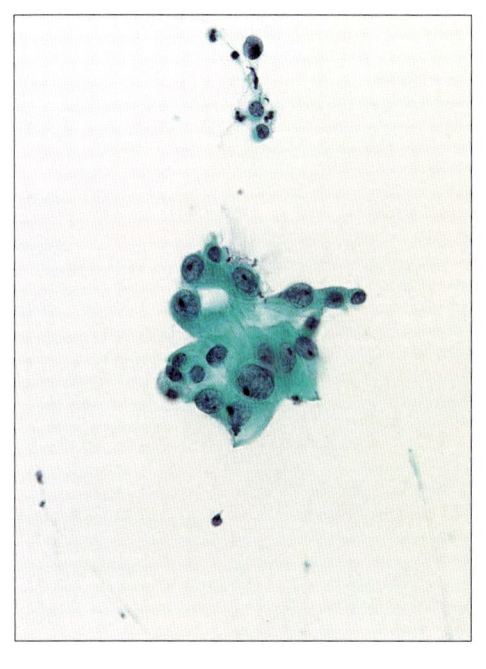

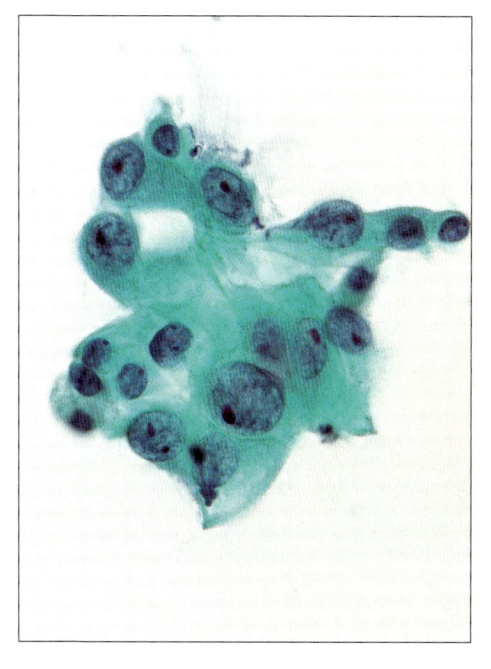

選択肢　①頸管腺細胞　②HSIL：高度異形成　③頸部腺癌
　　　　④修復細胞　⑤わからない

問4 子宮膣部頸部擦過　40歳代　女性

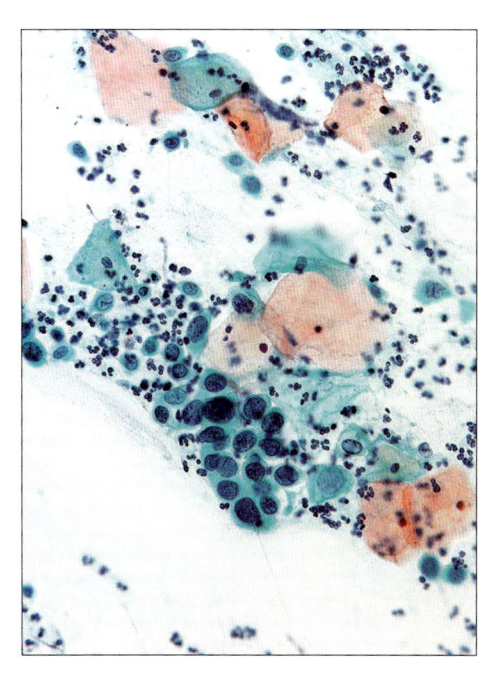

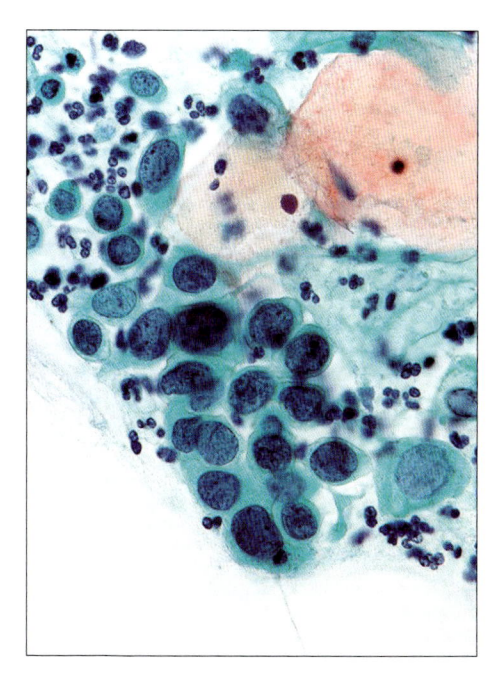

選択肢　①頸管腺細胞　②HSIL：上皮内癌　③HSIL：中等度異形成
　　　　④扁平上皮癌　⑤わからない

問5 子宮膣部頸部擦過　70歳代　女性

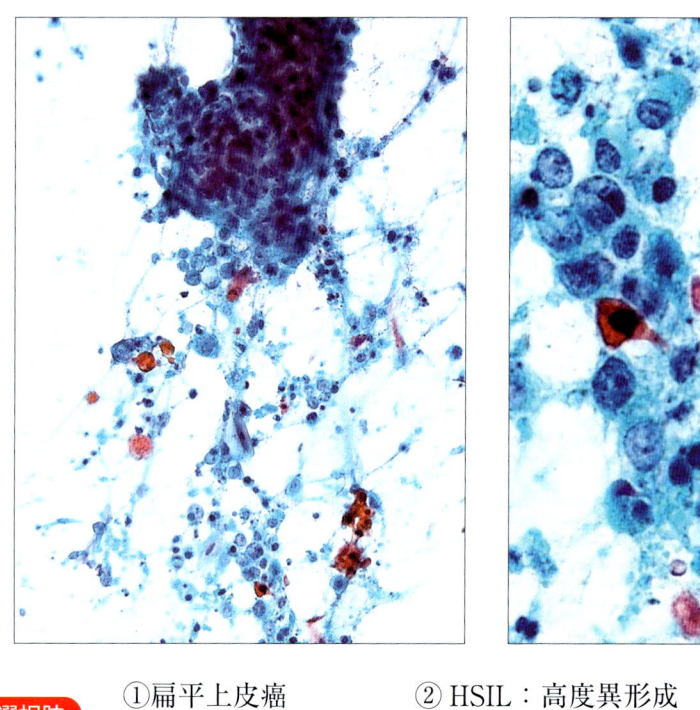

選択肢
①扁平上皮癌　　②HSIL：高度異形成　　③萎縮性膣炎
④ASC-H　　⑤わからない

問6 子宮膣部頸部擦過　40歳代　女性

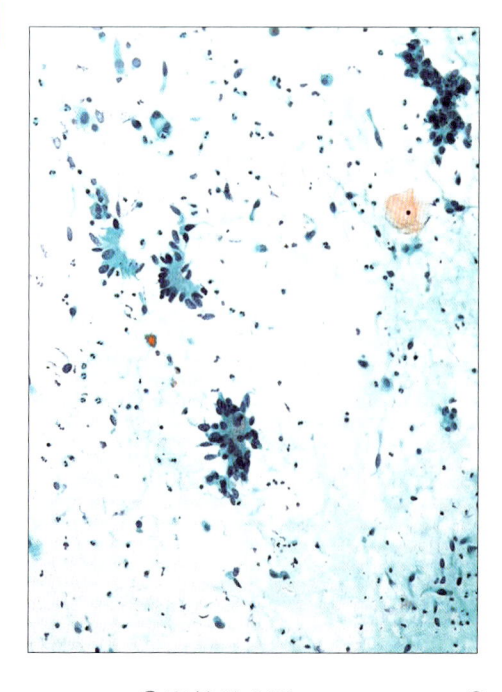

選択肢
①頸管腺細胞　　②子宮体内膜細胞　　③頸部腺癌
④腺異形成　　⑤わからない

問7 子宮体内膜擦過（エンドサイト） 50歳代 女性

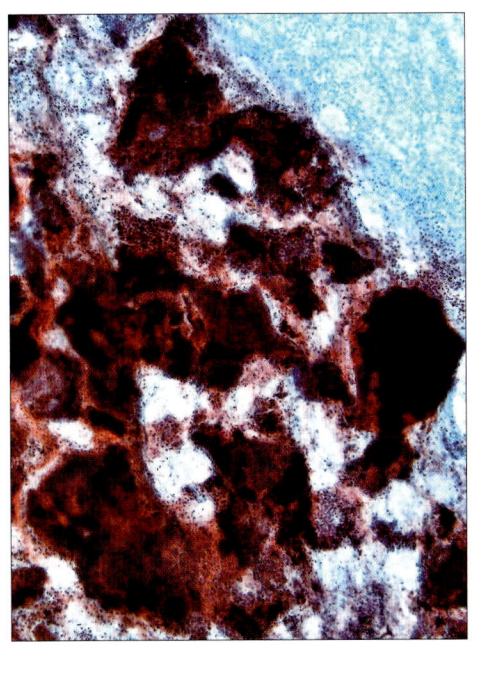

選択肢
①漿液性腺癌
②増殖期内膜
③内膜増殖症
④類内膜腺癌：Grade 1
⑤わからない

問8 卵巣腫瘍捺印 60歳代 女性

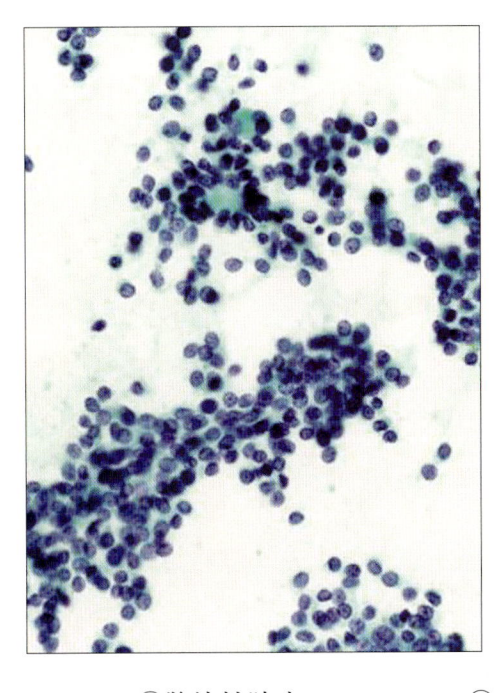

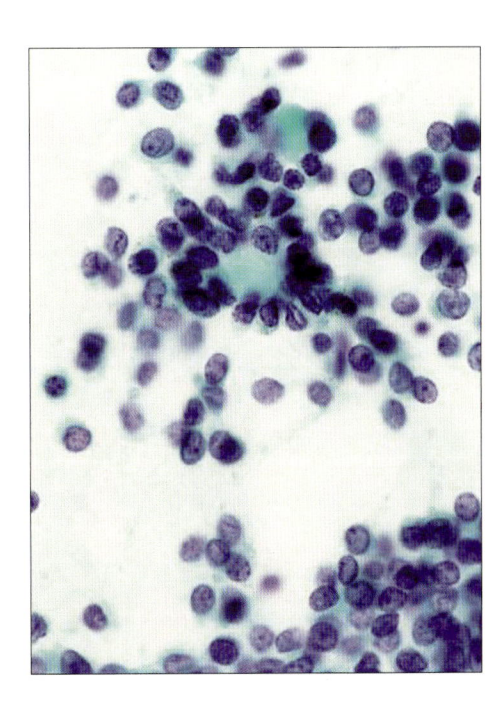

選択肢
①漿液性腺癌
②粘液性腺癌
③顆粒膜細胞腫
④明細胞腺癌
⑤わからない

問9　喀痰　50歳代　男性

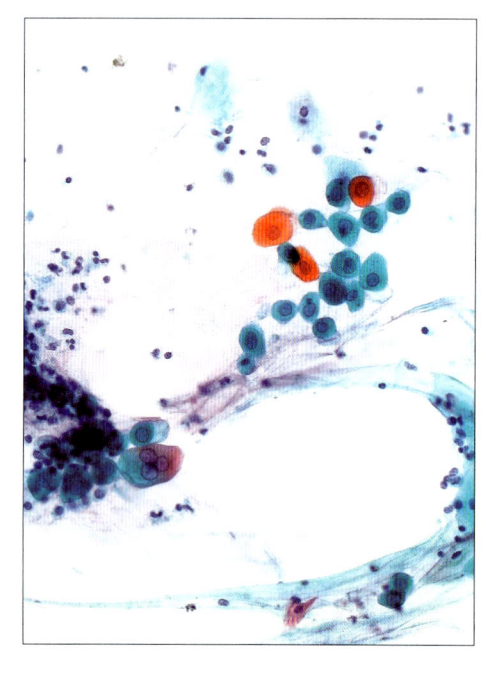

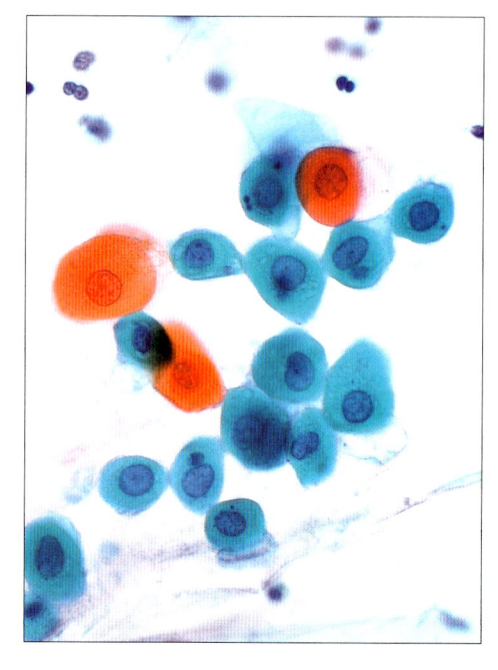

選択肢
①扁平上皮癌　②扁平上皮細胞　③軽度異型扁平上皮細胞
④高度異型扁平上皮細胞　⑤わからない

問10　喀痰（粘液融解法）　60歳代　男性

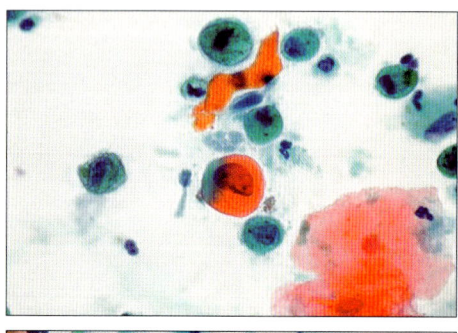

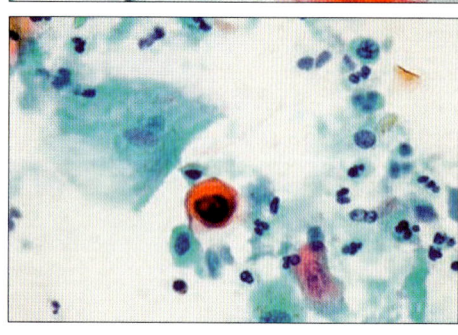

選択肢
①高度異型扁平上皮細胞　②軽度異型扁平上皮細胞　③扁平上皮癌
④扁平上皮細胞　⑤わからない

問11

肺腫瘍捺印　60歳代　女性

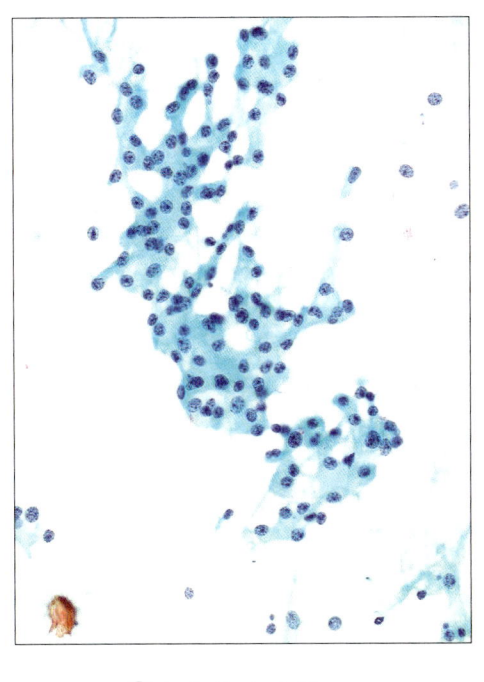

選択肢
① カルチノイド
④ Ⅱ型肺胞上皮細胞過形成
② 修復細胞
③ 腺癌
⑤ わからない

問12

気管支擦過　70歳代　男性

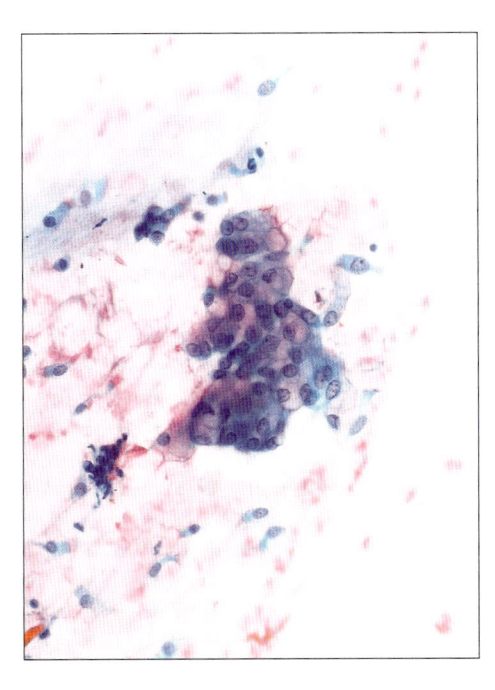

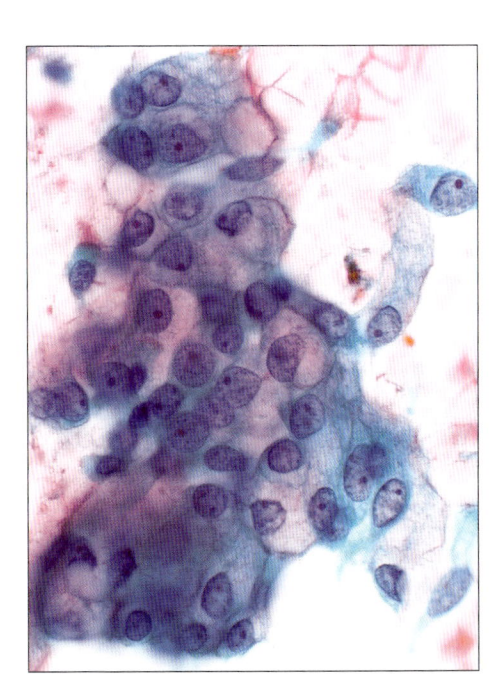

選択肢
① 杯細胞増生
④ 腺様嚢胞癌
② 腺癌：粘液産生性
③ 扁平上皮癌
⑤ わからない

問 13 肺X線透視下擦過　50歳代　女性

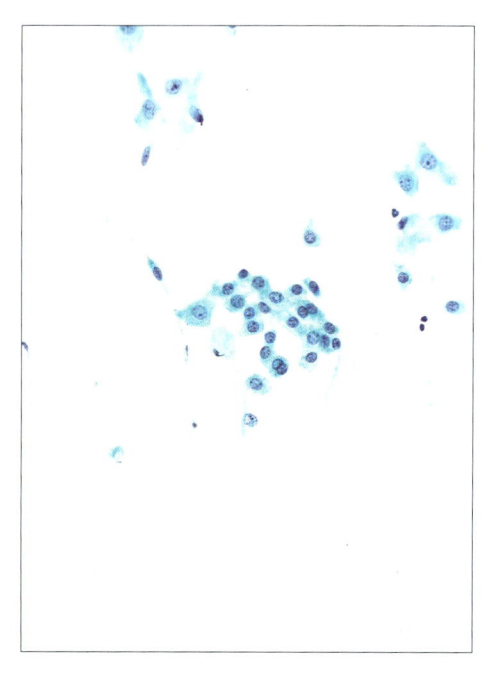

選択肢
①Ⅱ型肺胞上皮細胞過形成　②腺癌　③基底細胞増生
④カルチノイド　⑤わからない

問 14 肺腫瘍捺印　60歳代　男性

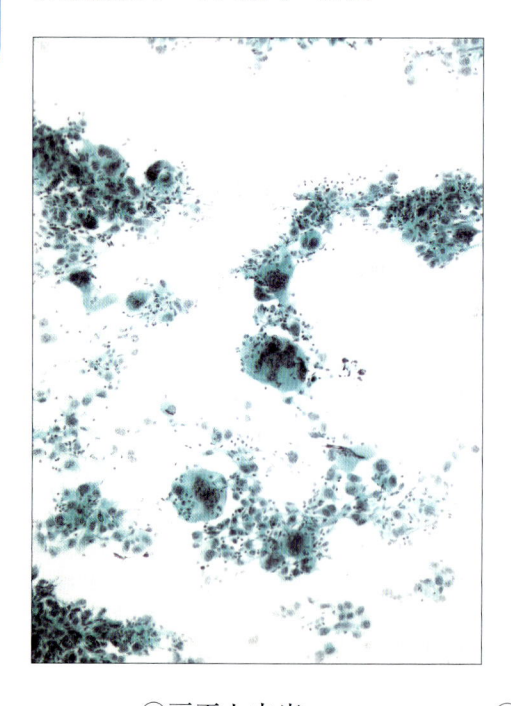

選択肢
①扁平上皮癌　②巨細胞癌　③修復細胞
④腺癌　⑤わからない

問15 肺胞洗浄液　20歳代　男性

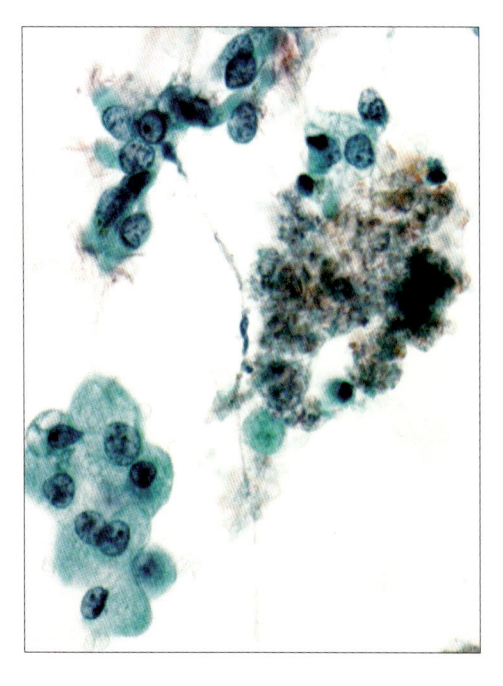

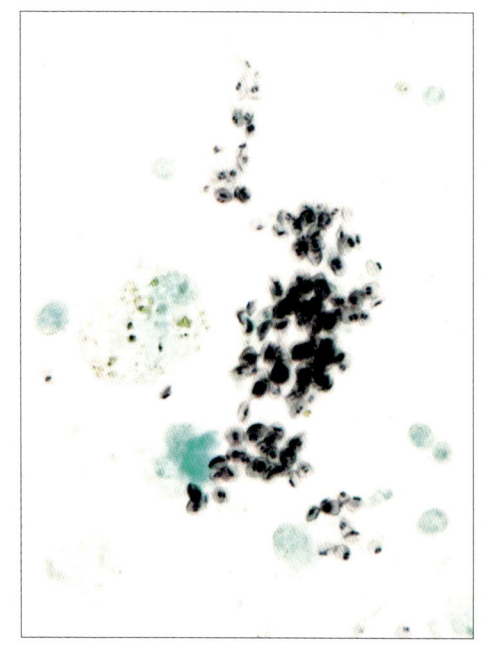

選択肢　①肺クリプトコッカス症　②肺アスペルギルス症　③肺結核症
　　　　④ニューモシスチス肺炎　⑤わからない　（右：グロコット染色）

問16 胃生検塗抹　50歳代　男性

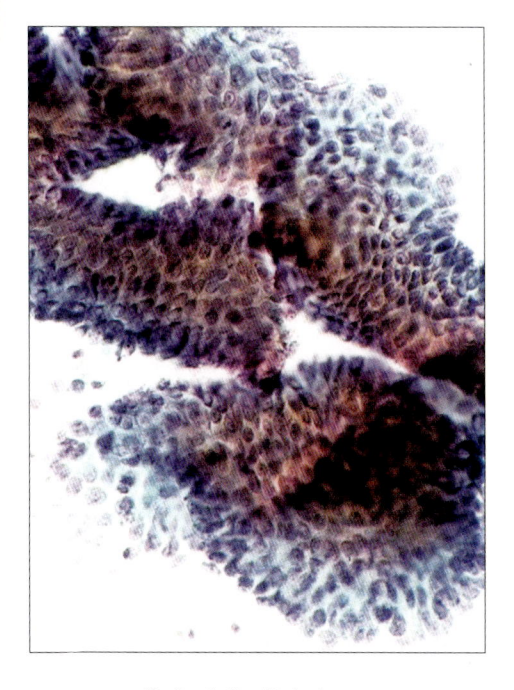

選択肢　①高分化型腺癌　②腸上皮化生細胞　③腺腫
　　　　④再生細胞　⑤わからない

第3回　自己採点方式スライドカンファレンス　39

問17 肝エコー下穿刺　60歳代　男性

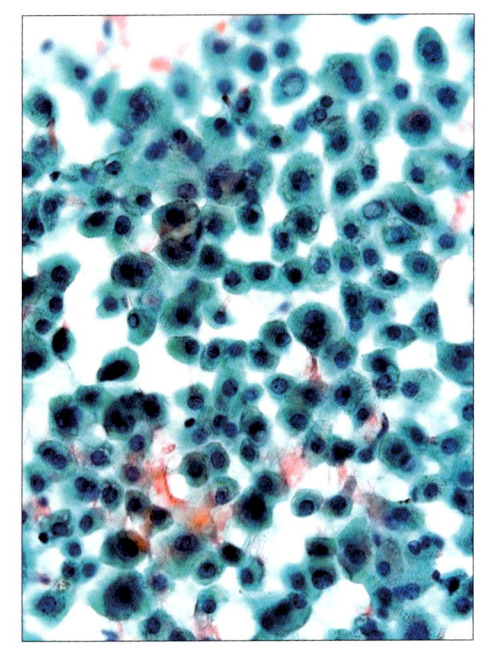

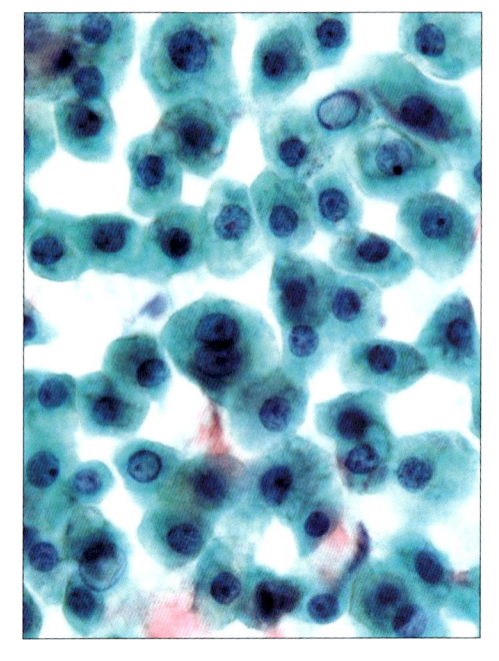

選択肢
①肝内胆管癌　　②正常肝細胞　　③高分化型肝細胞癌
④再生結節：肝硬変　　⑤わからない

問18 耳下腺腫瘤穿刺　70歳代　男性

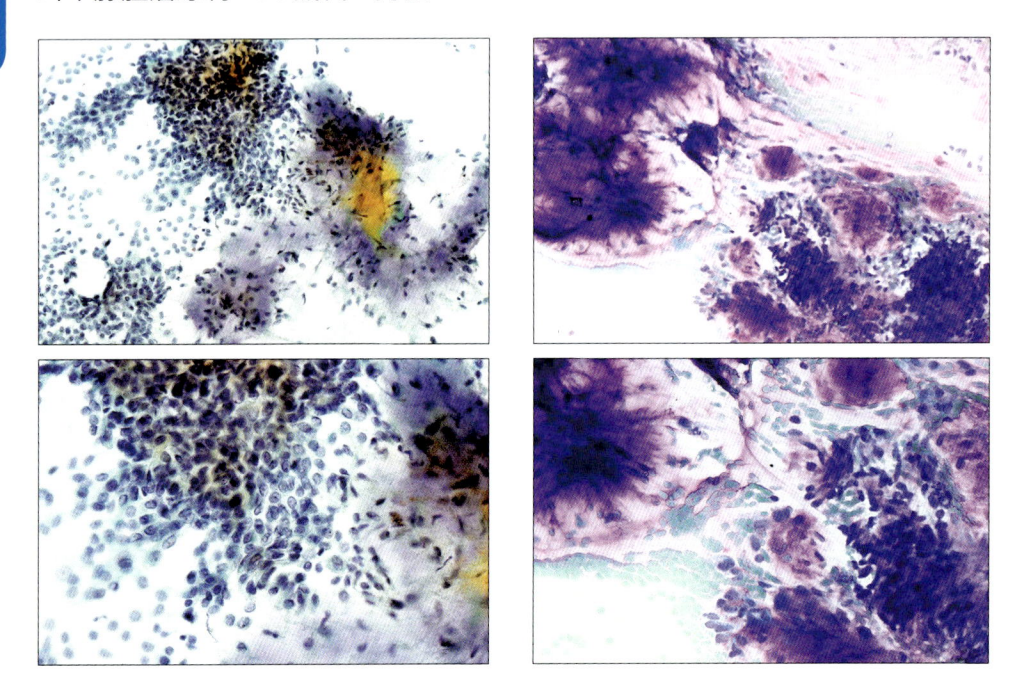

選択肢
①多形腺腫　　②腺様嚢胞癌　　③扁平上皮癌
④腺癌　　⑤わからない　　（右：メイギムザ染色）

問19 術中腹腔洗浄液　40歳代　女性

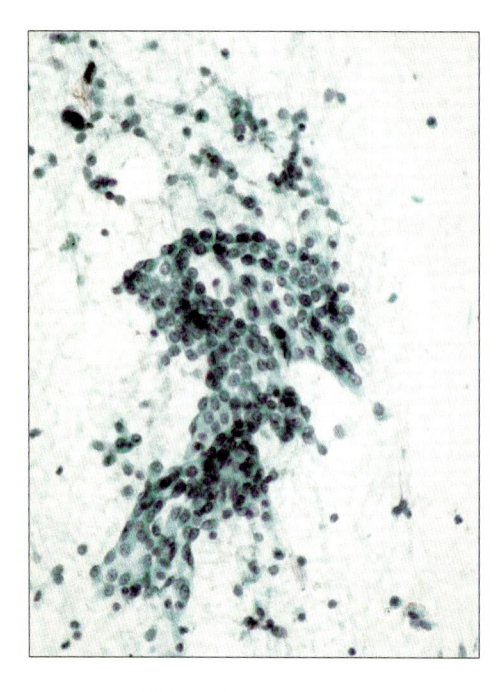

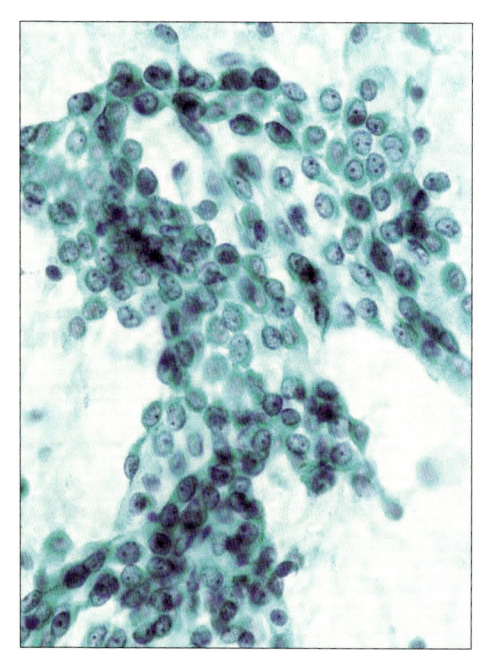

選択肢
①大食細胞
④中皮細胞
②扁平上皮癌
⑤わからない
③腺癌

問20 胸水　70歳代　男性

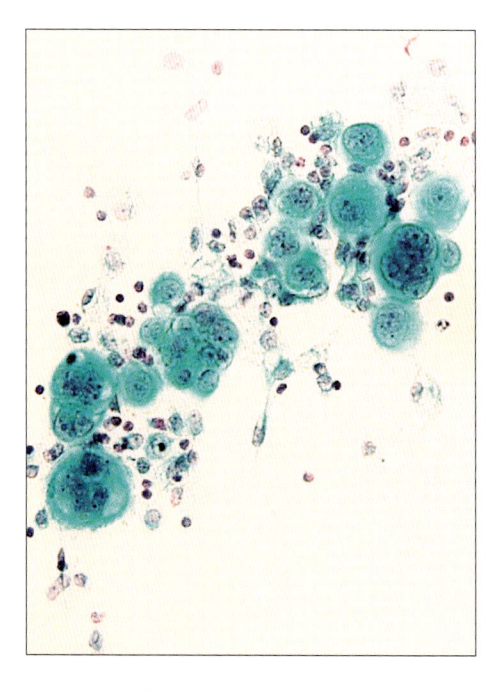

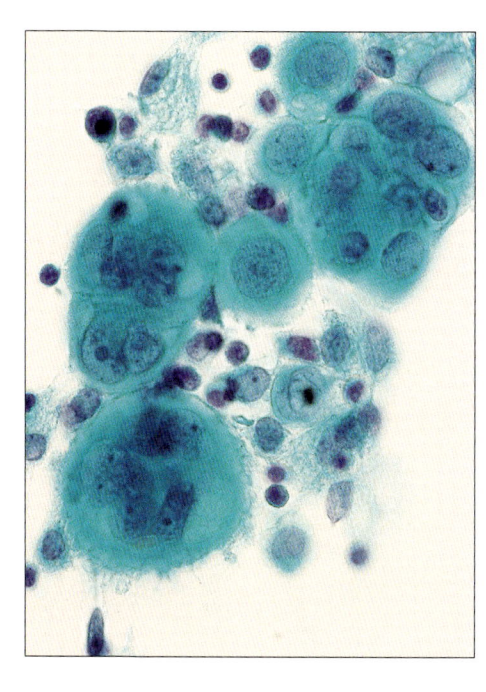

選択肢
①扁平上皮癌
④腺癌
②中皮細胞と大食細胞
⑤わからない
③中皮腫

第3回　自己採点方式スライドカンファレンス

問21 自然尿　60歳代　男性

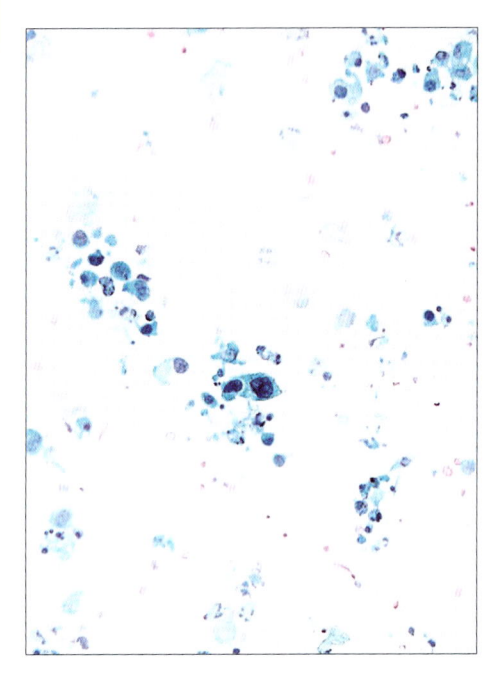

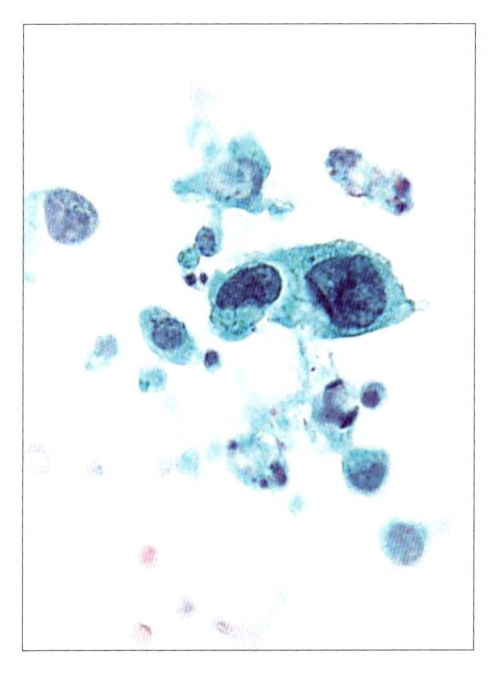

選択肢　①ウイルス感染細胞　②低異型度尿路上皮癌　③高異型度尿路上皮癌
　　　　④腺癌：腎由来　⑤わからない

問22 カテーテル尿　70歳代　男性

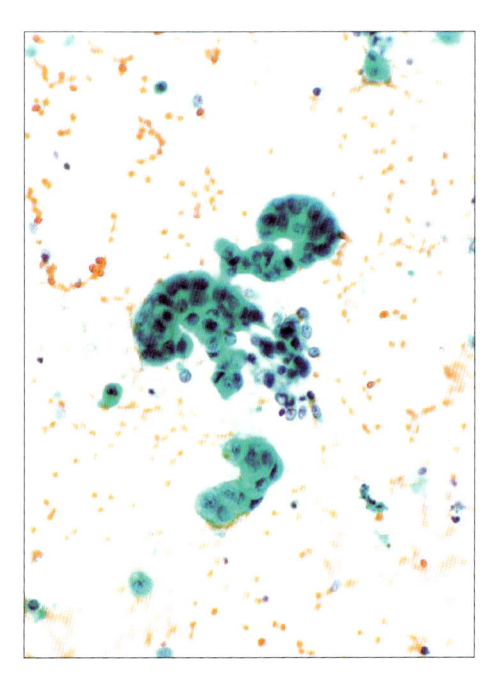

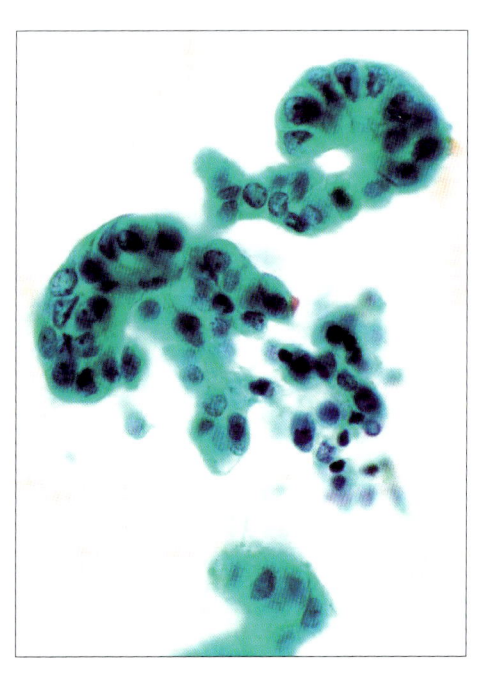

選択肢　①腺癌　②良性尿路上皮細胞　③低異型度尿路上皮癌
　　　　④高異型度尿路上皮癌　⑤わからない

問 23 乳腺腫瘤穿刺　50歳代　女性

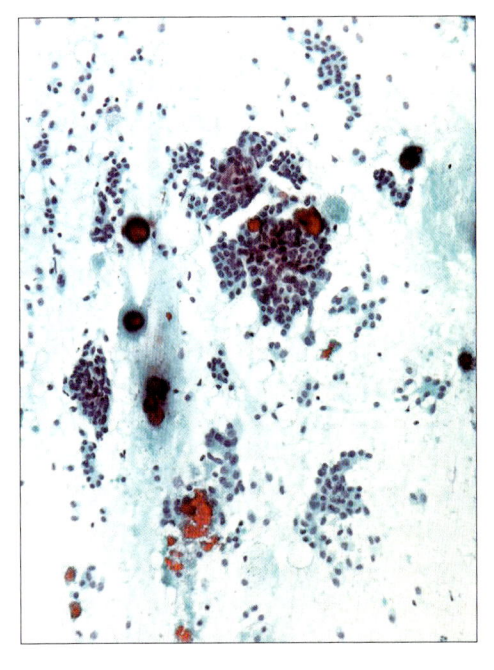

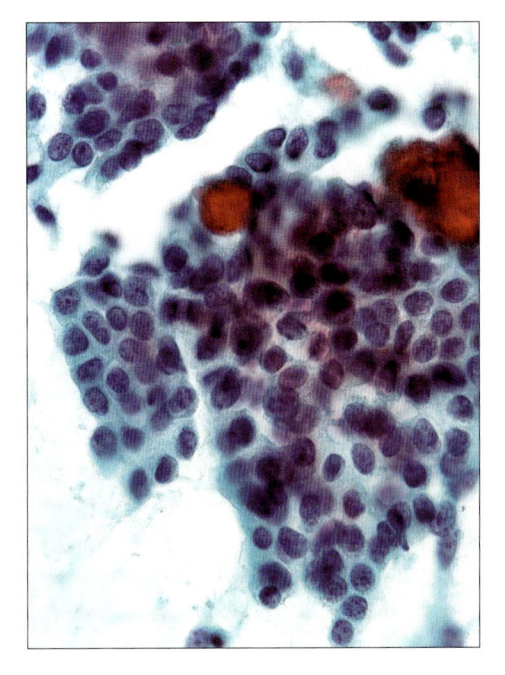

選択肢
①線維腺腫　②乳腺症　③乳管内乳頭腫
④乳頭腺管癌　⑤わからない

問 24 乳腺腫瘤穿刺　20歳代　女性

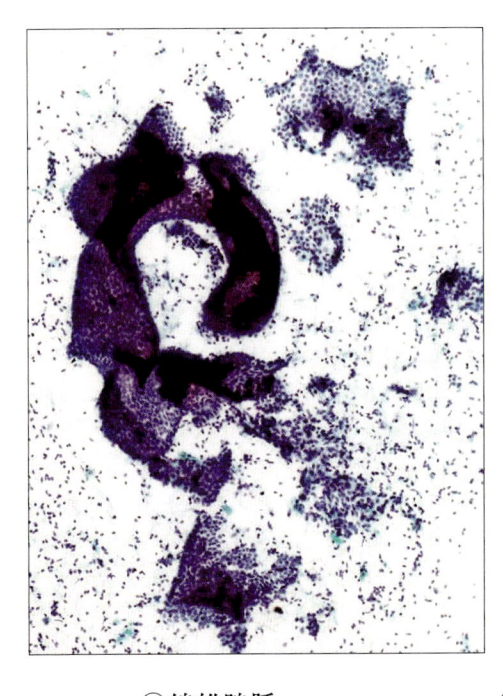

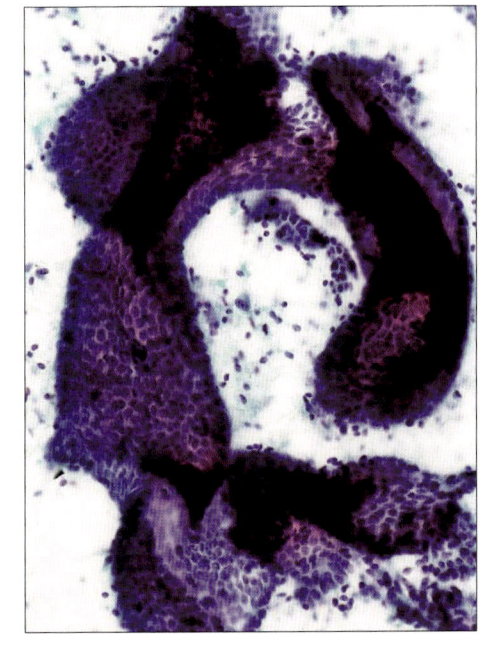

選択肢
①線維腺腫　②乳頭腺管癌　③充実腺管癌
④悪性葉状腫瘍　⑤わからない

問25　乳腺腫瘤穿刺　40歳代　女性

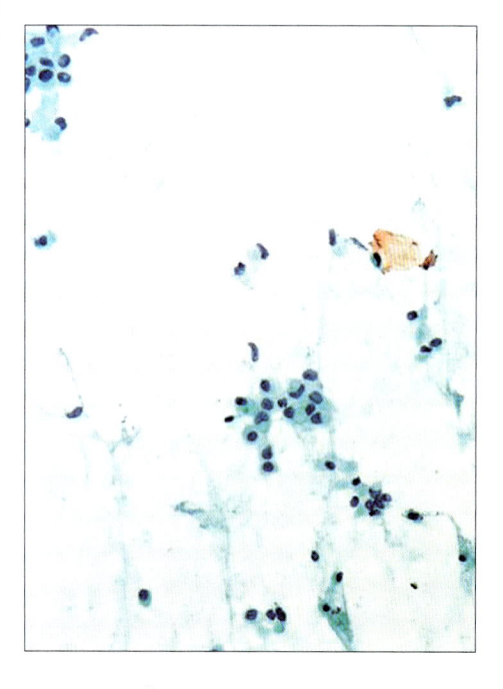

選択肢
①乳腺症
④乳管内乳頭腫
②線維腺腫
⑤わからない
③小葉癌

問26　甲状腺腫瘤穿刺　40歳代　女性

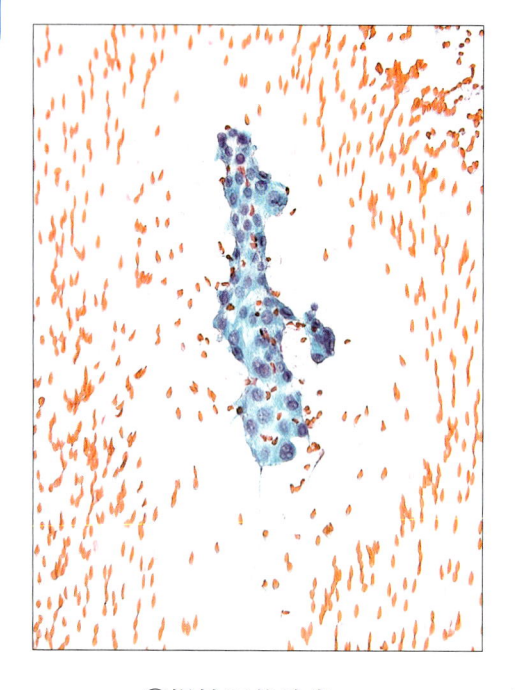

選択肢
①慢性甲状腺炎
④髄様癌
②乳頭癌
⑤わからない
③濾胞腺腫

問 27 頸部リンパ節穿刺　80歳代　女性

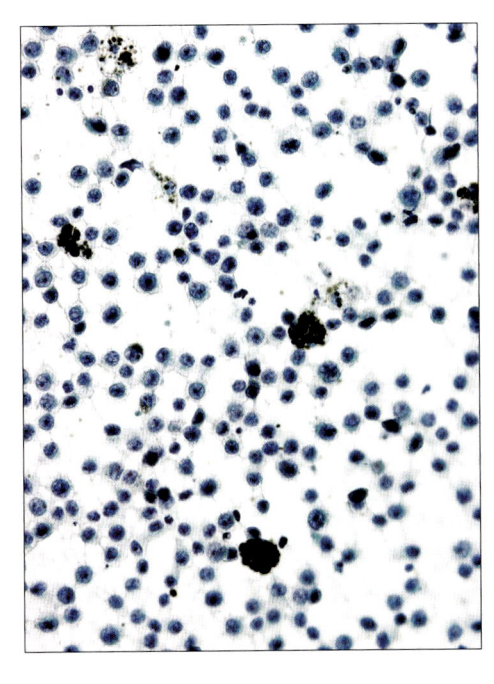

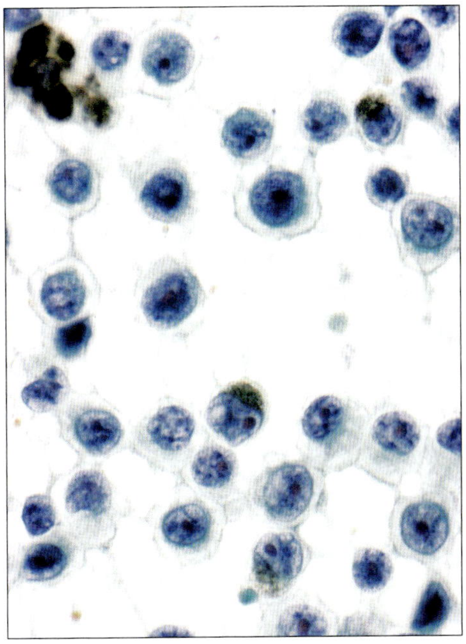

選択肢
①悪性リンパ腫　②反応性リンパ節炎　③腺癌
④悪性黒色腫　⑤わからない

問 28 肺腫瘤捺印　50歳代　女性

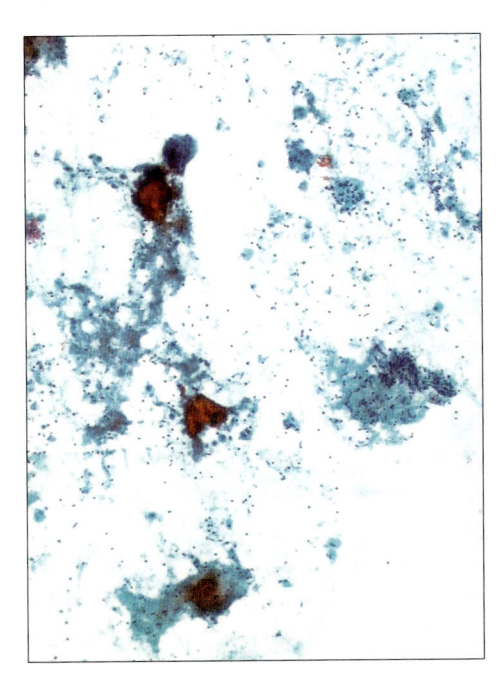

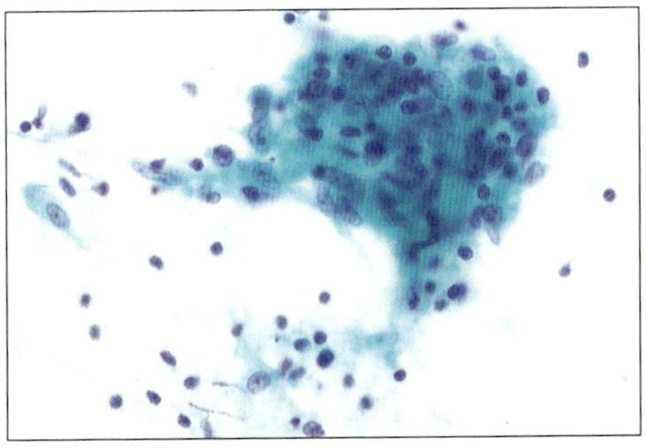

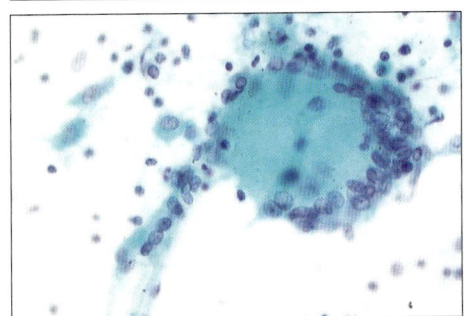

選択肢
①肺結核症　②肺クリプトコッカス症　③肺アスペルギルス症
④ニューモシスチス肺炎　⑤わからない

問29　大脳腫瘍捺印　30歳代　男性

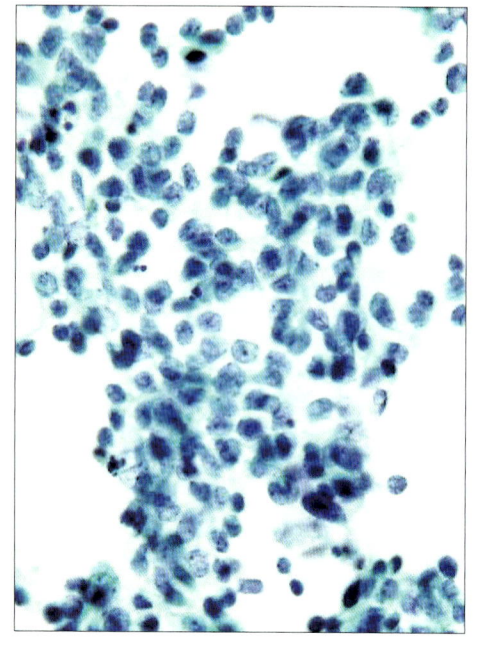

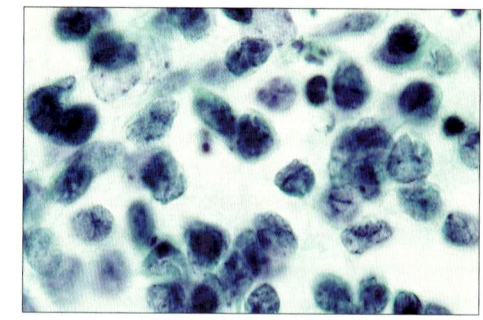

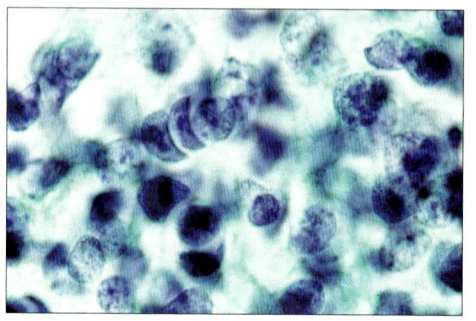

選択肢
①悪性リンパ腫
②星細胞腫
③多形性膠芽腫
④神経外胚葉性腫瘍：PNET
⑤わからない

問30　脳脊髄液　40歳代　男性

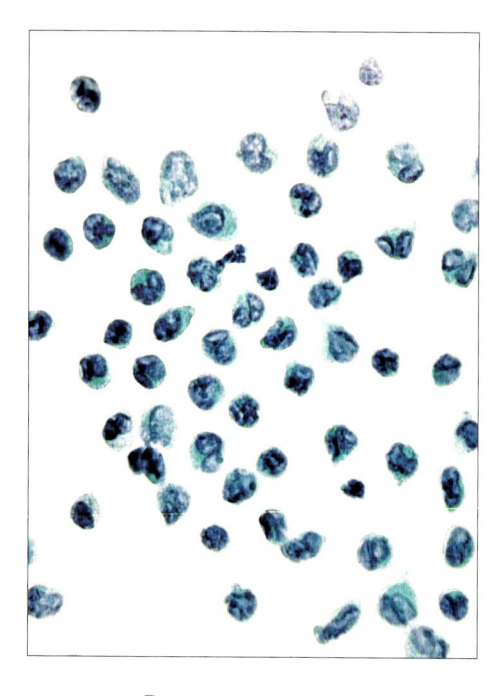

選択肢
①リンパ球
②急性骨髄性白血病
③悪性リンパ腫
④転移性小細胞癌
⑤わからない

（右：メイギムザ染色）

第4回　自己採点方式スライドカンファレンス

※染色方法の表示がないものは，パパニコロウ染色

問1　子宮腟部頸部擦過　30歳代　女性

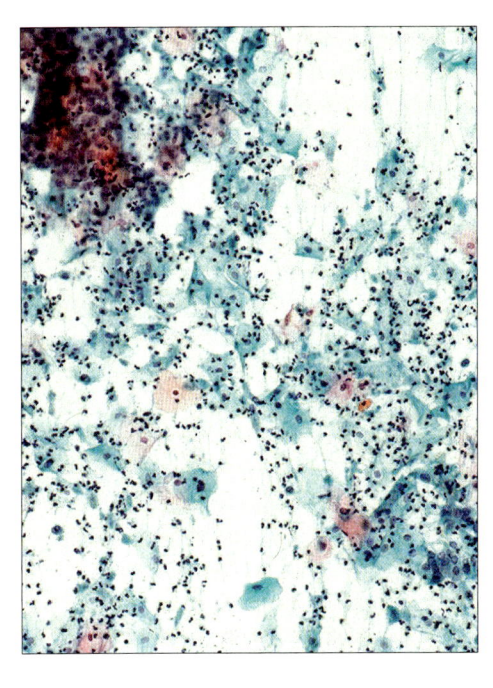

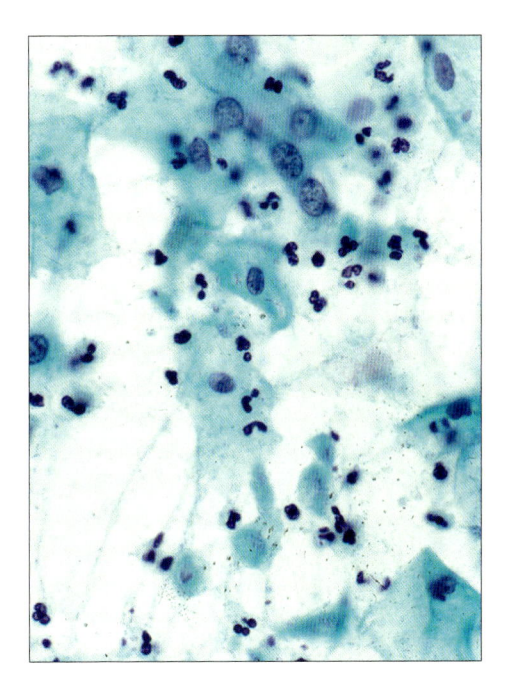

選択肢
①トリコモナス腟炎　②ASC-US　③LSIL：軽度異形成
④扁平上皮化生細胞　⑤わからない

問2　子宮腟部頸部擦過　30歳代　女性

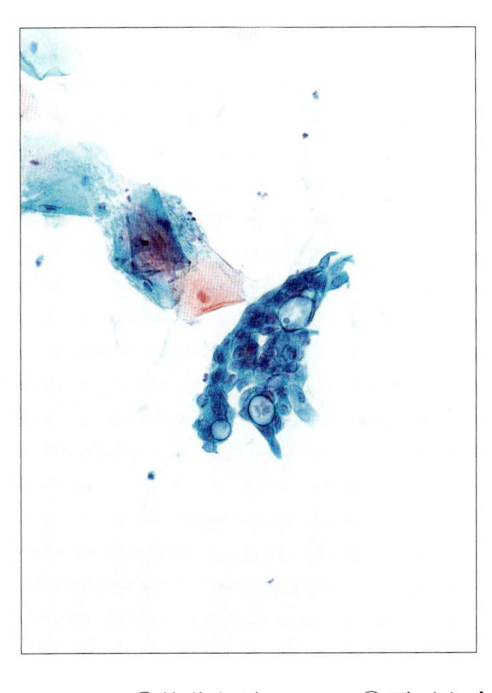

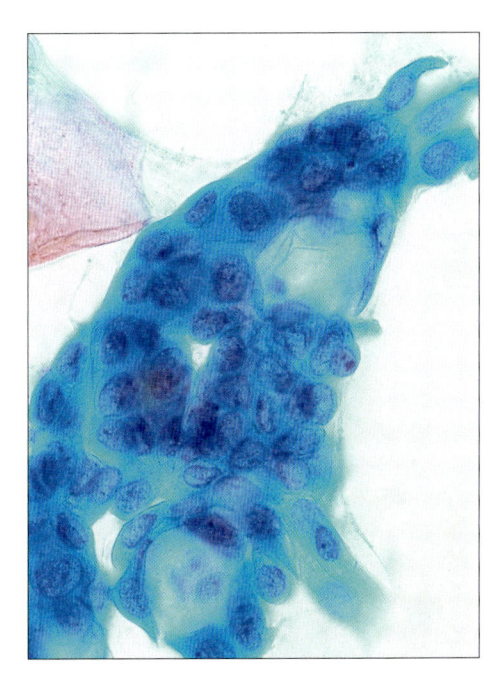

選択肢
①修復細胞　②扁平上皮化生細胞　③HSIL：中等度異形成
④頸部腺癌　⑤わからない

問3

子宮膣部頸部擦過　30歳代　女性

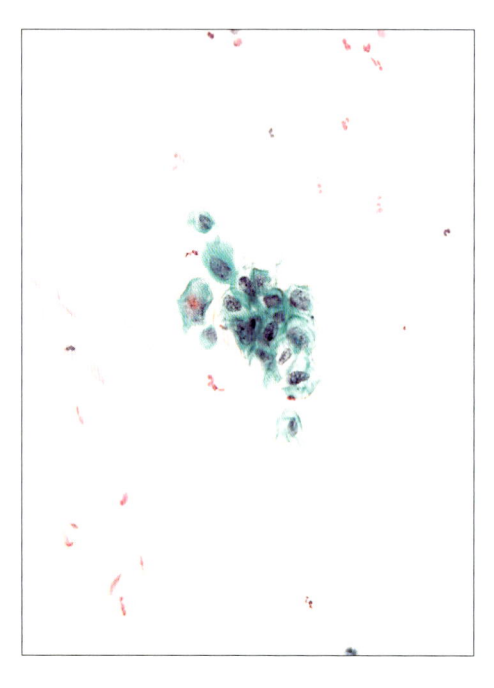

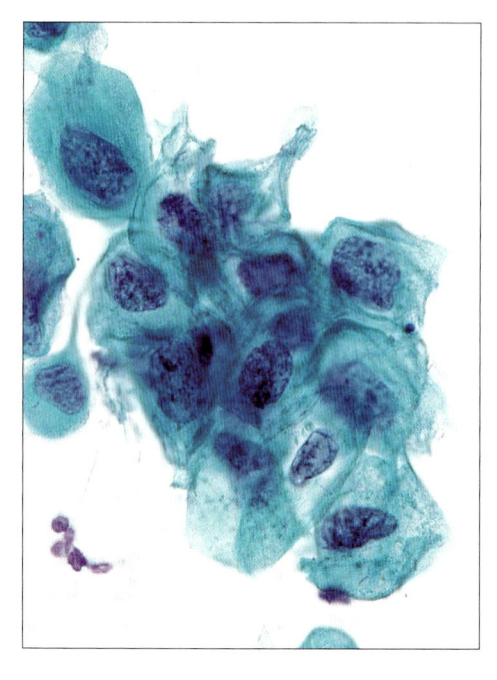

選択肢
①頸管腺細胞　　②HSIL：中等度異形成　　③HSIL：上皮内癌
④修復細胞　　　⑤わからない

問4

子宮膣部頸部擦過　40歳代　女性

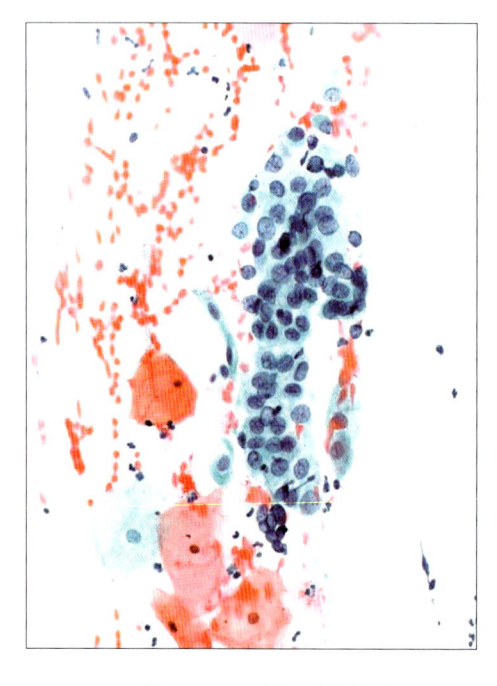

選択肢
①LSIL：軽度異形成　　②HSIL：上皮内癌　　③扁平上皮癌
④HSIL：高度異形成　　⑤わからない

問5 子宮腟部頸部擦過　60歳代　女性

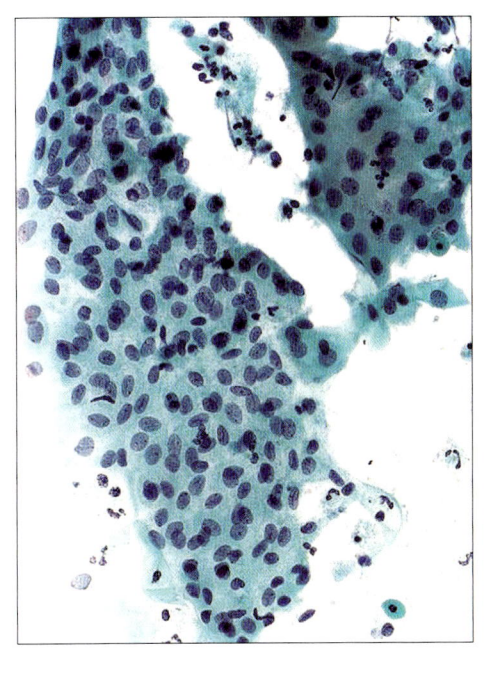

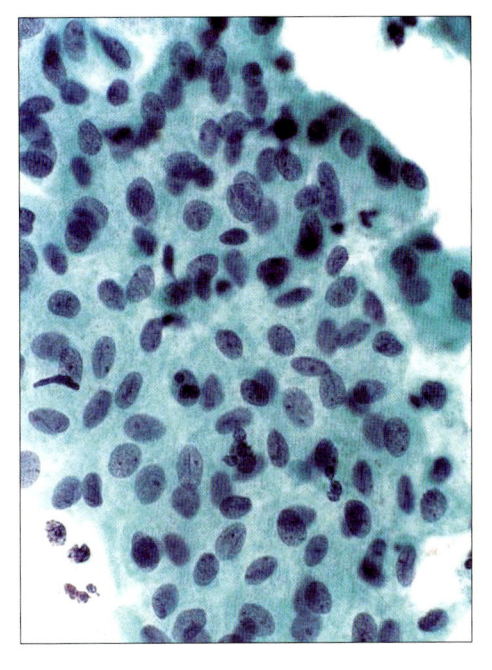

選択肢
①扁平上皮癌　②萎縮扁平上皮細胞　③HSIL：高度異形成
④ASC-H　⑤わからない

問6 子宮腟部頸部擦過　60歳代　女性

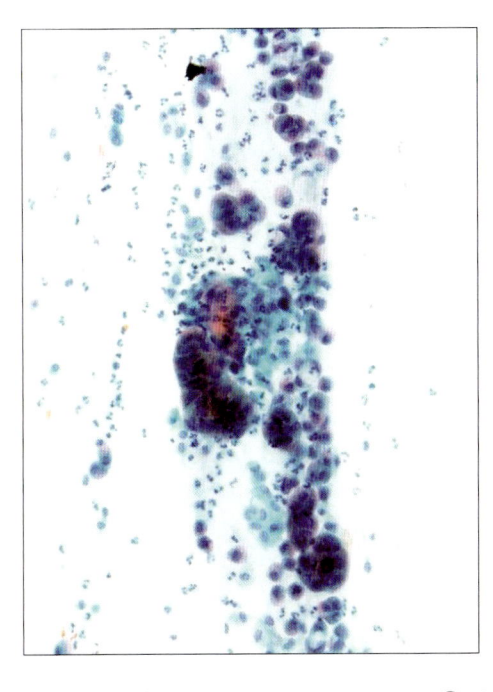

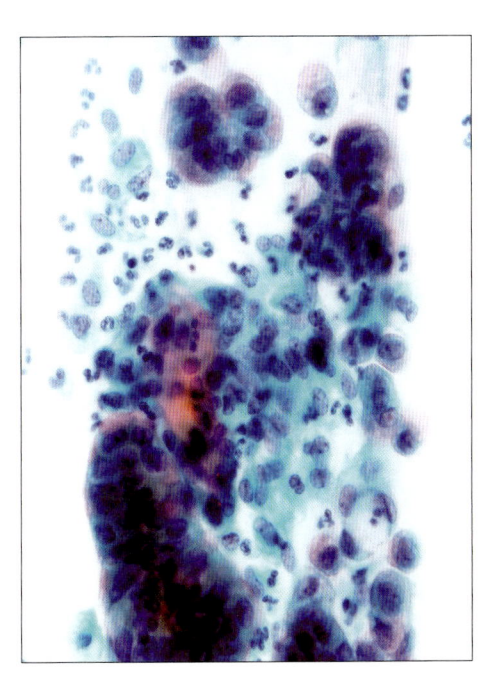

選択肢
①腺異形成　②子宮体内膜細胞　③頸管腺細胞
④頸部腺癌　⑤わからない

問7 子宮体内膜擦過（エンドサイト）　50歳代　女性

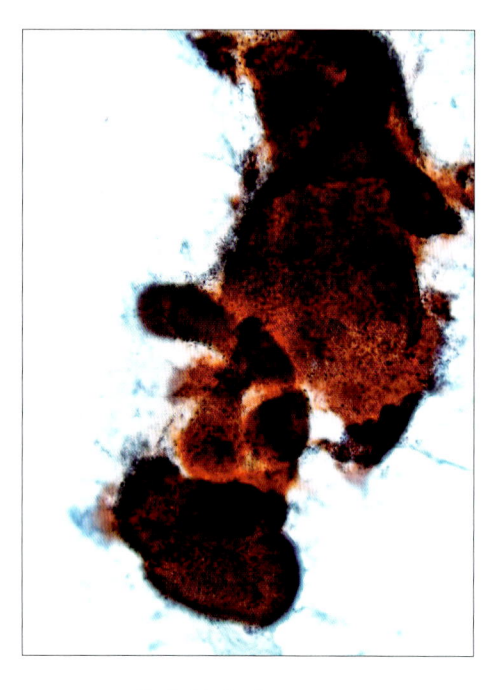

選択肢
①萎縮内膜　　　　　　　　②分泌期内膜　　　　③内膜増殖症
④類内膜腺癌：Grade 1　　　⑤わからない

問8 卵巣腫瘍捺印　70歳代　女性

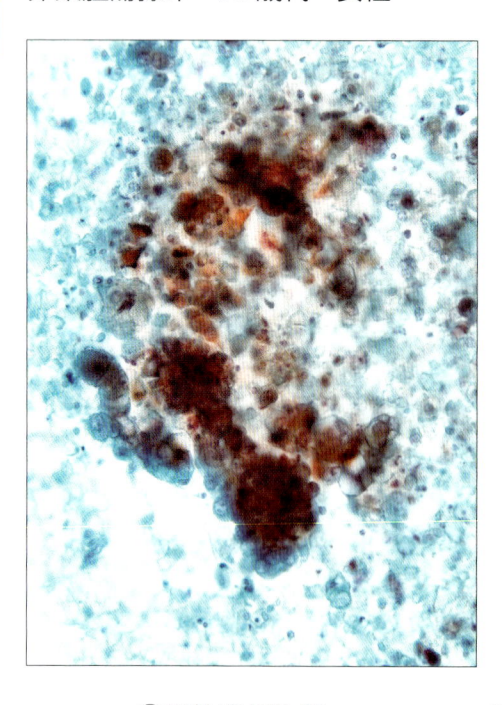

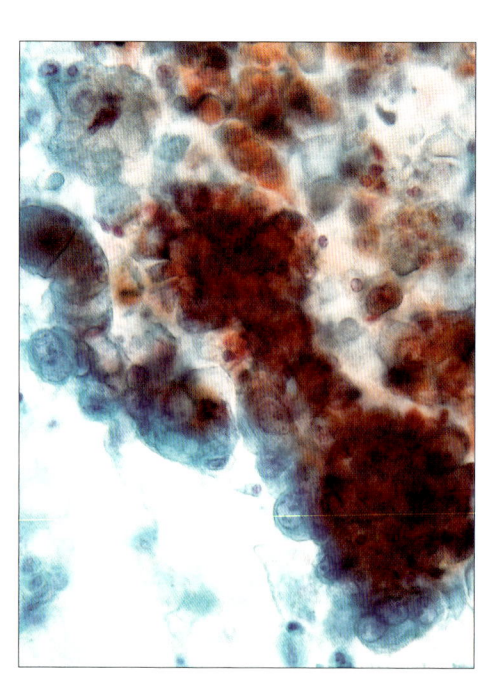

選択肢
①顆粒膜細胞腫　　②粘液性腺癌　　　　③漿液性腺癌
④明細胞腺癌　　　⑤わからない

問9 気管支洗浄液　60歳代　女性

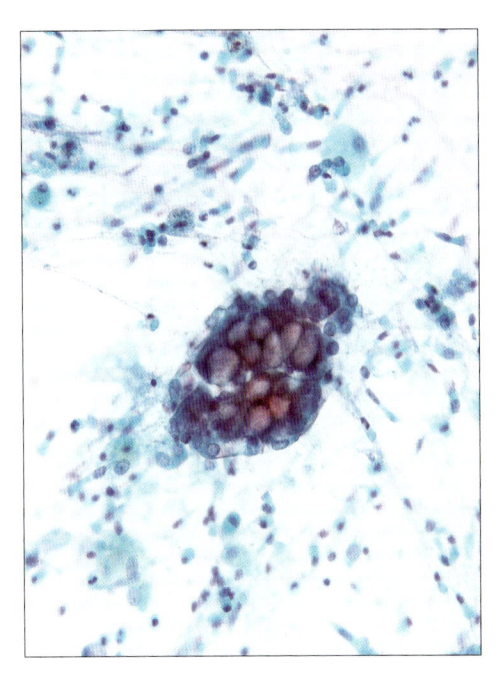

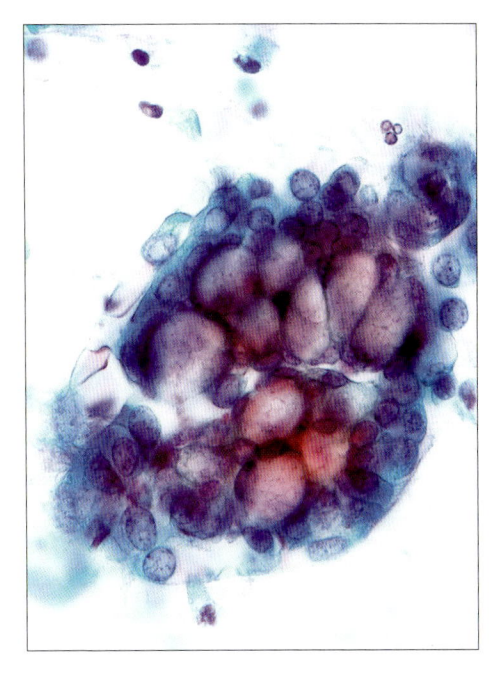

選択肢
①腺様嚢胞癌　②腺癌：粘液産生性　③扁平上皮癌
④杯細胞増生　⑤わからない

問10 喀痰（粘液融解法）　60歳代　男性

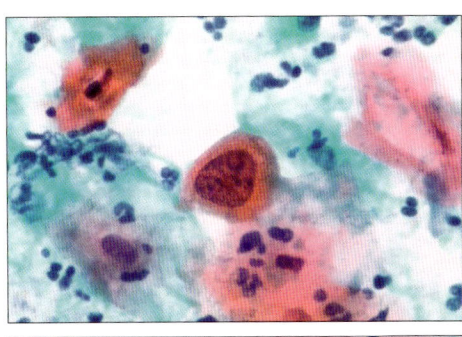

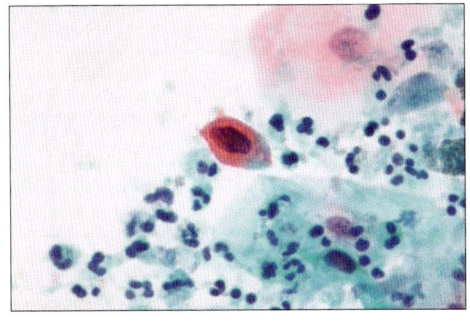

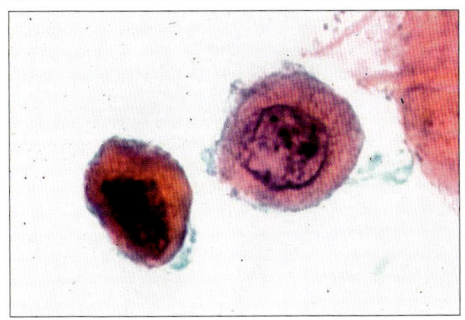

選択肢
①高度異型扁平上皮細胞　②扁平上皮細胞　③扁平上皮癌
④軽度異型扁平上皮細胞　⑤わからない

問 11 肺穿刺吸引　60歳代　女性

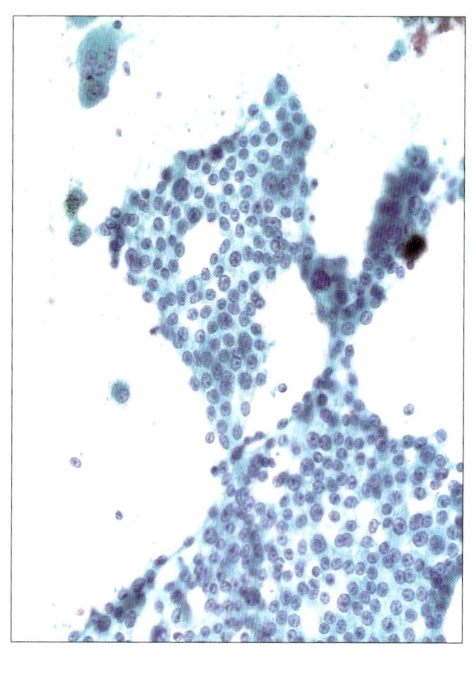

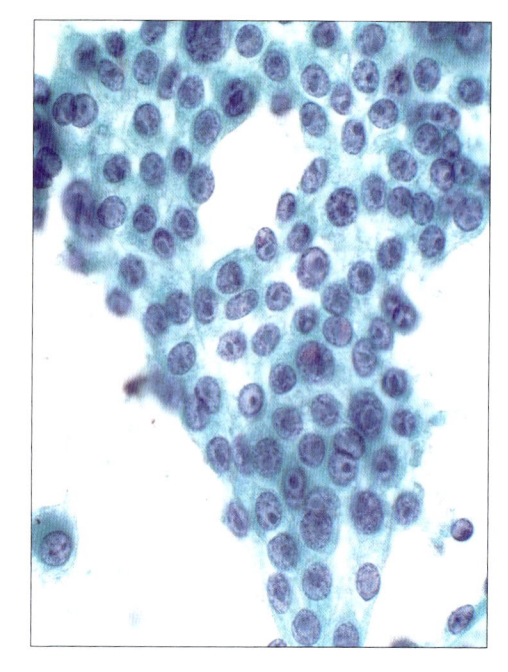

選択肢
①カルチノイド　　②腺癌：粘液非産生性　　③基底細胞増生
④Ⅱ型肺胞上皮細胞過形成　　⑤わからない

問 12 気管支擦過　60歳代　男性

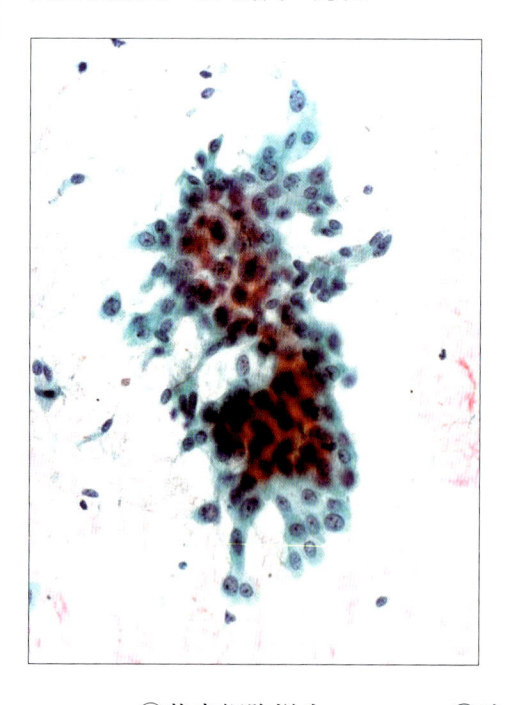

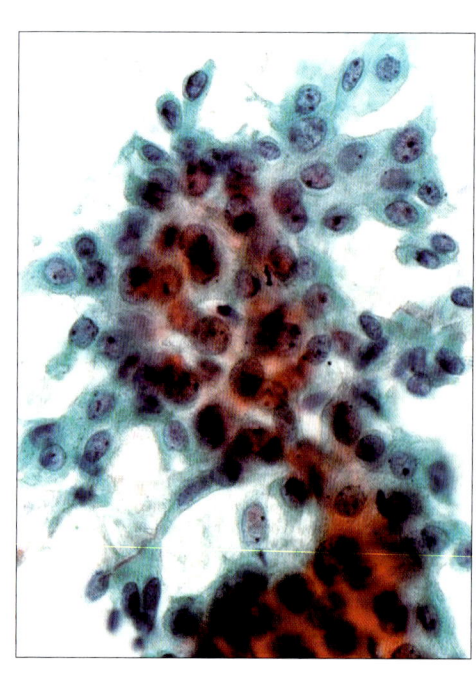

選択肢
①基底細胞増生　　②腺癌　　③扁平上皮化生細胞
④扁平上皮癌　　⑤わからない

問13　気管支擦過　60歳代　男性

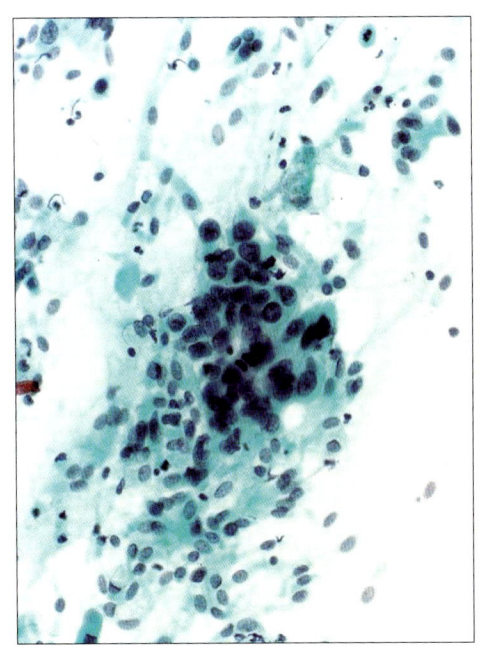

選択肢
①修復細胞　②大細胞癌　③扁平上皮癌
④腺癌　⑤わからない

問14　肺X線透視下擦過　50歳代　男性

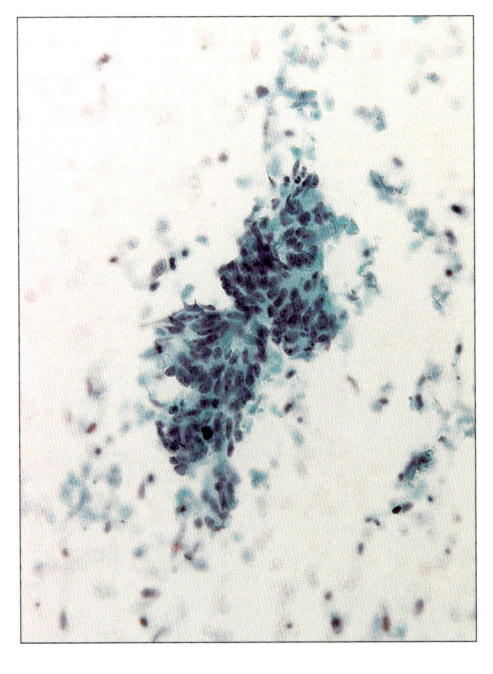

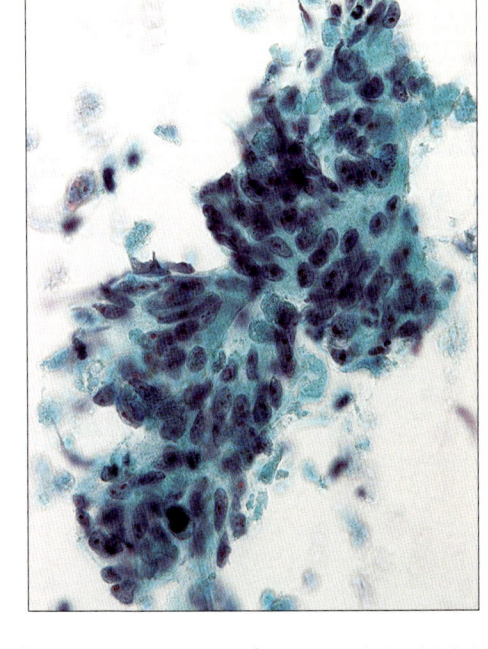

選択肢
①大細胞神経内分泌癌　②肺結核症　③円柱上皮細胞増生
④転移性腺癌：大腸由来　⑤わからない

問15 気管支擦過　50歳代　男性

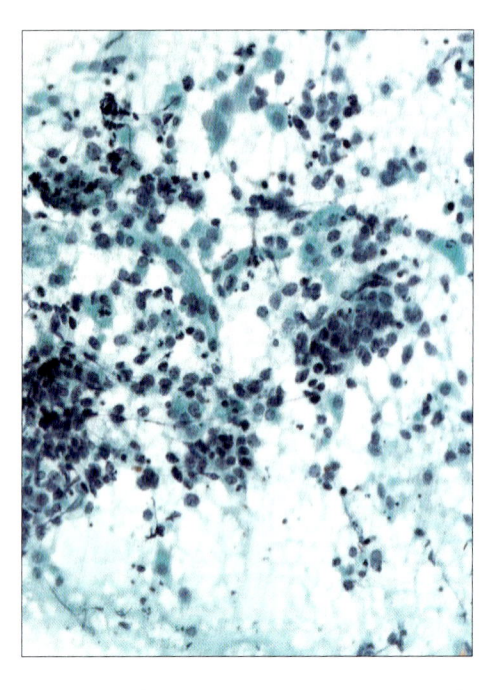

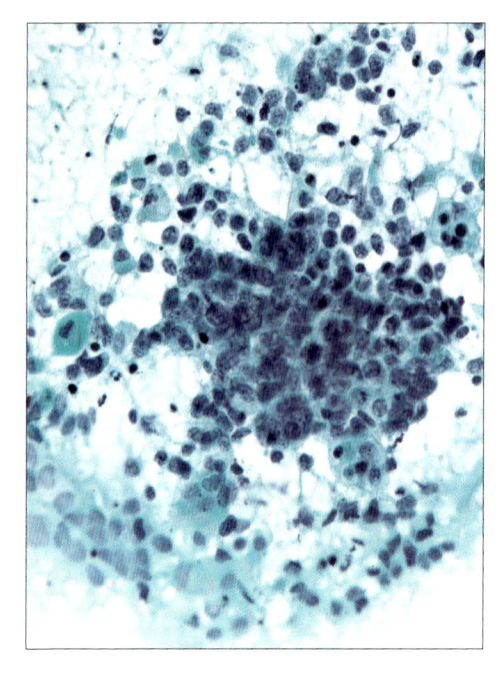

選択肢　①小細胞癌　②大細胞神経内分泌癌　③肺結核症
　　　　④悪性リンパ腫　⑤わからない

問16 胆汁　70歳代　女性

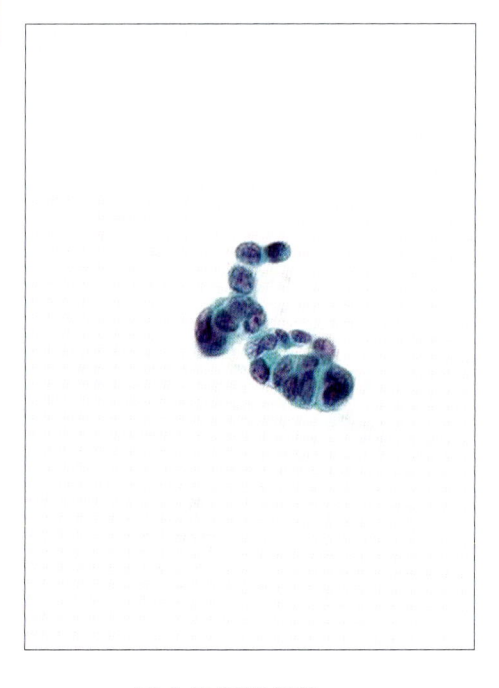

選択肢　①良性異型細胞　②腺癌　③腺腫
　　　　④再生細胞　⑤わからない

問17 肝エコー下穿刺　50歳代　男性

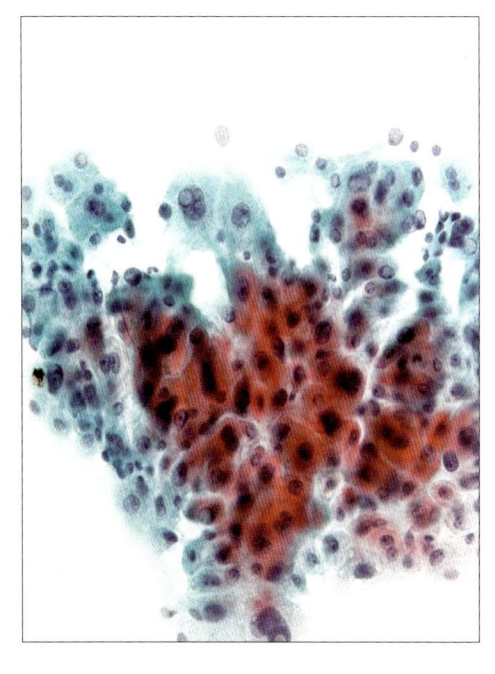

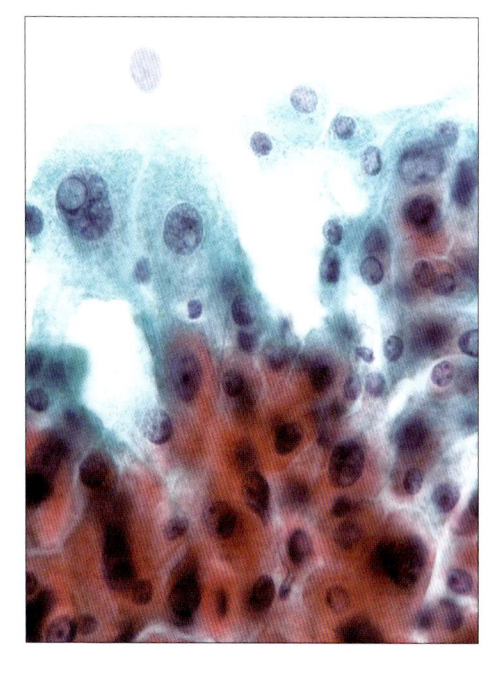

選択肢
①正常肝細胞　②再生結節：肝硬変　③高分化型肝細胞癌
④中分化型肝細胞癌　⑤わからない

問18 耳下腺腫瘤穿刺　50歳代　男性

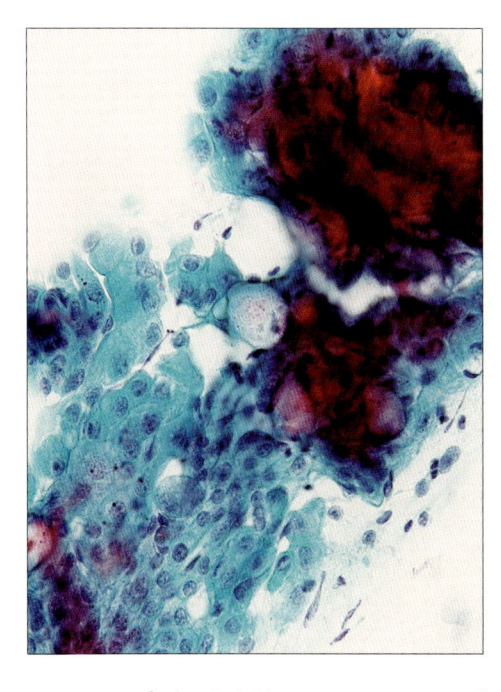

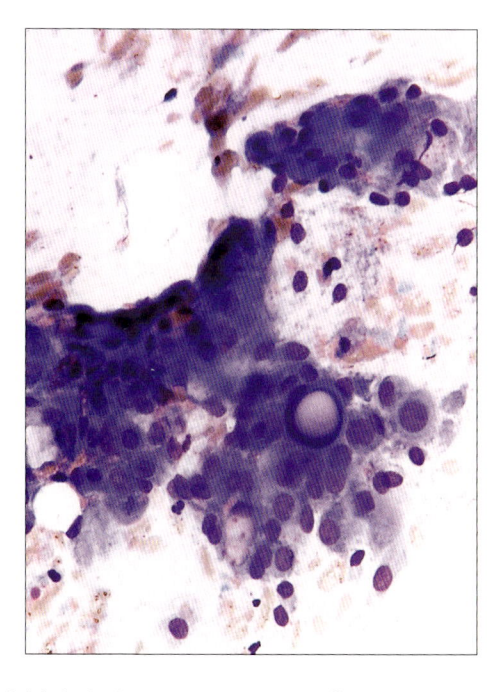

選択肢
①多形腺腫　②腺様嚢胞癌　③扁平上皮癌
④粘表皮癌　⑤わからない

（右：メイギムザ染色）

問19

胸水　50歳代　男性

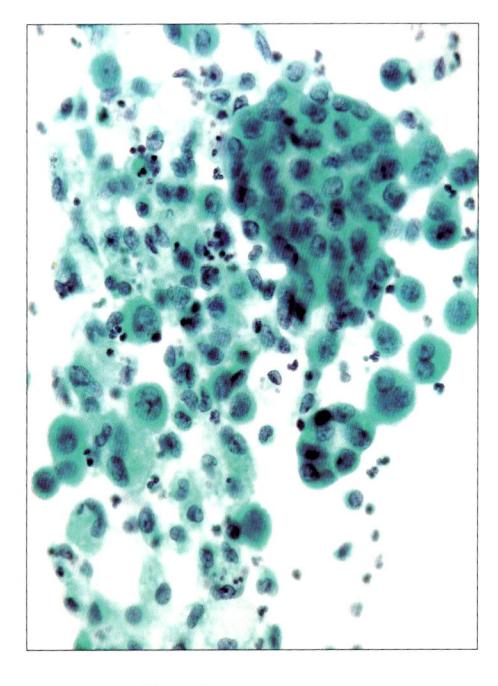

選択肢
①大食細胞
②扁平上皮癌
③腺癌
④反応性中皮細胞
⑤わからない

問20

腹水　50歳代　女性

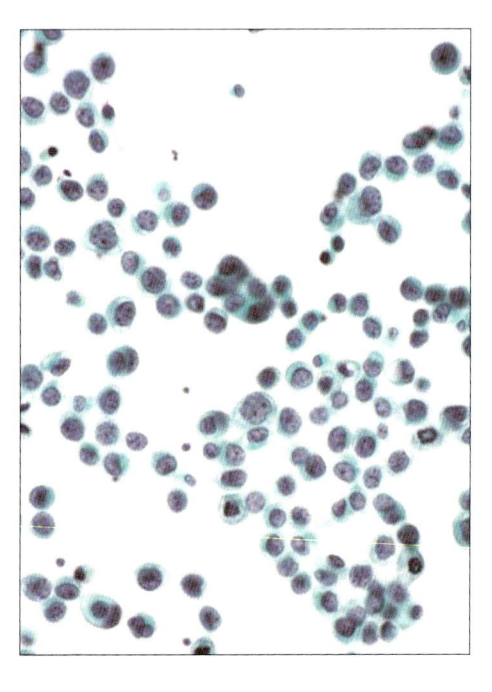

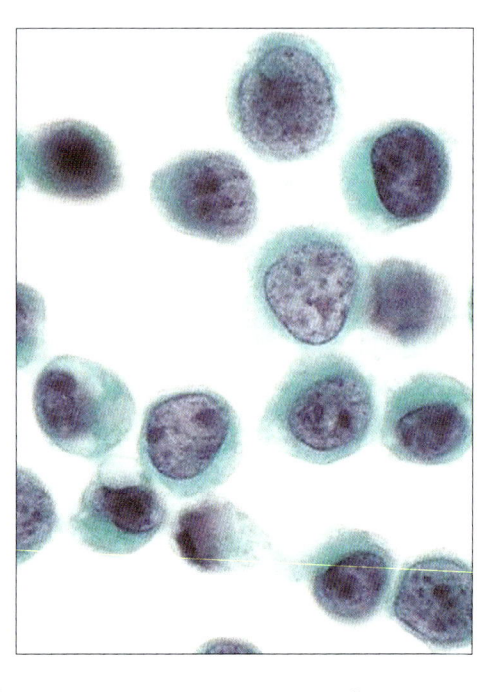

選択肢
①低分化型腺癌
②悪性リンパ腫
③中皮細胞
④リンパ球
⑤わからない

問21　自然尿　60歳代　男性

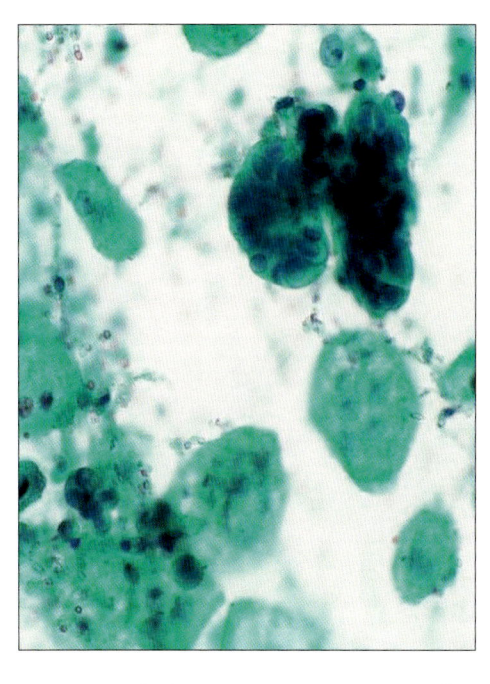

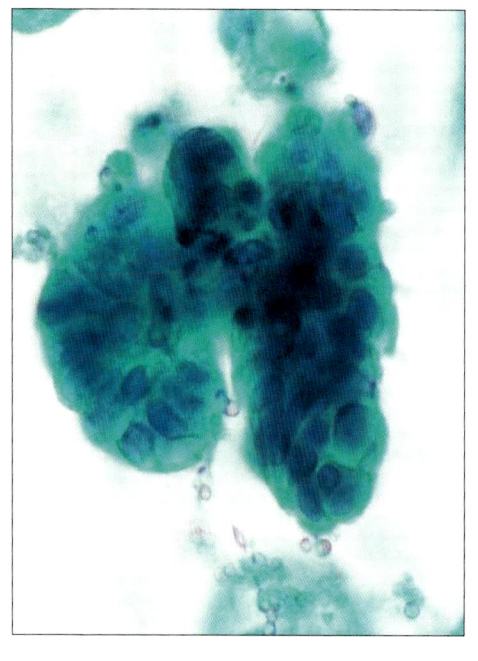

選択肢
①良性尿路上皮細胞　②低異型度尿路上皮癌　③高異型度尿路上皮癌
④腺癌：大腸由来　⑤わからない

問22　自然尿　70歳代　男性

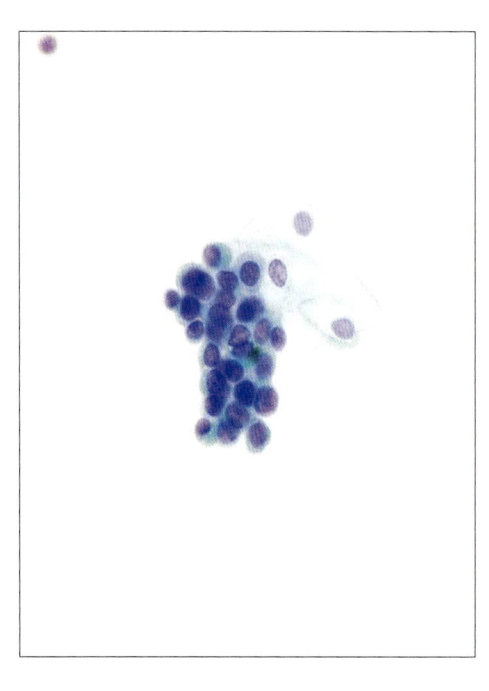

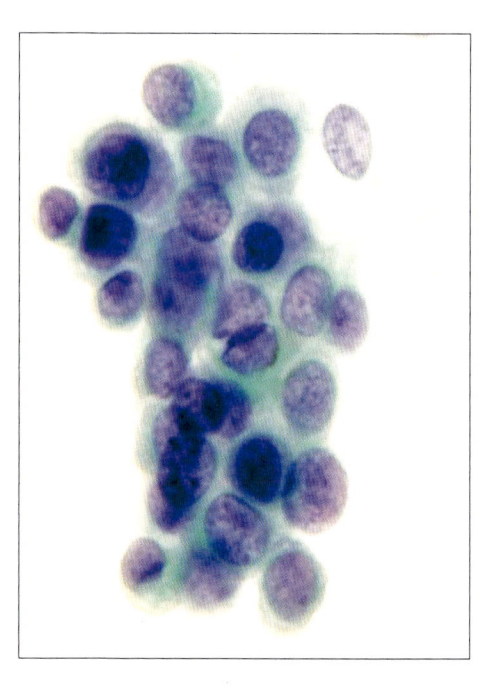

選択肢
①良性尿路上皮細胞　②低異型度尿路上皮癌　③高異型度尿路上皮癌
④腺癌：前立腺由来　⑤わからない

問23

乳腺腫瘍穿刺　40歳代　女性

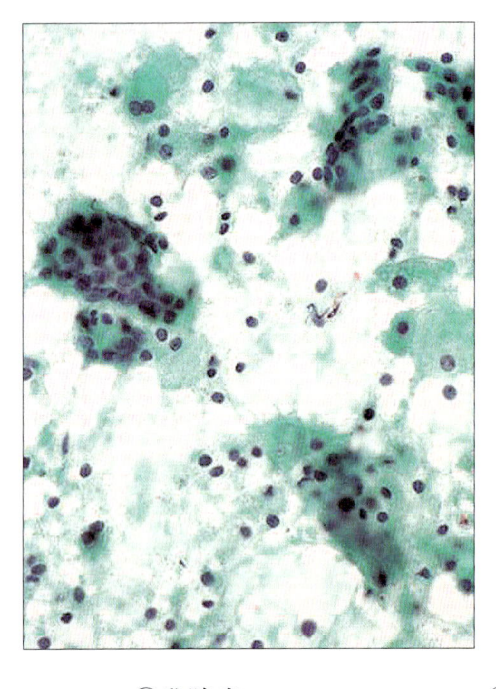

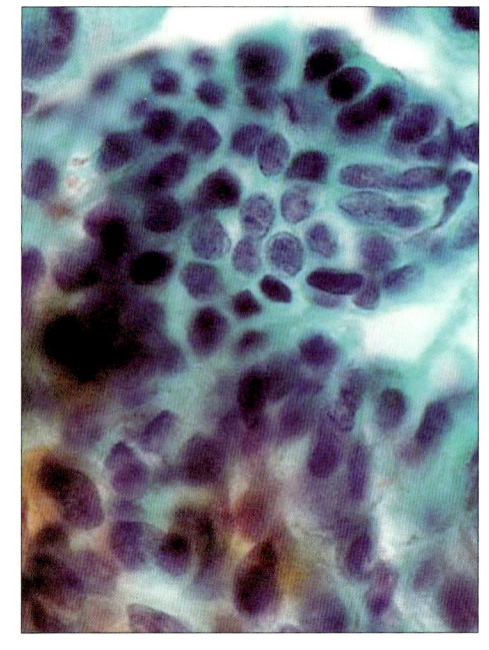

選択肢
① 乳腺症
② 線維腺腫
③ 乳頭腺管癌
④ アポクリン癌
⑤ わからない

問24

乳腺腫瘍穿刺　40歳代　女性

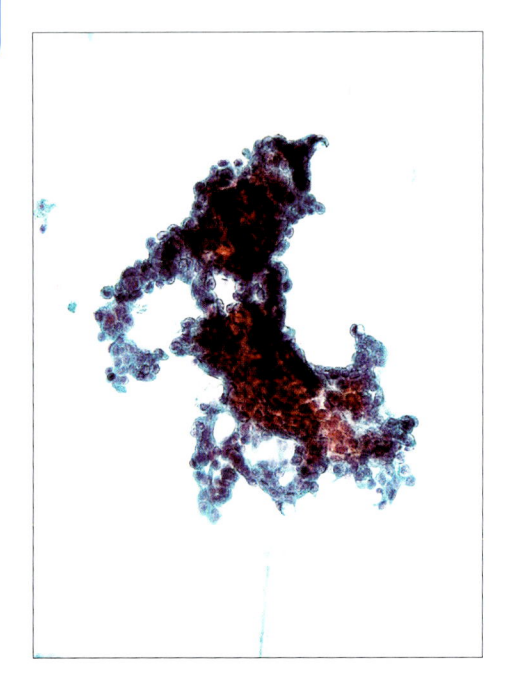

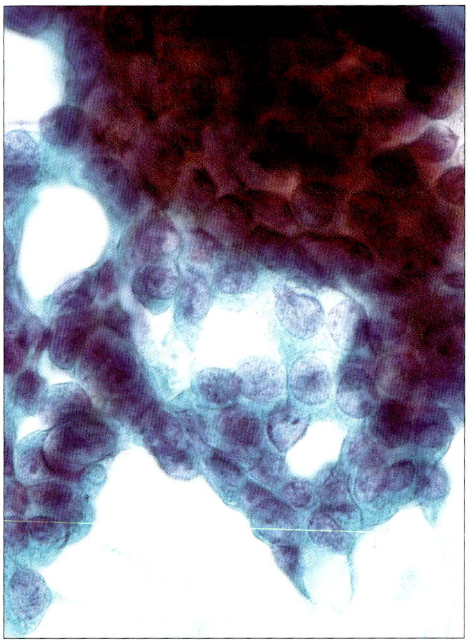

選択肢
① 線維腺腫
② 乳管内乳頭腫
③ 硬癌
④ 乳頭腺管癌
⑤ わからない

問 25 乳腺腫瘤穿刺　40 歳代　女性

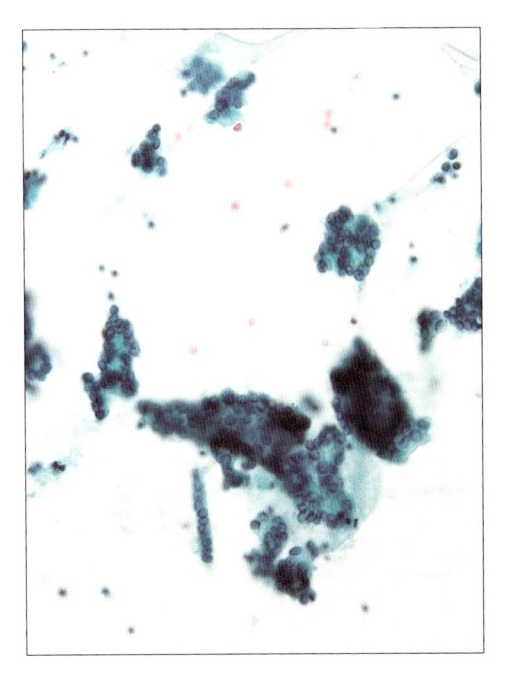

選択肢
①管状癌
④乳管内乳頭腫
②線維腺腫
⑤わからない
③硬癌

問 26 甲状腺腫瘤穿刺　50 歳代　女性

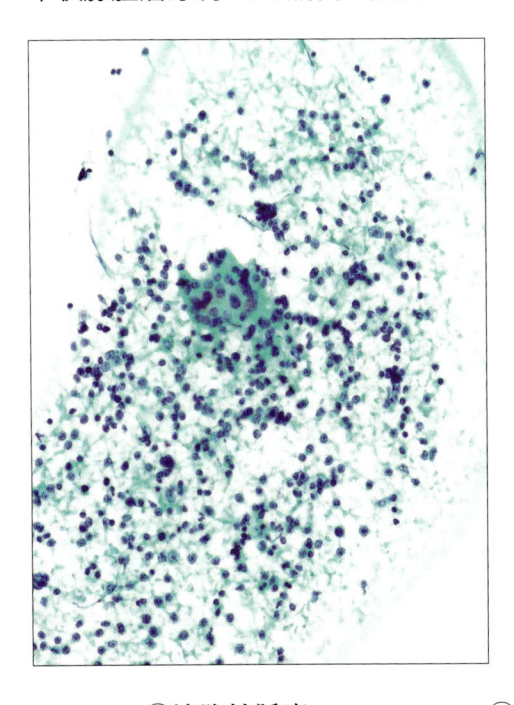

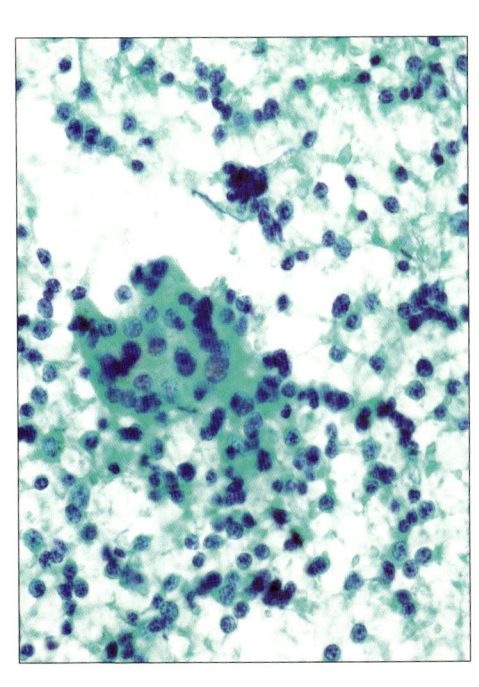

選択肢
①濾胞性腫瘍
④悪性リンパ腫
②乳頭癌
⑤わからない
③慢性甲状腺炎

問27 頸部リンパ節穿刺　50歳代　男性

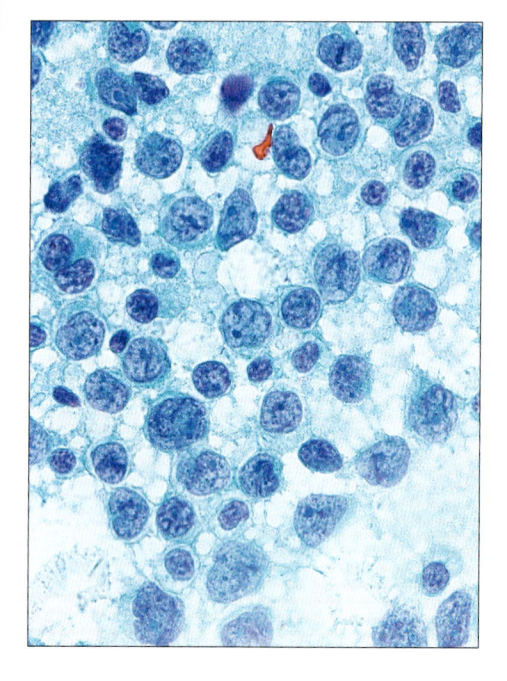

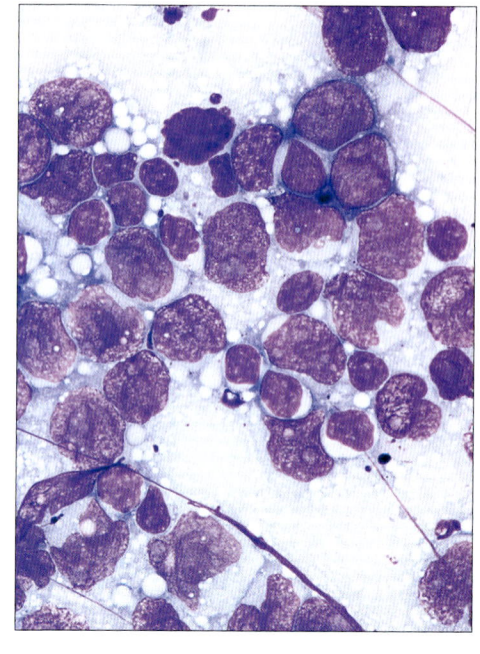

選択肢
①転移性腺癌　②悪性リンパ腫　③反応性リンパ節炎
④転移性小細胞癌　⑤わからない
（右：メイギムザ染色）

問28 頸部リンパ節捺印　30歳代　男性

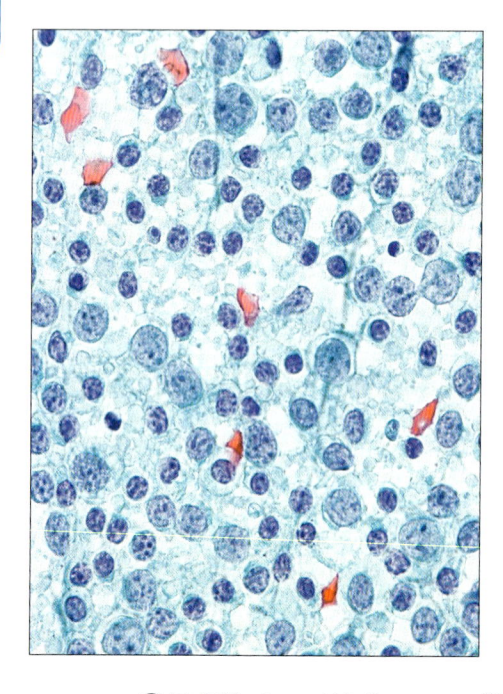

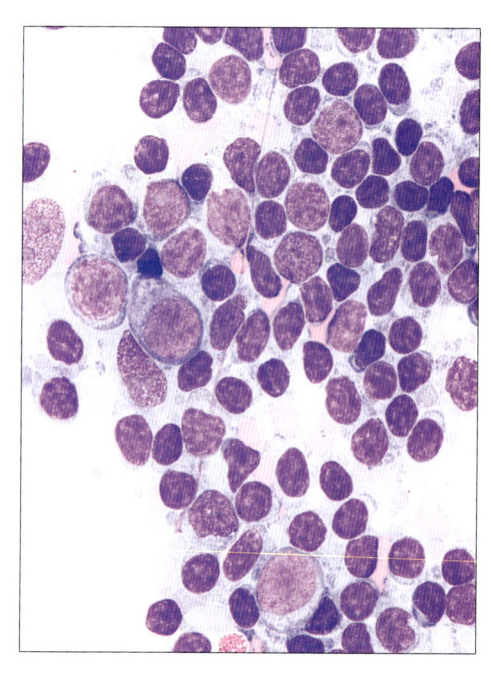

選択肢
①反応性リンパ節炎　②悪性リンパ腫　③転移性小細胞癌
④転移性腺癌　⑤わからない
（右：メイギムザ染色）

問29 大脳腫瘍捺印　40歳代　男性

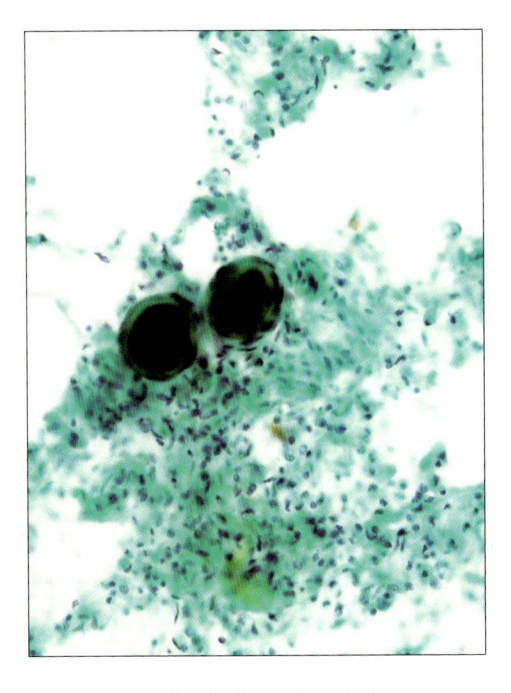

選択肢
①転移性扁平上皮癌　②星細胞腫　③多形性膠芽腫
④髄膜腫　⑤わからない

問30 軟部腫瘍捺印　40歳代　女性

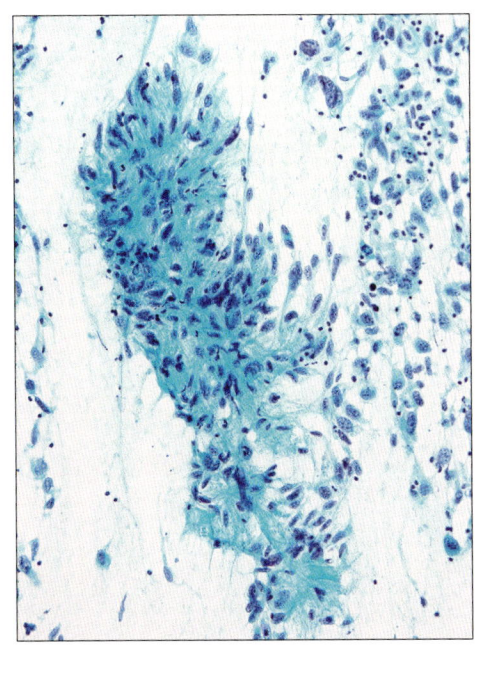

選択肢
①線維腫　②平滑筋肉腫　③横紋筋肉腫
④扁平上皮癌　⑤わからない

第5回 自己採点方式スライドカンファレンス

※染色方法の表示がないものは，パパニコロウ染色

問1 子宮膣部頸部擦過　30歳代　女性

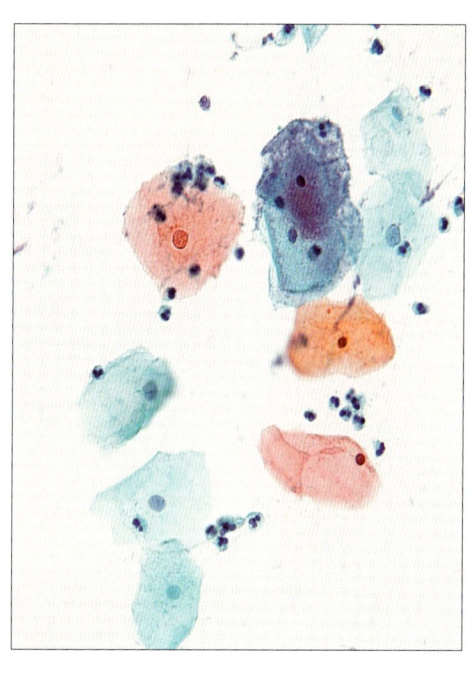

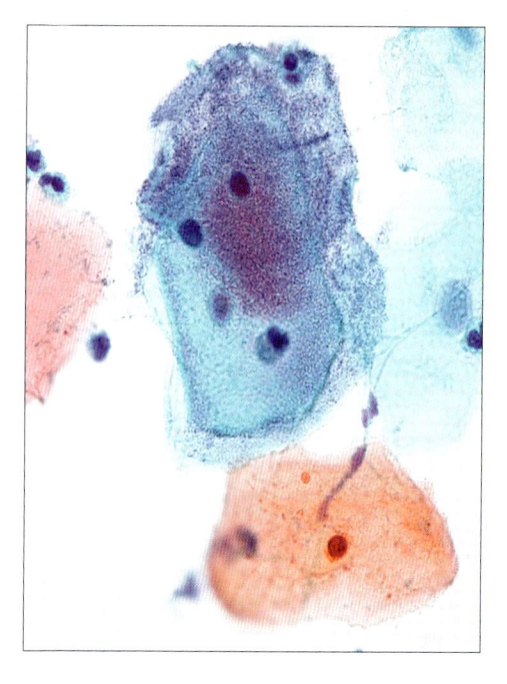

選択肢
① ASC-US　②クルーセル　③ LSIL：軽度異形成
④扁平上皮化生細胞　⑤わからない

問2 子宮膣部頸部擦過　50歳代　女性

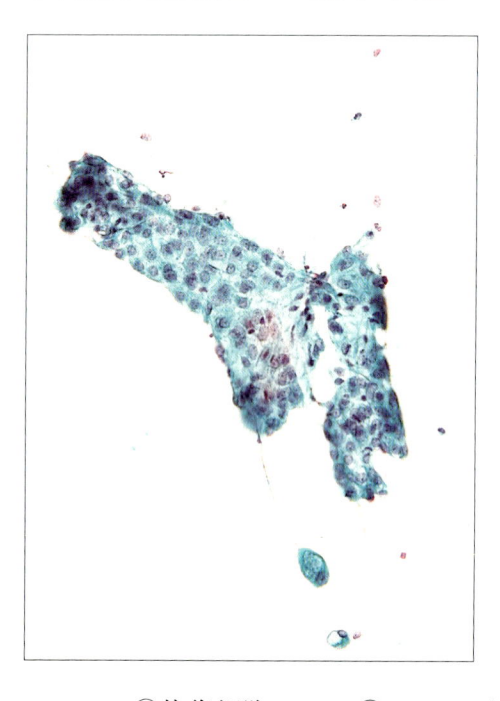

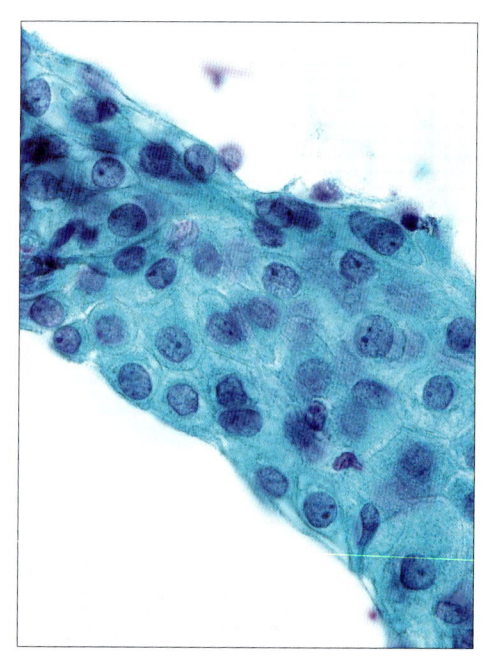

選択肢
①修復細胞　② HSIL：中等度異形成　③萎縮扁平上皮細胞
④頸部腺癌　⑤わからない

問3 子宮膣部頸部擦過　30歳代　女性

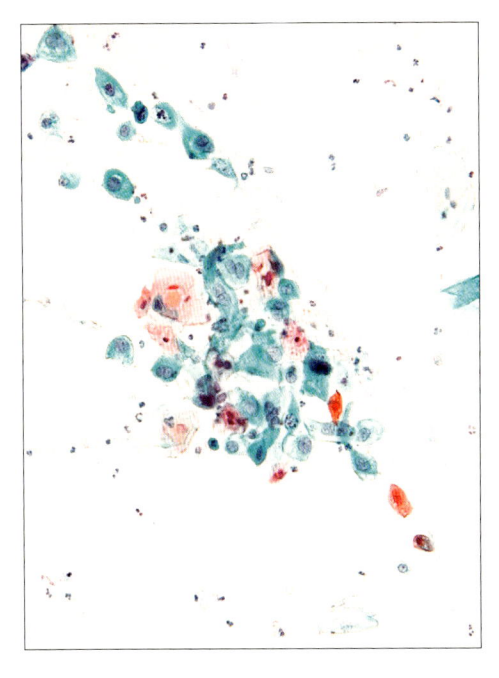

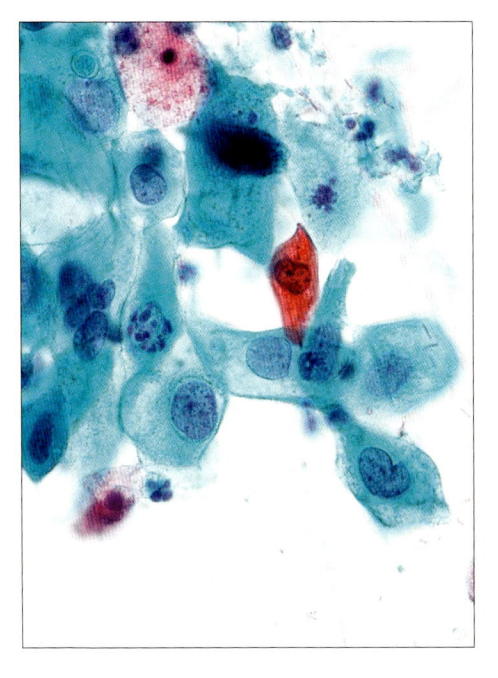

選択肢
①扁平上皮化生細胞　②HSIL：高度異形成　③LSIL：軽度異形成
④扁平上皮癌　⑤わからない

問4 子宮膣部頸部擦過　30歳代　女性

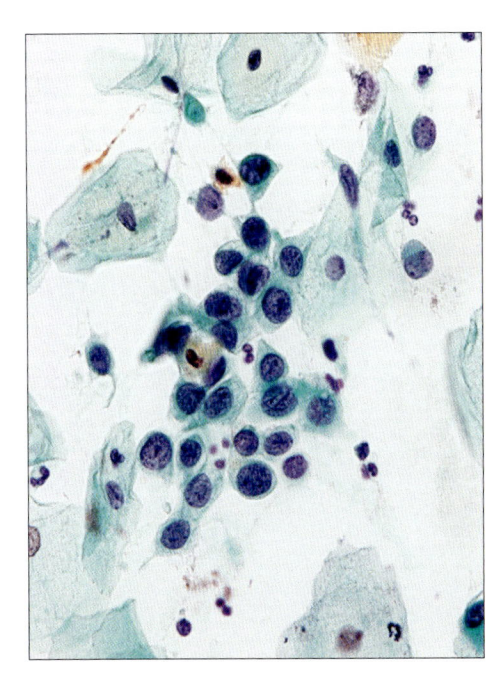

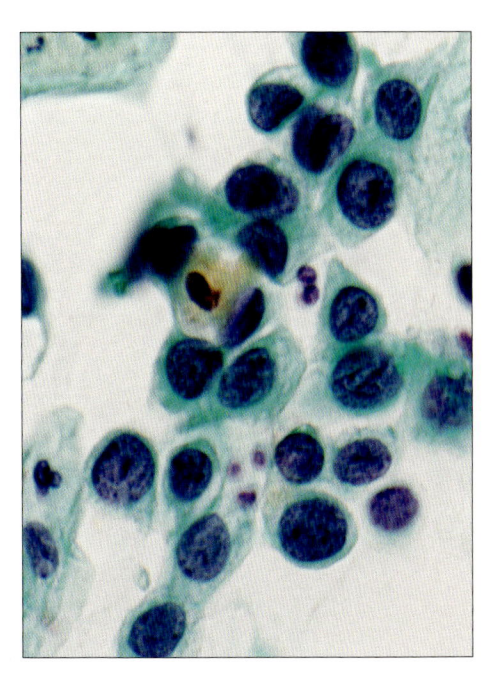

選択肢
①HSIL：上皮内癌　②HSIL：中等度異形成　③扁平上皮癌
④LSIL：軽度異形成　⑤わからない

問5 子宮膣部頸部擦過　50歳代　女性

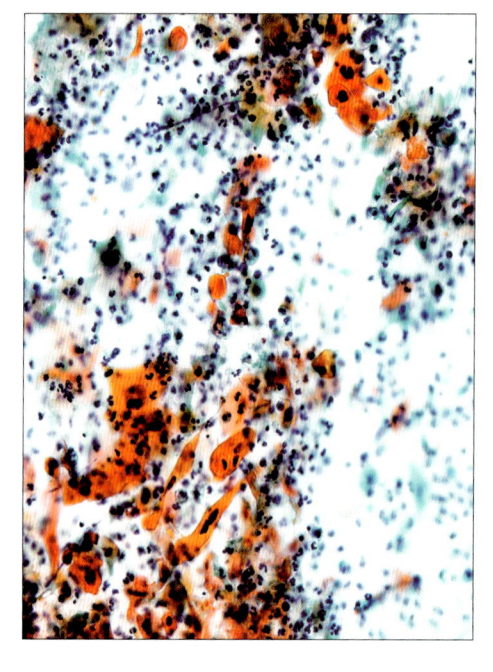

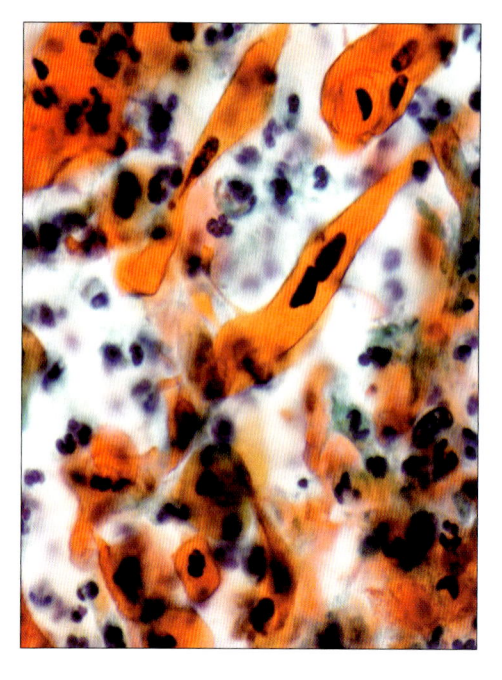

選択肢
① ASC-H　　②萎縮扁平上皮細胞　　③HSIL：高度異形成
④扁平上皮癌　　⑤わからない

問6 子宮膣部頸部擦過　50歳代　女性

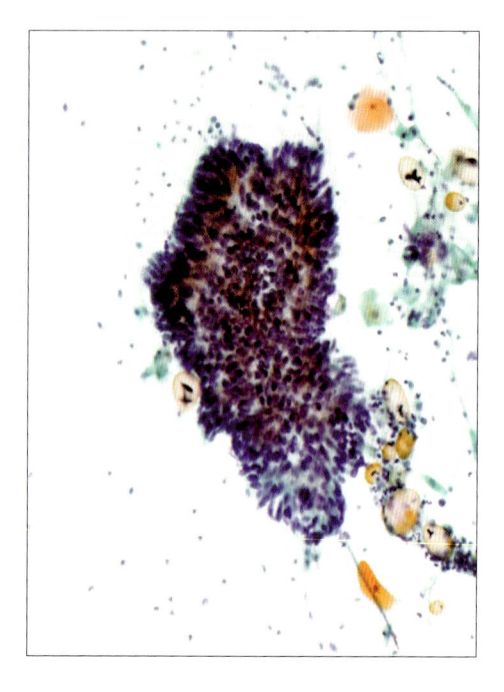

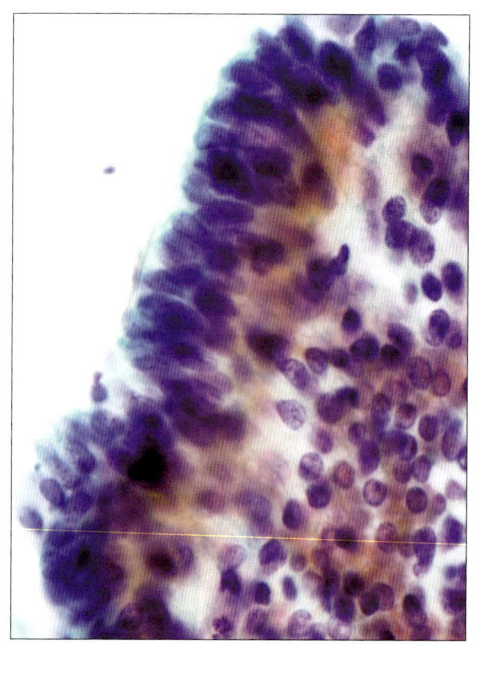

選択肢
①上皮内腺癌　　②腺異形成　　③頸管腺細胞
④頸部腺癌　　⑤わからない

問7 子宮体内膜擦過（エンドサイト）　30歳代　女性

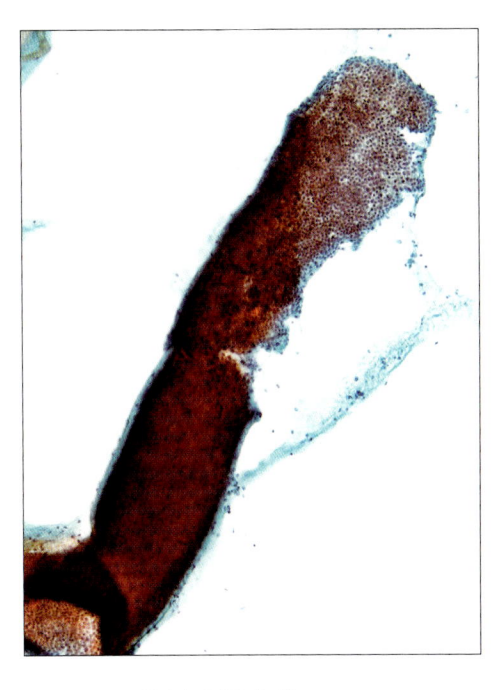

選択肢
①増殖期内膜　　②分泌期内膜　　③内膜増殖症
④類内膜腺癌：Grade 1　⑤わからない

問8 卵巣腫瘍捺印　20歳代　女性

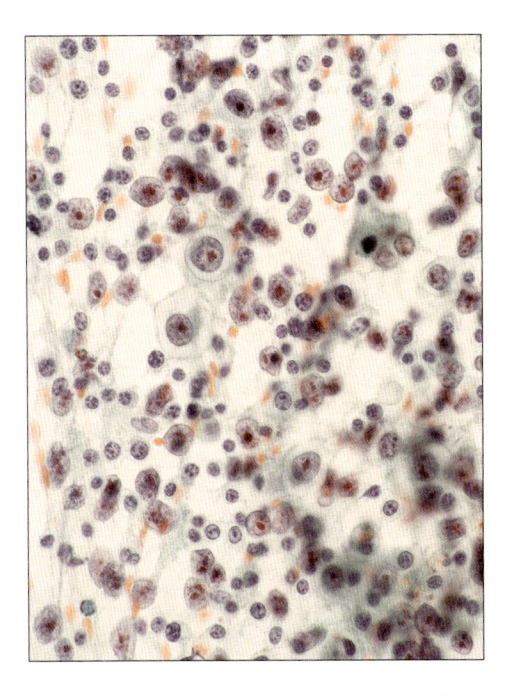

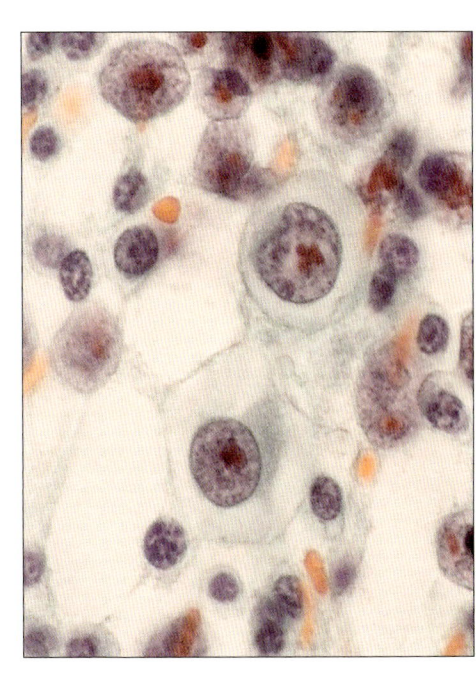

選択肢
①顆粒膜細胞腫　　②ディスジャーミノーマ　　③粘液性腺癌
④明細胞腺癌　　⑤わからない

問9　喀痰　70歳代　男性

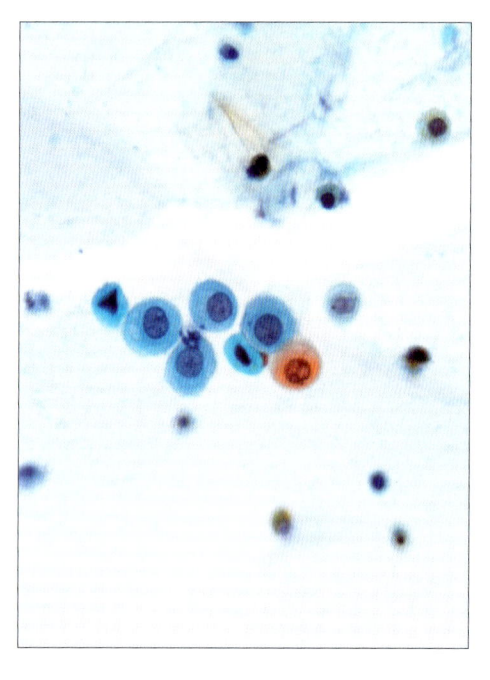

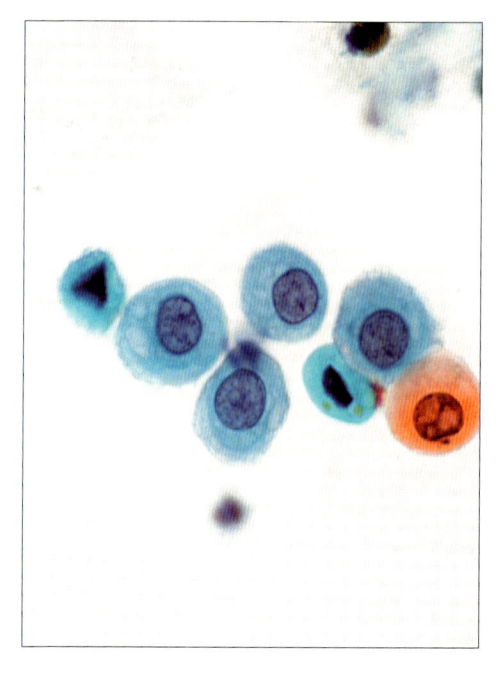

選択肢
①高度異型扁平上皮細胞　②扁平上皮細胞　③軽度異型扁平上皮細胞
④扁平上皮癌　⑤わからない

問10　喀痰（粘液融解法）　60歳代　男性

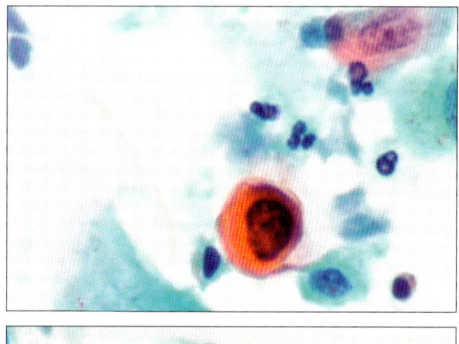

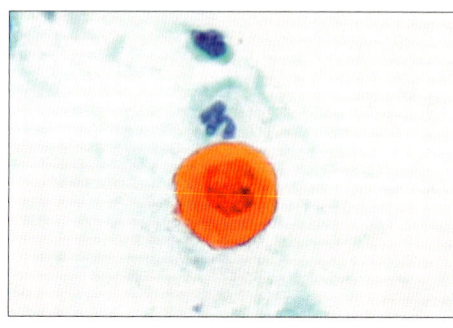

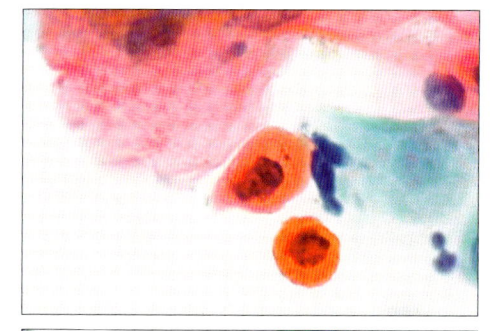

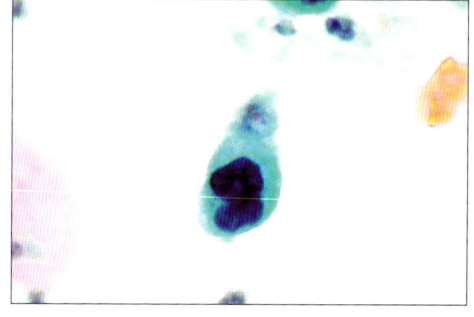

選択肢
①中等度異型扁平上皮細胞　②高度異型扁平上皮細胞　③軽度異型扁平上皮細胞
④扁平上皮癌　⑤わからない

問11 気管支擦過　70歳代　女性

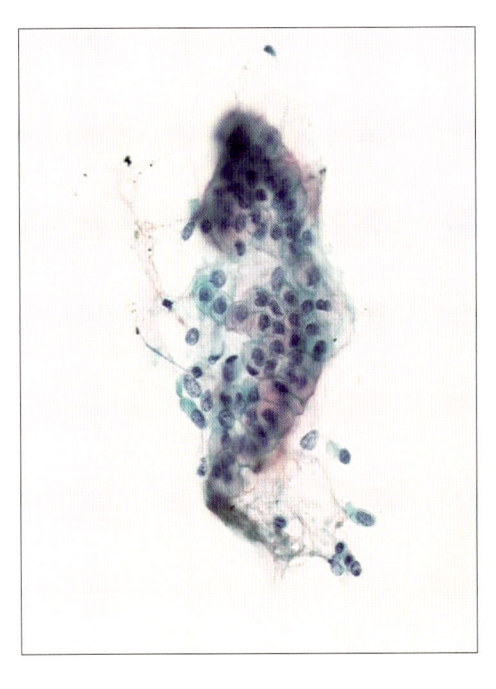

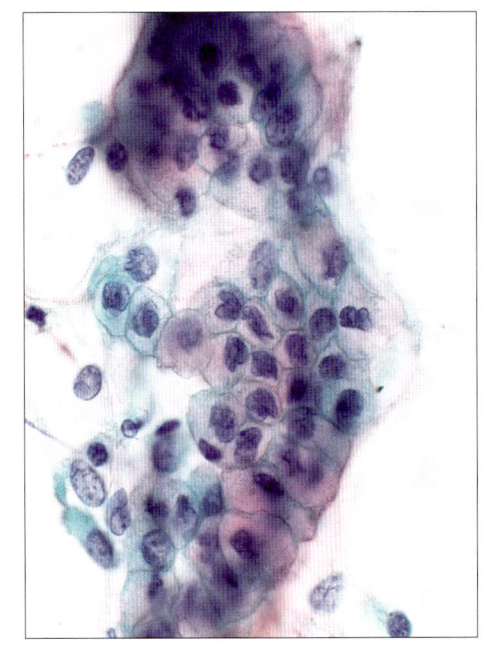

選択肢
①杯細胞増生
②腺癌：粘液産生性　③基底細胞増生
④Ⅱ型肺胞上皮細胞過形成
⑤わからない

問12 気管支洗浄液　50歳代　男性

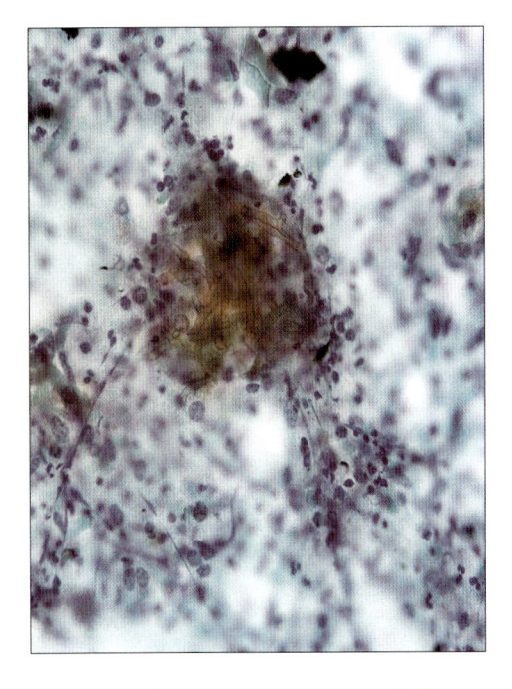

選択肢
①ニューモシスチス肺炎　②肺ムコール症　③肺クリプトコッカス症
④肺アスペルギルス症　⑤わからない
（右：グロコット染色）

問13 肺腫瘍捺印　60歳代　男性

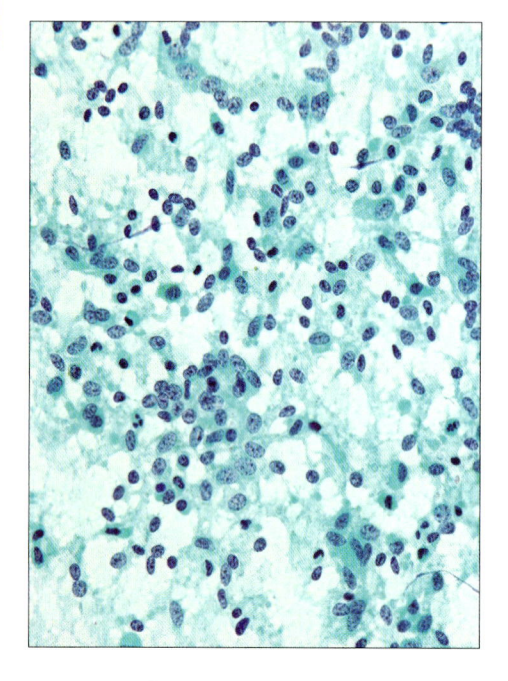

選択肢
①小細胞癌　②腺癌　③カルチノイド
④悪性リンパ腫　⑤わからない

問14 肺腫瘍捺印　40歳代　女性

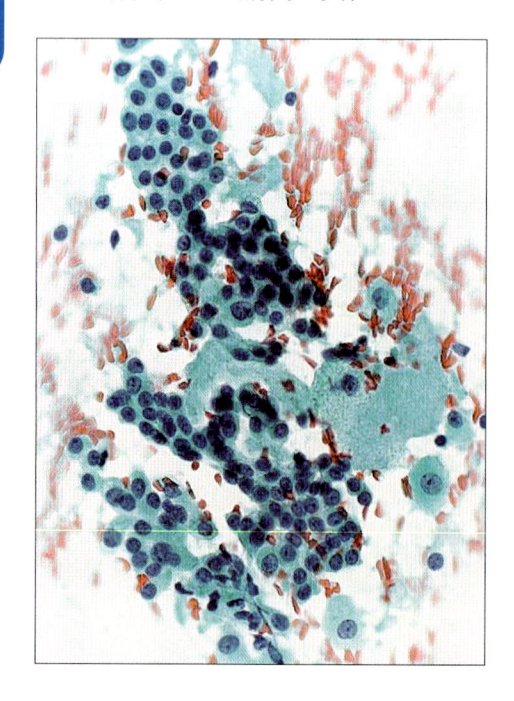

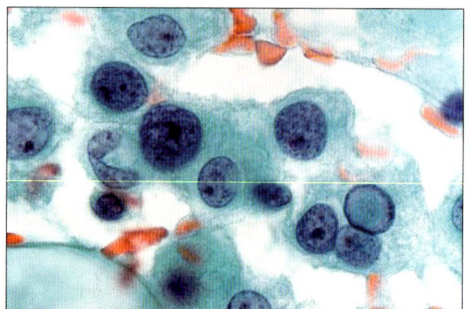

選択肢
①扁平上皮癌　②硬化性血管腫　③腺癌
④大細胞癌　⑤わからない

問15　気管支擦過　40歳代　男性

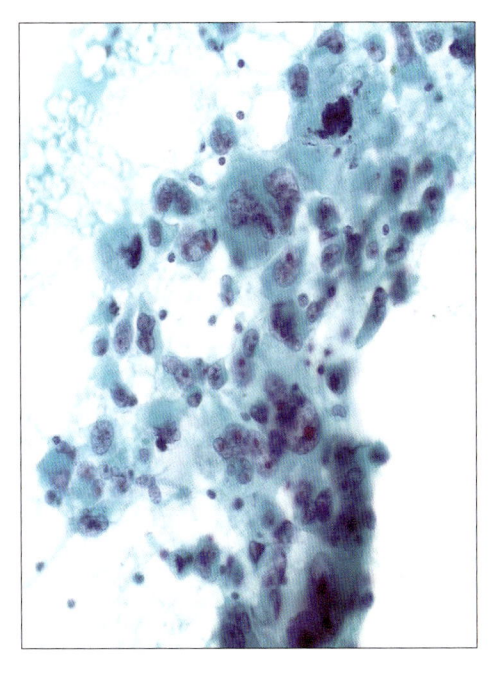

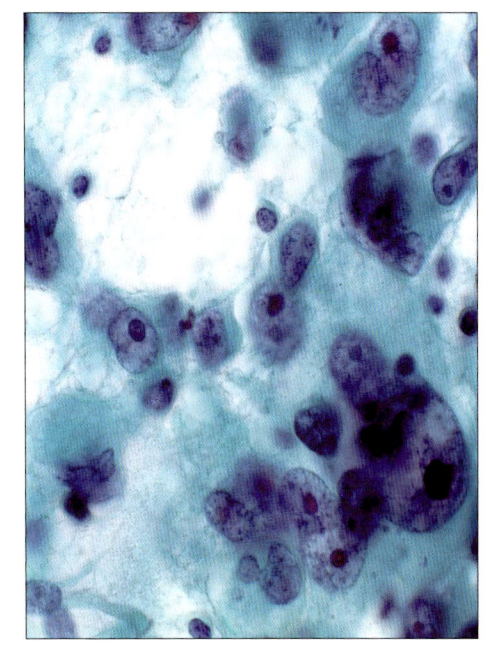

選択肢
①大細胞癌　　②大細胞神経内分泌癌　　③扁平上皮癌
④腺癌　　　　⑤わからない

問16　膵液　60歳代　男性

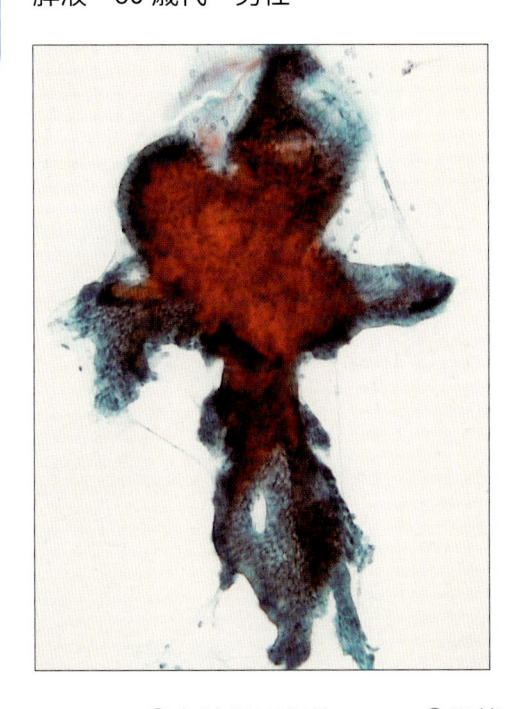

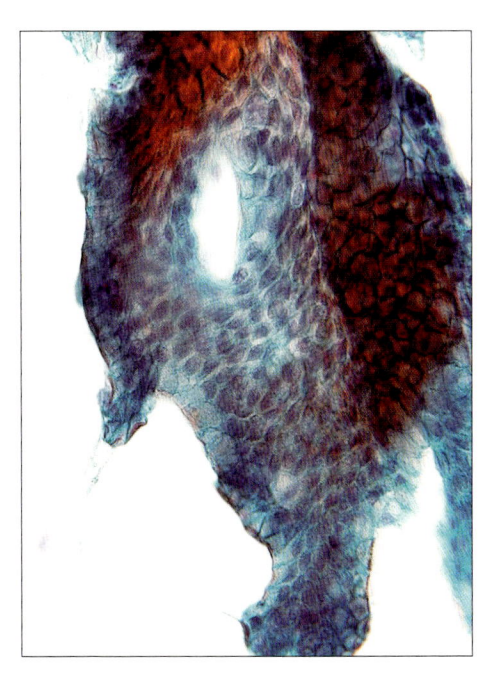

選択肢
①良性異型細胞　②膵管内乳頭粘液性腫瘍　③低分化型腺癌
④修復細胞　　　⑤わからない

第5回　自己採点方式スライドカンファレンス　69

問17

胆汁　60歳代　男性

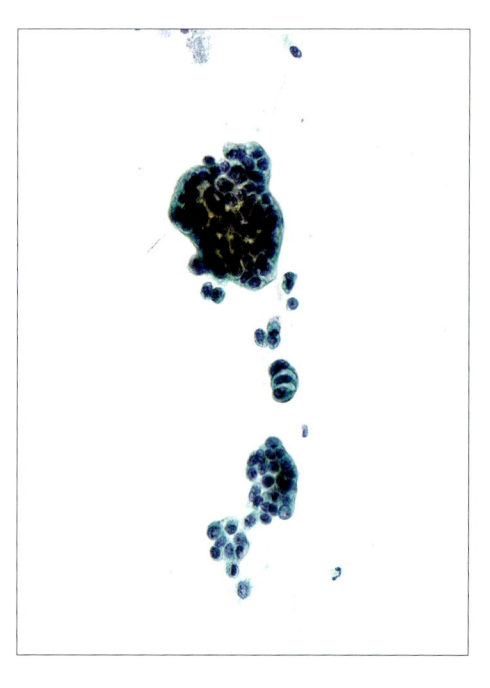

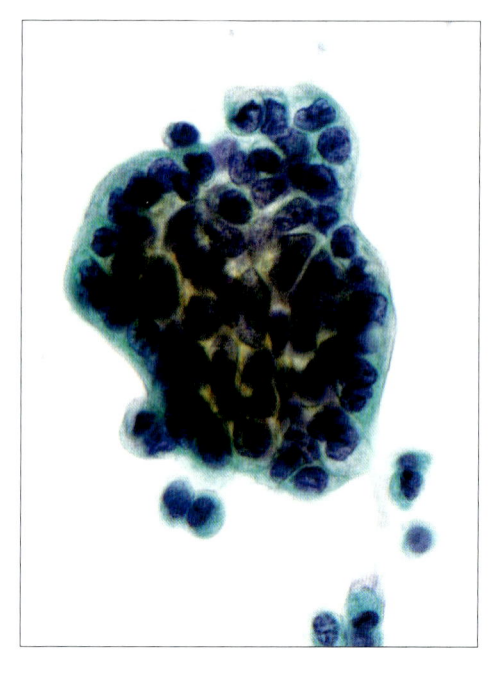

選択肢
①扁平上皮癌　②再生細胞　③高分化型腺癌
④低分化型腺癌　⑤わからない

問18

耳下腺腫瘤穿刺　50歳代　男性

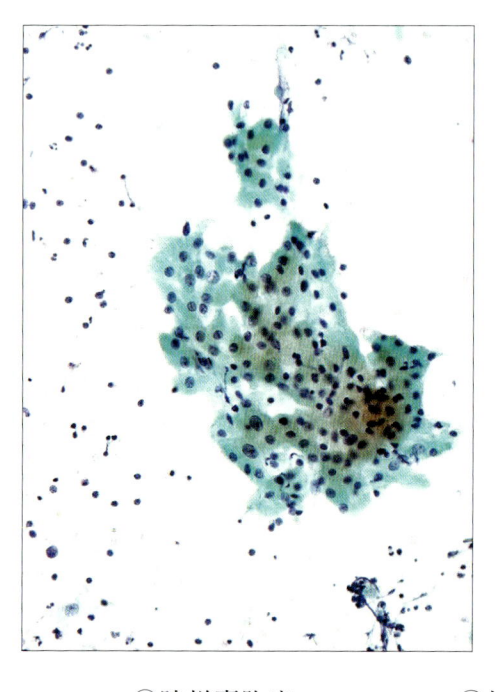

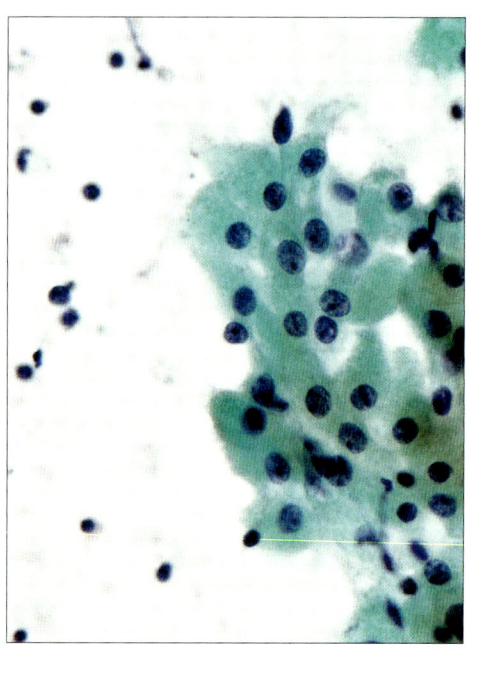

選択肢
①腺様嚢胞癌　②粘表皮癌　③ワルチン腫瘍
④多形腺腫　⑤わからない

問19　胸水　50歳代　男性

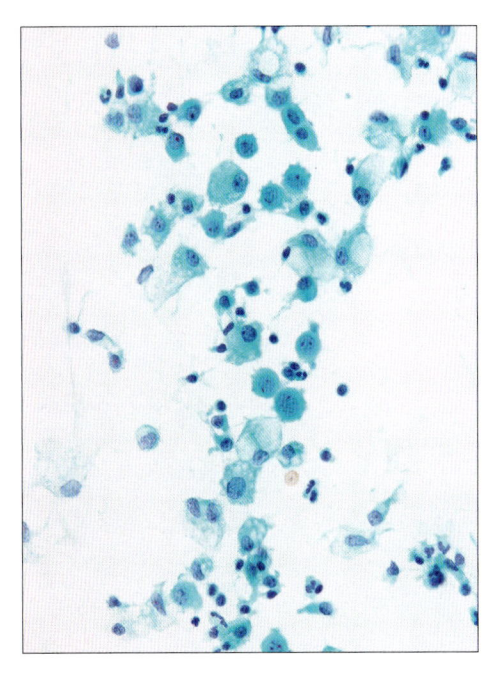

選択肢　①反応性中皮細胞　②腺癌　③扁平上皮癌
　　　　④中皮腫　　　　　⑤わからない

問20　胸水　50歳代　女性

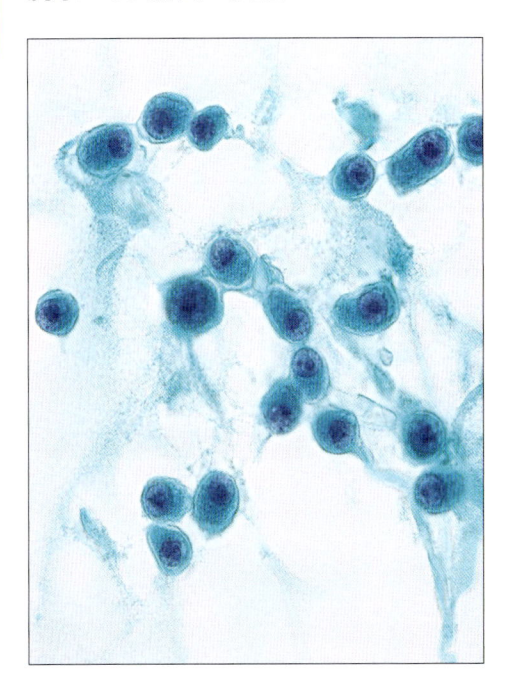

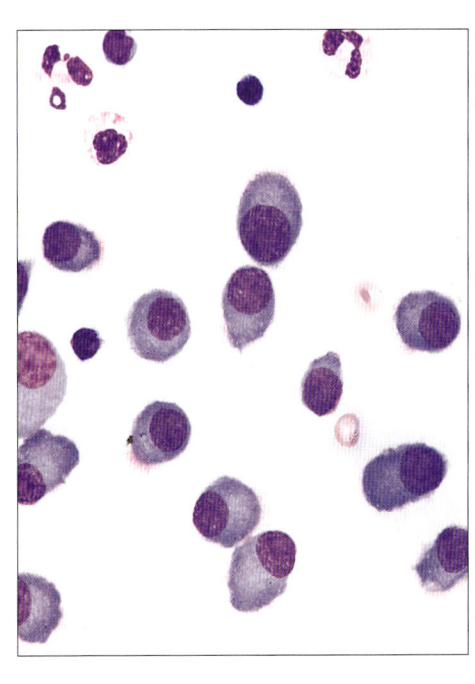

選択肢　①低分化型腺癌　②リンパ球　　　③反応性中皮細胞
　　　　④形質細胞腫　　⑤わからない
　　　　　　　　　　　　　　　　　　（右：メイギムザ染色）

問21 胸水　60歳代　男性

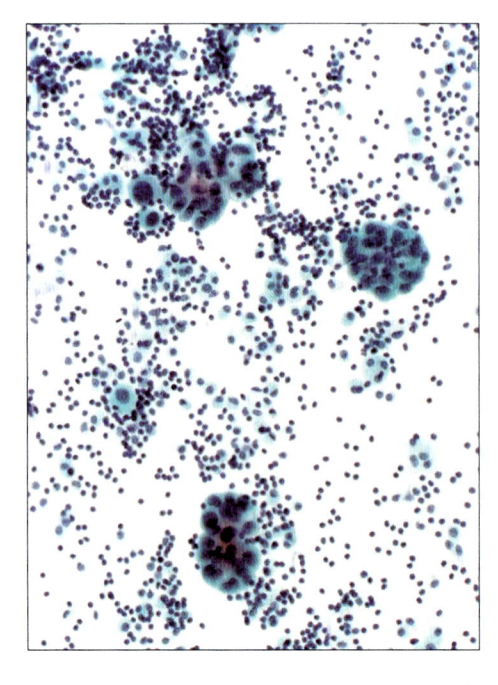

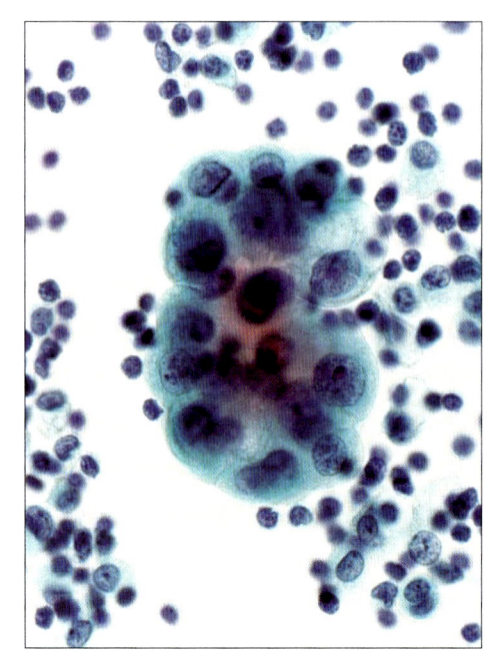

選択肢　①中皮腫　②腺癌　③反応性中皮細胞
　　　　④扁平上皮癌　⑤わからない

問22 自然尿　50歳代　男性

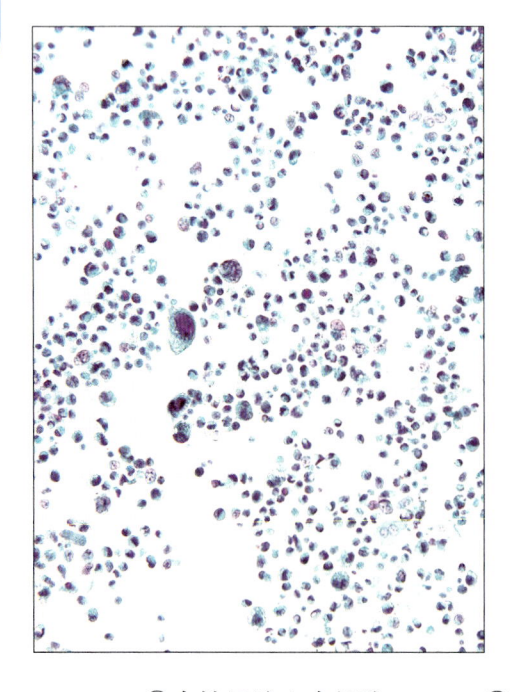

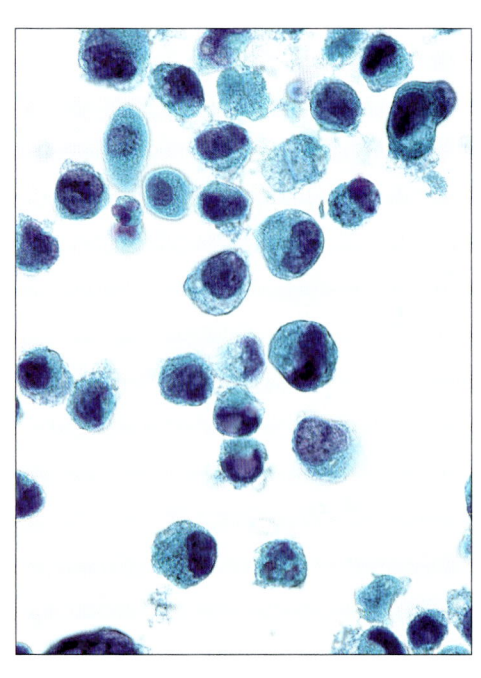

選択肢　①良性尿路上皮細胞　②低異型度尿路上皮癌　③上皮内癌
　　　　④腺癌：前立腺由来　⑤わからない

問23 自然尿　70歳代　男性

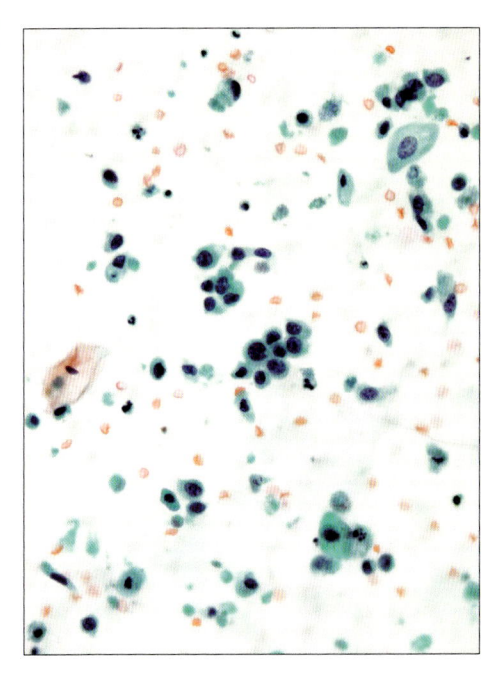

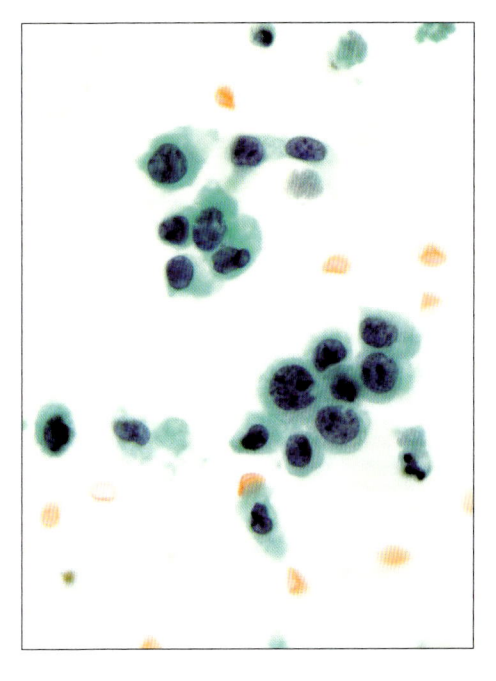

選択肢
①腺癌：前立腺由来　②良性尿路上皮細胞　③腺癌：大腸由来
④尿路上皮癌　⑤わからない

問24 腎盂洗浄液　50歳代　女性

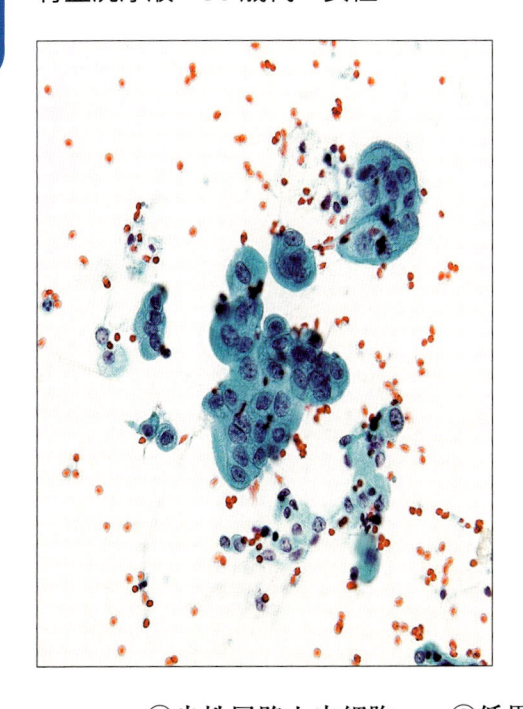

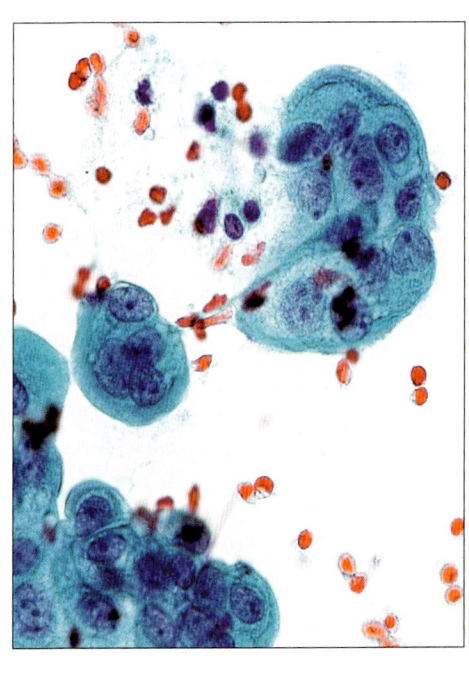

選択肢
①良性尿路上皮細胞　②低異型度尿路上皮癌　③高異型度尿路上皮癌
④腺癌：腎由来　⑤わからない

問25　乳腺腫瘤穿刺　40歳代　女性

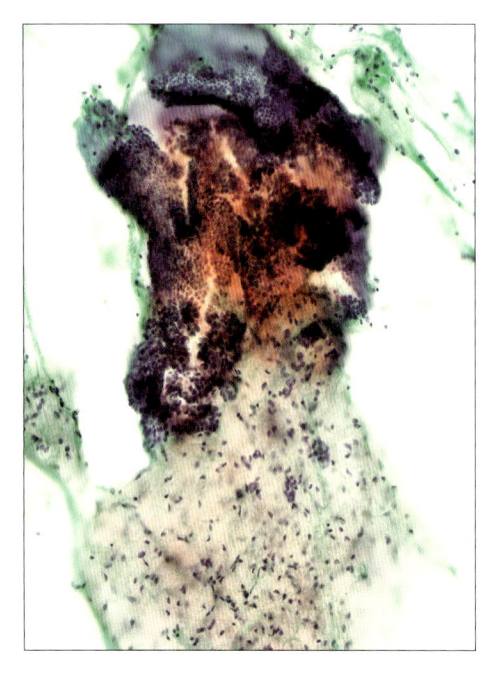

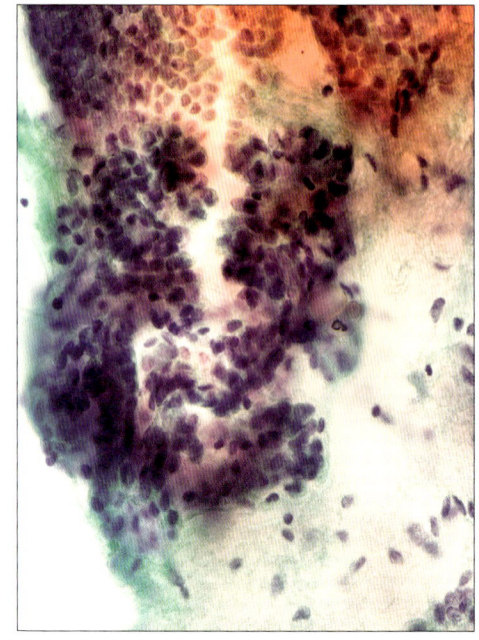

選択肢
①乳管内乳頭腫　②線維腺腫　③乳腺症
④管状癌　　　　⑤わからない

問26　乳腺腫瘤穿刺　50歳代　女性

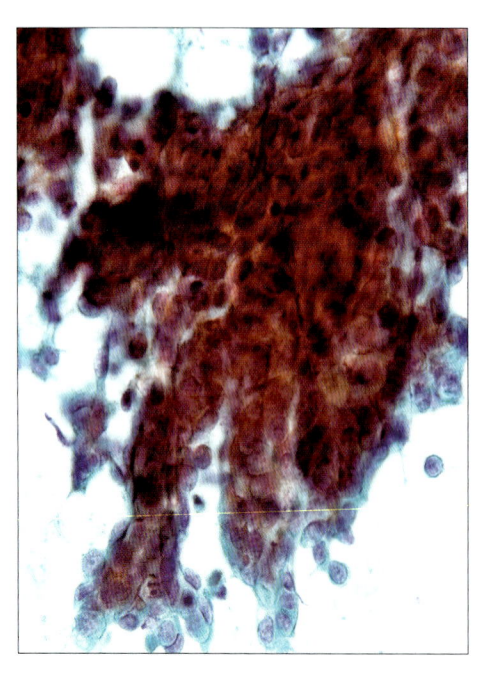

選択肢
①充実腺管癌　②線維腺腫　③乳管内乳頭腫
④乳頭腺管癌　⑤わからない

問 27 乳腺腫瘤穿刺　40 歳代　女性

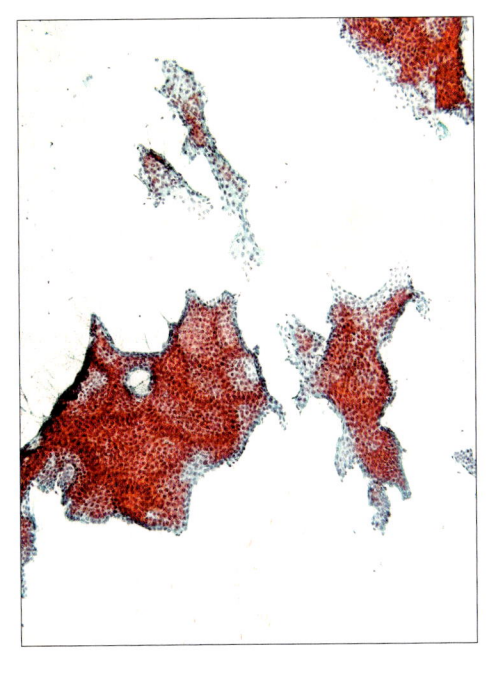

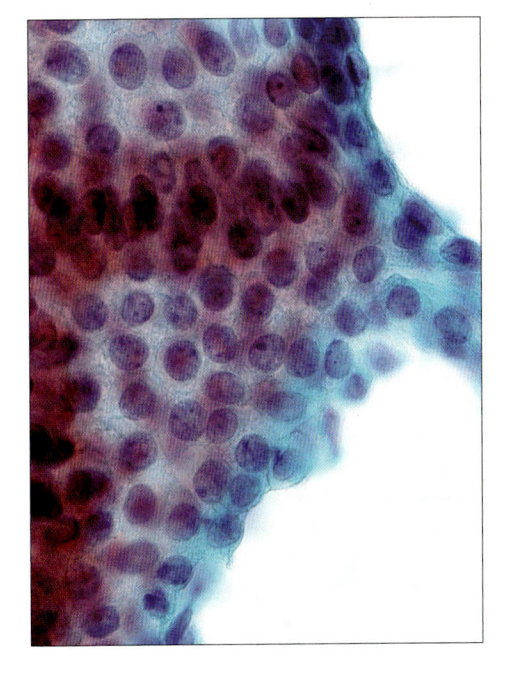

選択肢
① 乳管内乳頭腫　② 非浸潤性乳管癌　③ 線維腺腫
④ 乳頭腺管癌　⑤ わからない

問 28 頸部リンパ節穿刺　30 歳代　男性

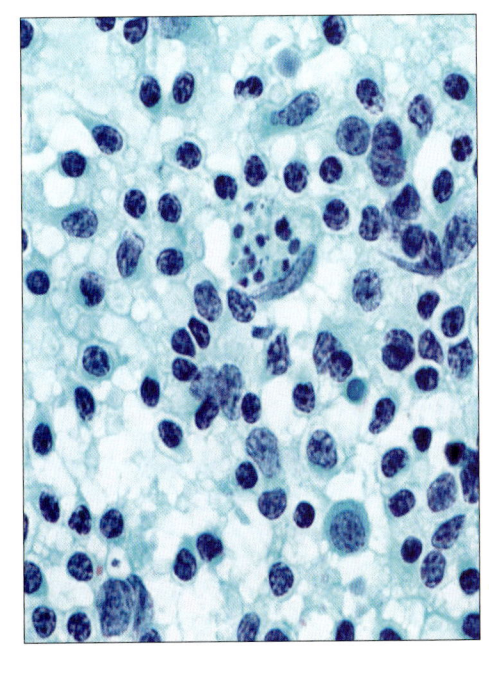

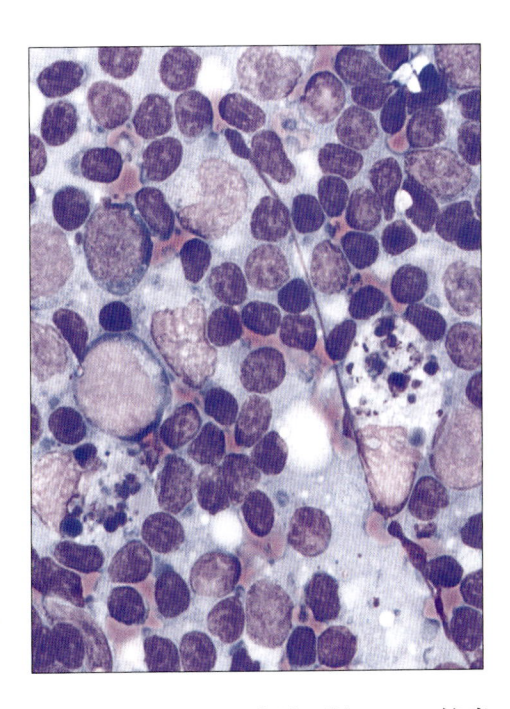

選択肢
① 結核症　② 悪性リンパ腫　③ 壊死性リンパ節炎
④ 反応性リンパ節炎　⑤ わからない
（右：メイギムザ染色）

問29　頸部リンパ節穿刺　70歳代　男性

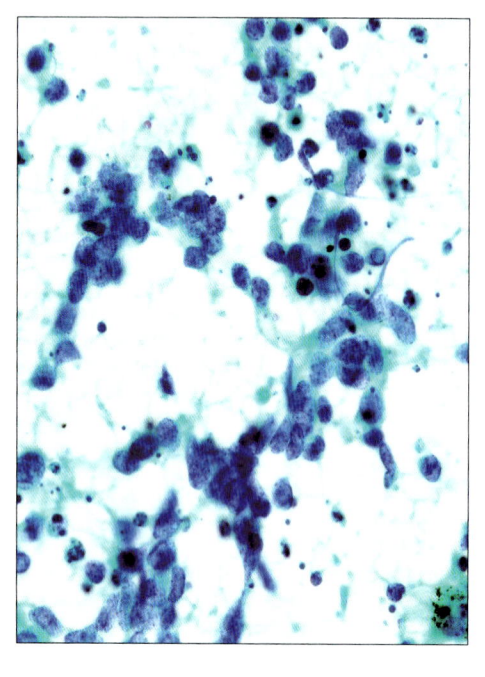

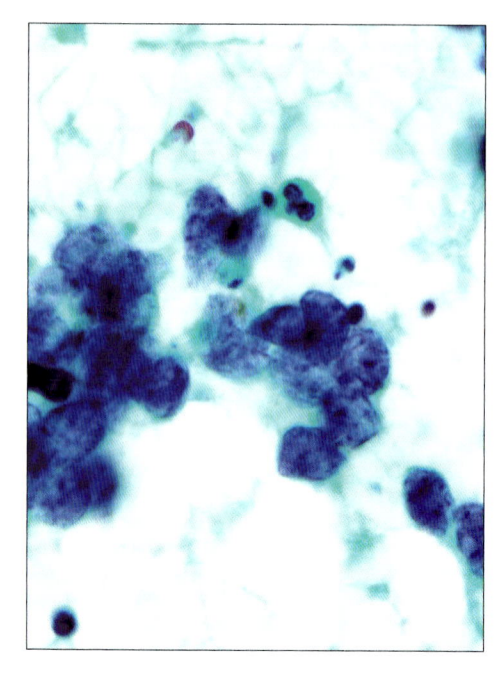

選択肢
①結核性リンパ節炎　②転移性小細胞癌　③猫ひっかき病
④壊死性リンパ節炎　⑤わからない

問30　脳脊髄液　30歳代　男性

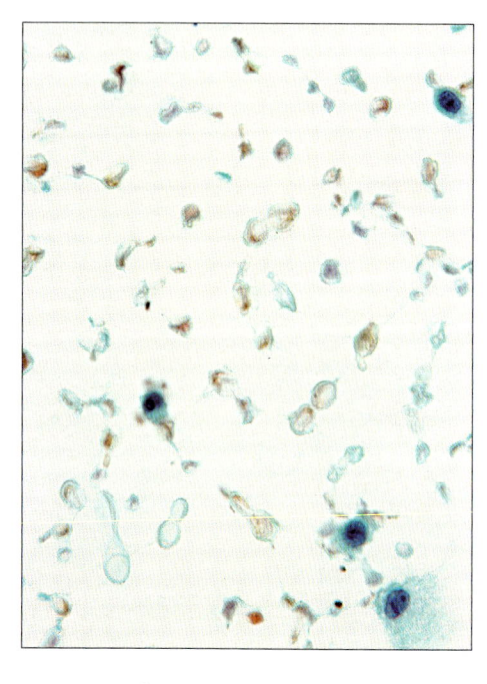

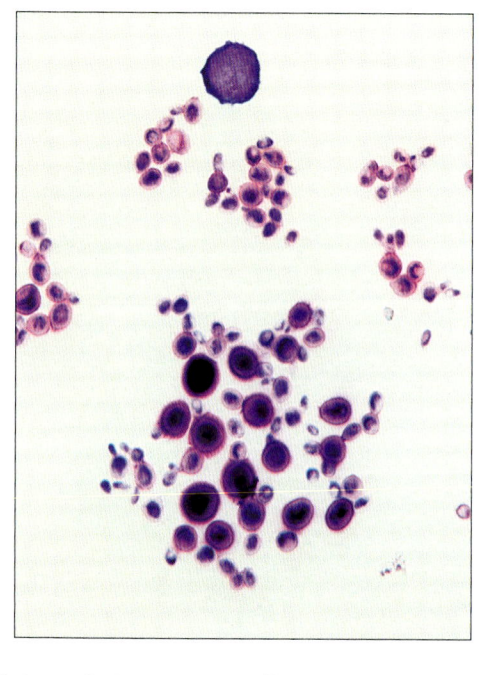

選択肢
①クリプトコッカス　②カンジダ　③アスペルギルス
④コーンスターチ　⑤わからない
（右：メイギムザ染色）

第6回　自己採点方式スライドカンファレンス

※染色方法の表示がないものは，パパニコロウ染色

問1　子宮膣部頸部擦過　40歳代　女性

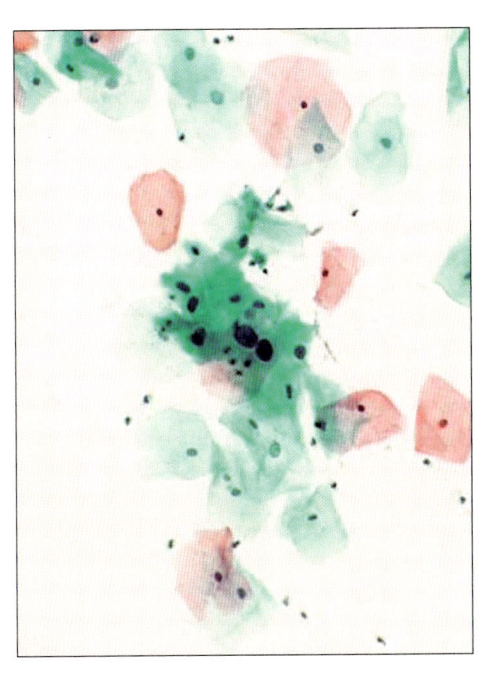

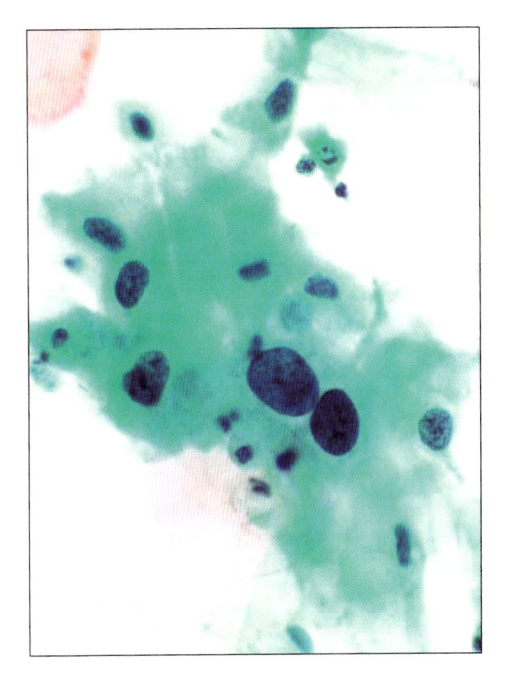

選択肢
① HSIL：高度異形成　② LSIL：軽度異形成　③ ASC-H
④ 扁平上皮化生細胞　⑤ わからない

問2　子宮膣部頸部擦過　40歳代　女性

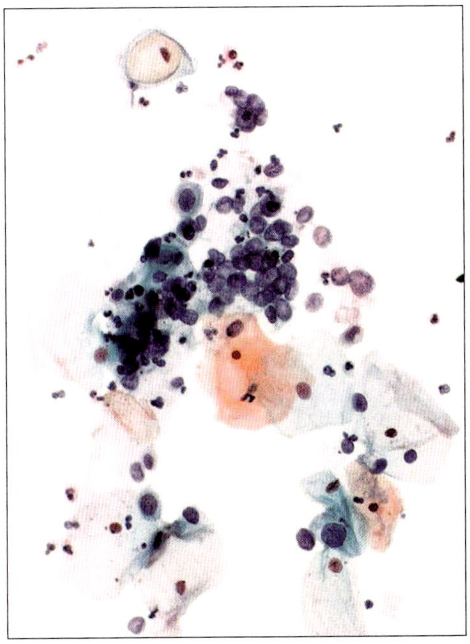

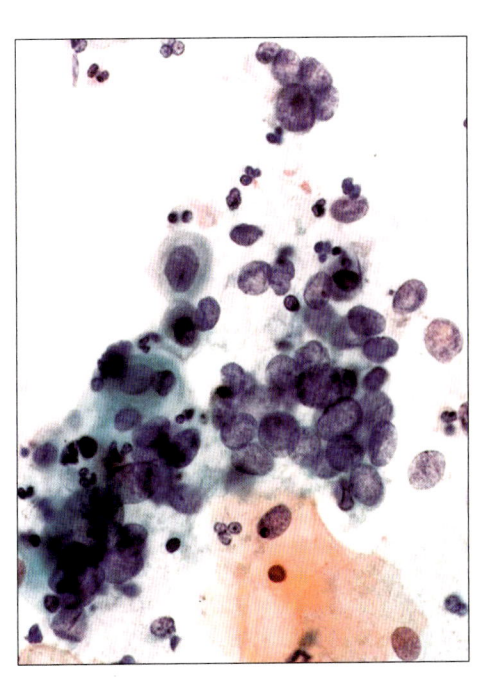

選択肢
① HSIL：上皮内癌　② HSIL：中等度異形成　③ 扁平上皮癌
④ 頸部腺細胞　⑤ わからない

問3 子宮膣部頸部擦過　30歳代　女性

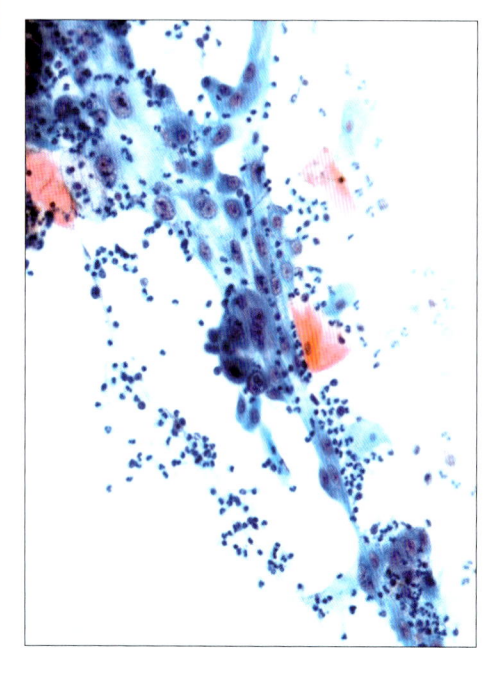

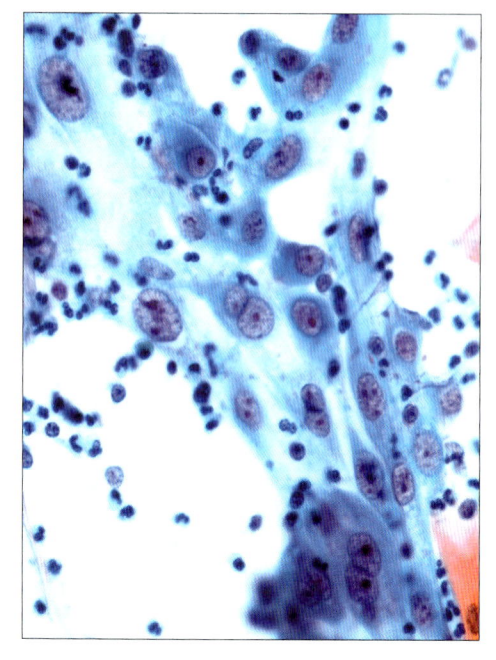

選択肢
①扁平上皮癌　②HSIL：中等度異形成　③頸部腺癌
④修復細胞　⑤わからない

問4 子宮膣部頸部擦過　30歳代　女性

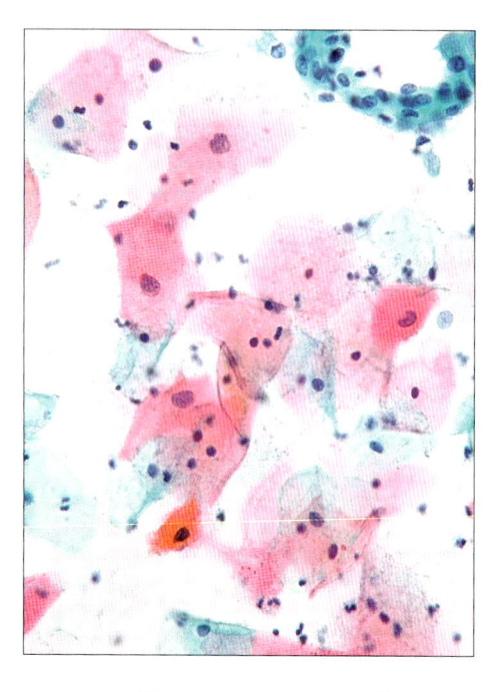

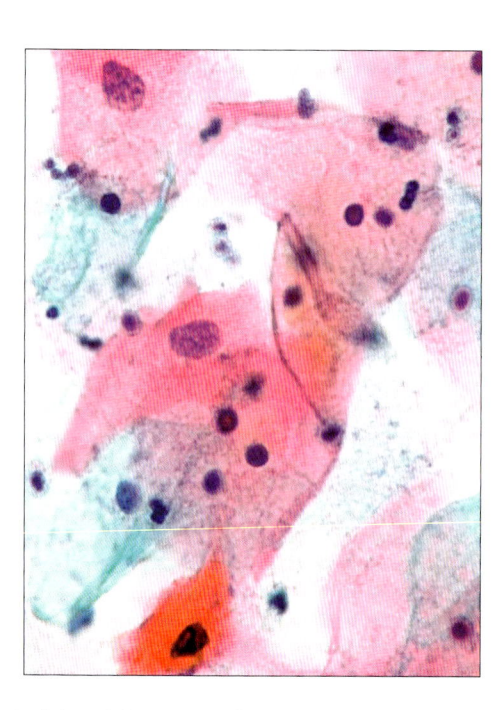

選択肢
①ASC-H　②HSIL：高度異形成　③LSIL：軽度異形成
④ASC-US　⑤わからない

問5 子宮膣部頸部擦過　30歳代　女性

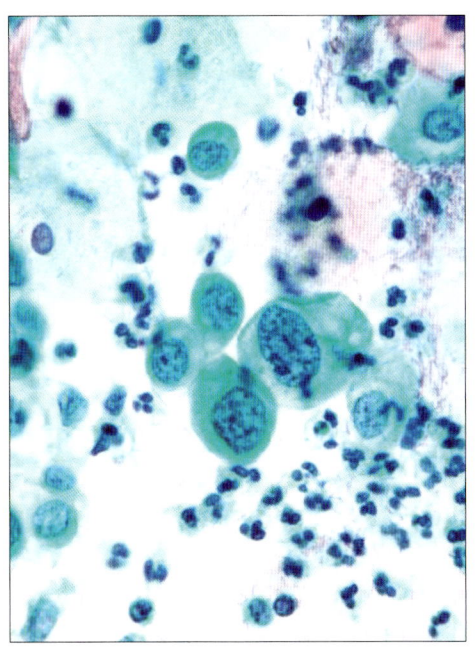

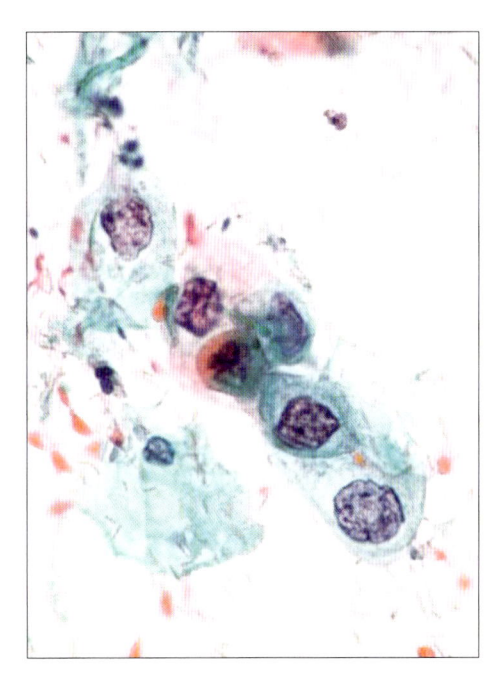

選択肢
① ASC-H　　②扁平上皮化生細胞　　③HSIL：中等度異形成
④扁平上皮癌　　⑤わからない

問6 子宮膣部頸部擦過　40歳代　女性

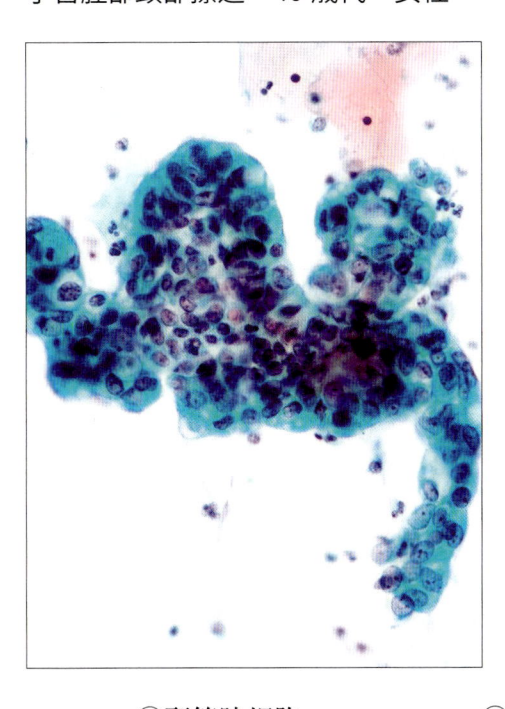

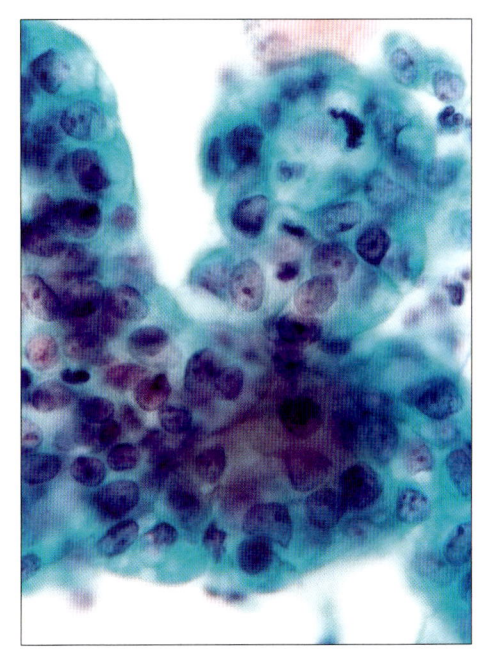

選択肢
①頸管腺細胞　　②腺異形成　　③上皮内腺癌
④頸部腺癌　　⑤わからない

問7 子宮体内膜擦過（エンドサイト）　60歳代　女性

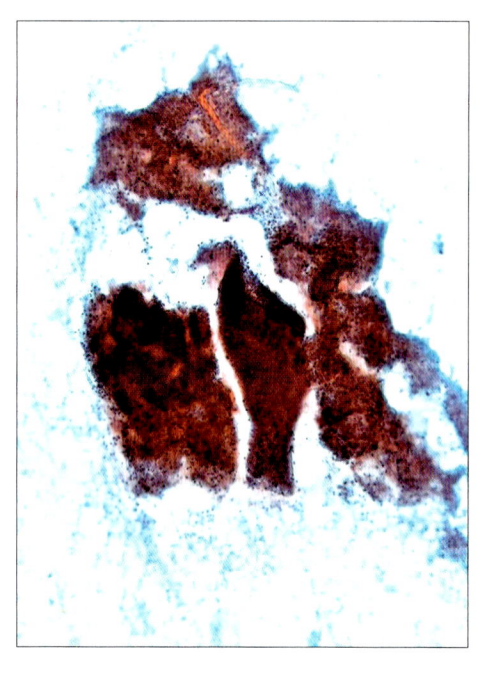

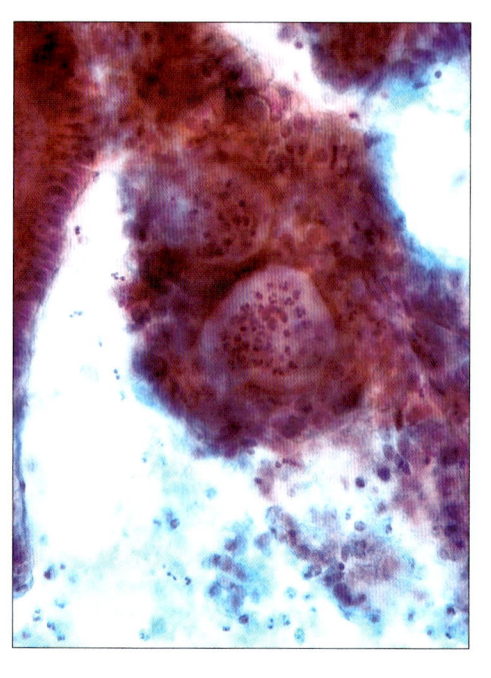

選択肢
①増殖期内膜　　②類内膜腺癌：Grade 1　　③内膜増殖症
④萎縮内膜　　　⑤わからない

問8 卵巣腫瘍捺印　50歳代　女性

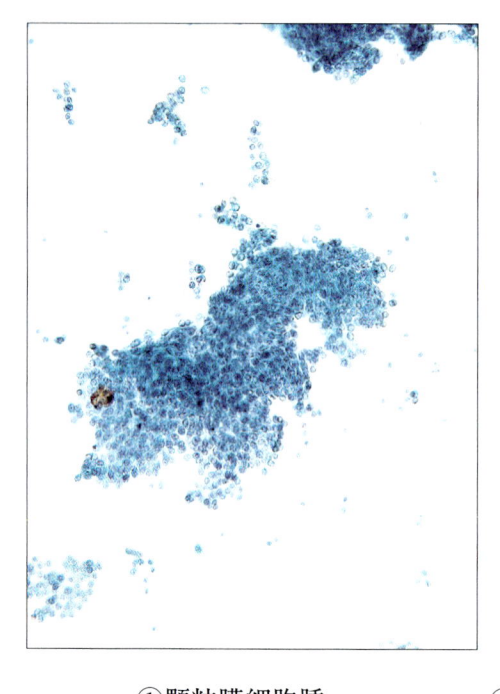

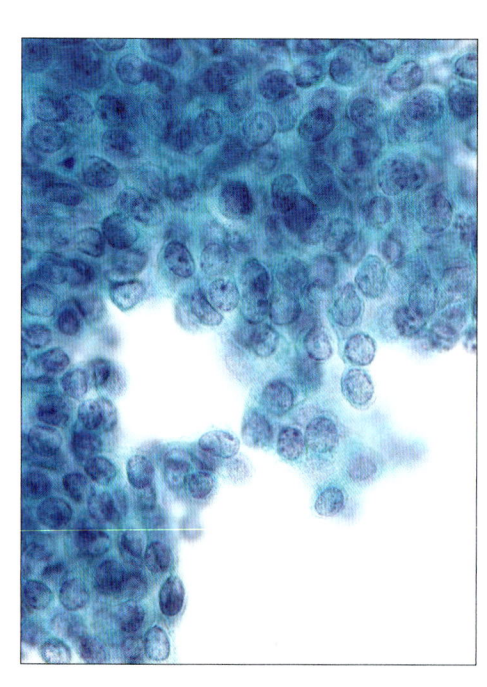

選択肢
①顆粒膜細胞腫　　②明細胞腺癌　　③粘液性腺癌
④漿液性腺癌　　　⑤わからない

問9　肺X線透視下擦過　60歳代　女性

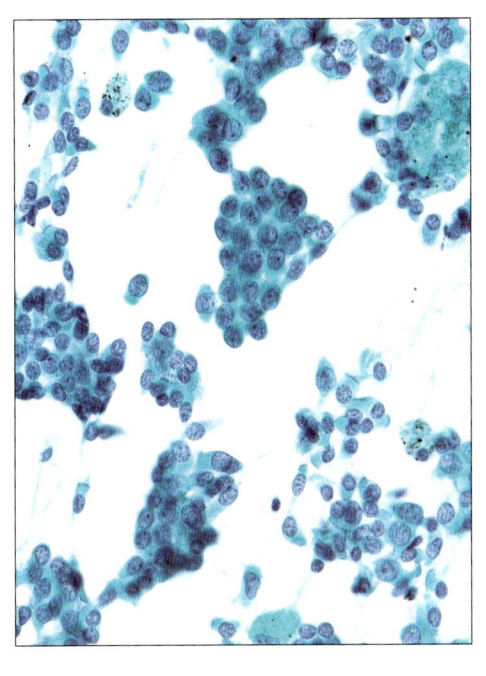

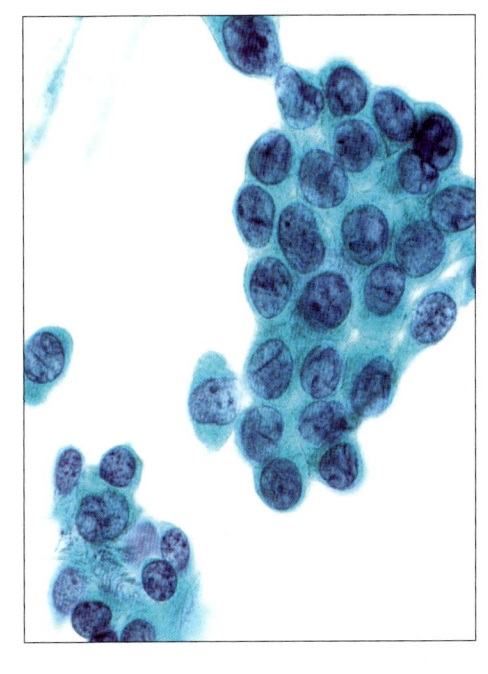

選択肢　①基底細胞増生　②腺癌　③異型腺腫様過形成
　　　　④杯細胞増生　⑤わからない

問10　喀痰　60歳代　男性

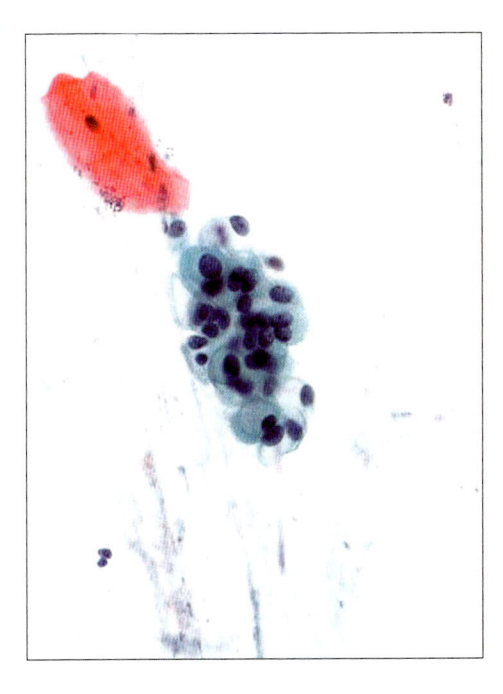

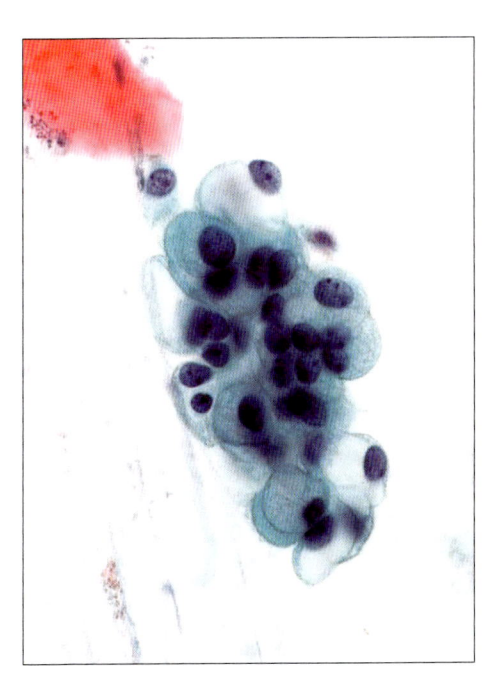

選択肢　①円柱上皮細胞増生　②基底細胞増生　③腺癌：粘液非産生性
　　　　④腺癌：粘液産生性　⑤わからない

問11　喀痰　50歳代　男性

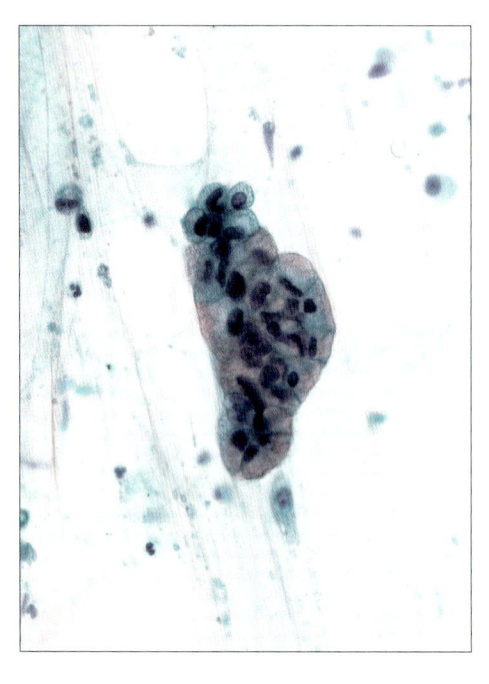

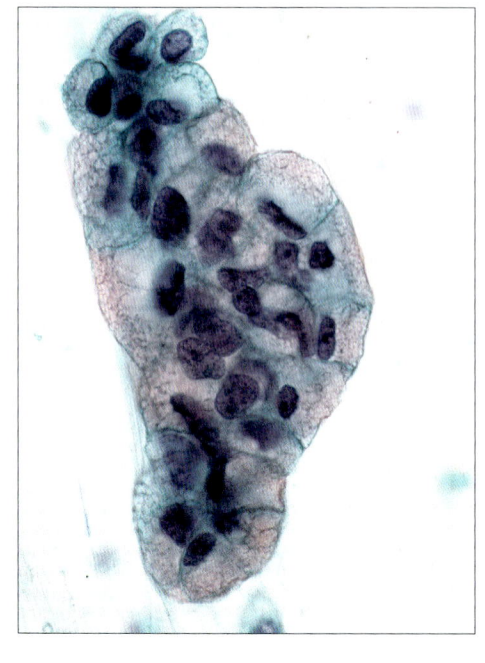

選択肢
①杯細胞増生　②Ⅱ型肺胞上皮細胞過形成　③円柱上皮細胞
④腺癌：粘液産生性　⑤わからない

問12　気管支擦過　50歳代　男性

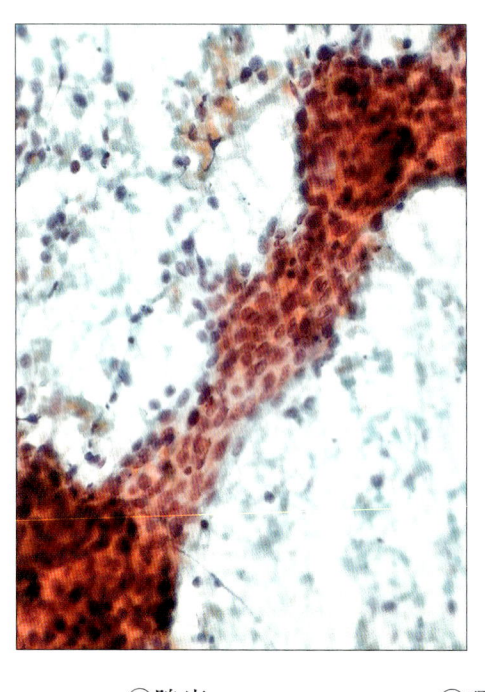

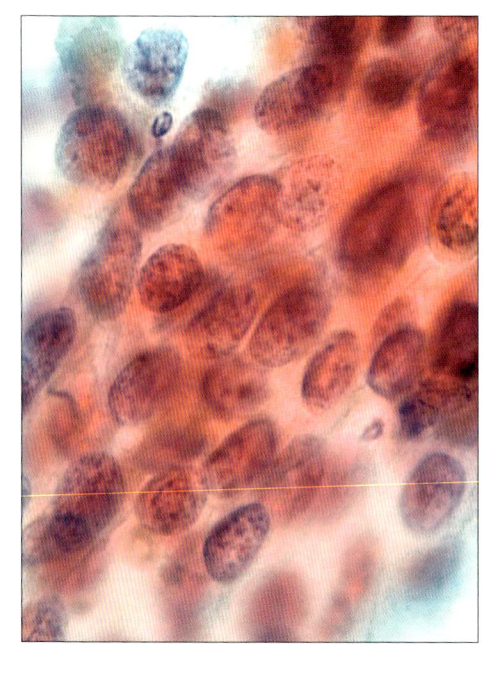

選択肢
①腺癌　②硬化性血管腫　③扁平上皮癌
④小細胞癌　⑤わからない

問13 気管支擦過　70歳代　男性

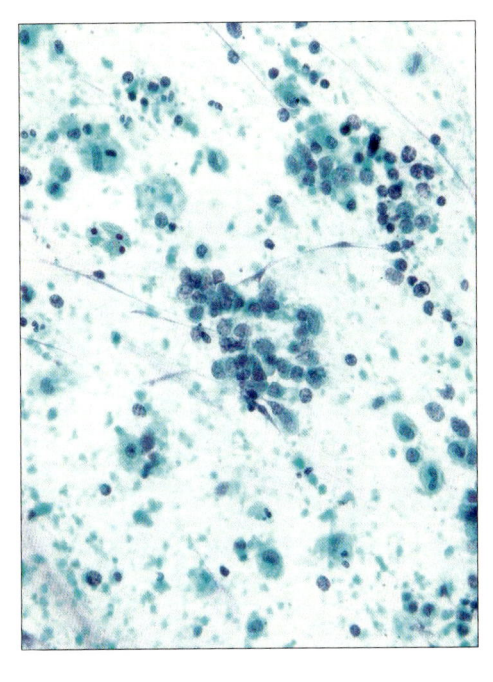

選択肢
①腺癌　②小細胞癌　③扁平上皮癌
④悪性リンパ腫　⑤わからない

問14 気管支擦過　50歳代　男性

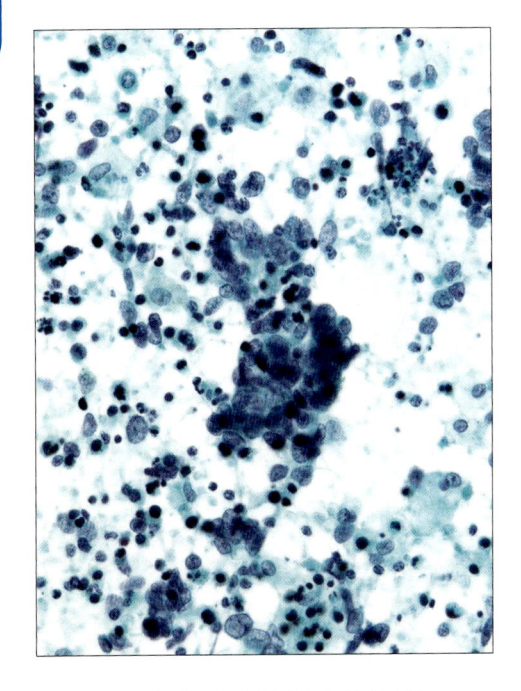

選択肢
①大細胞神経内分泌癌　②小細胞癌　③腺癌
④扁平上皮癌　⑤わからない

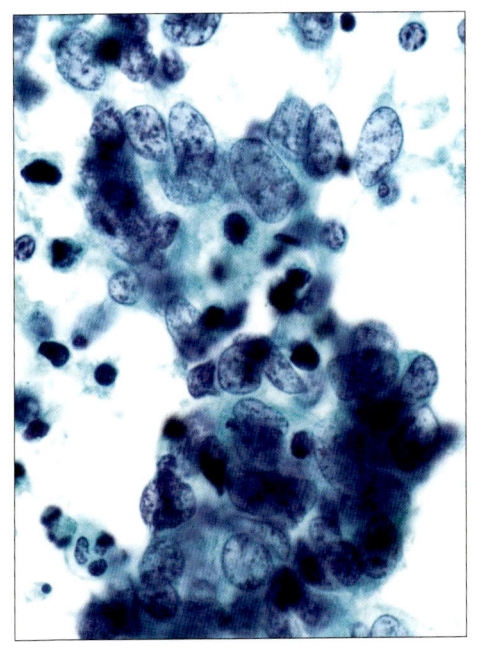

問15　胆汁　60歳代　女性

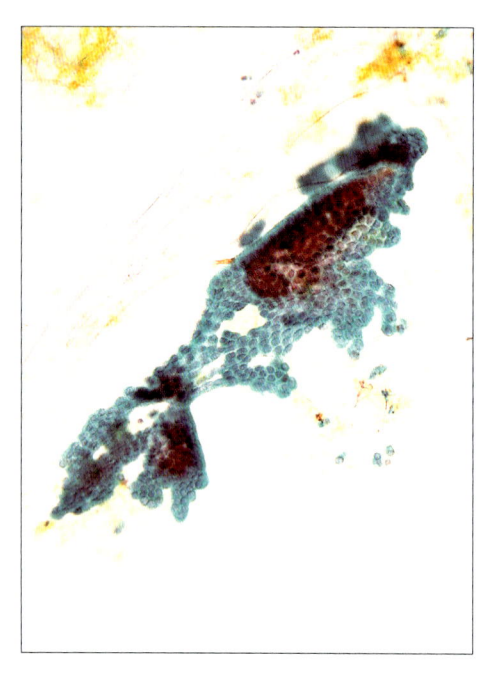

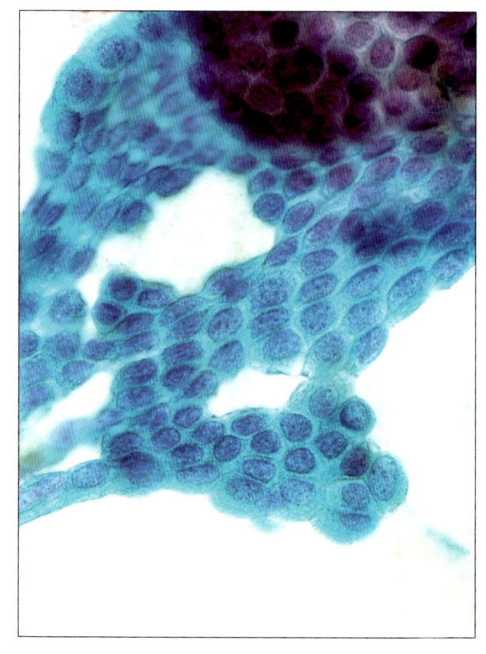

選択肢
①扁平上皮癌　②高分化型腺癌　③低分化型腺癌
④良性胆管上皮細胞　⑤わからない

問16　膵腫瘍捺印　50歳代　女性

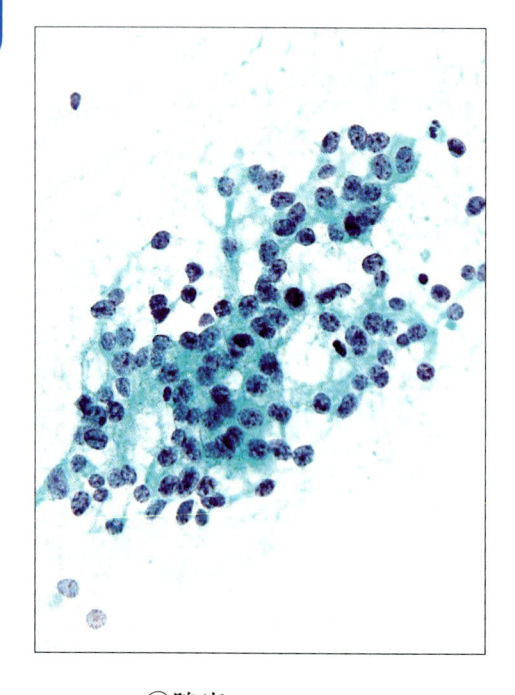

選択肢
①腺癌　②内分泌腫瘍　③扁平上皮癌
④膵管内乳頭粘液性腫瘍　⑤わからない

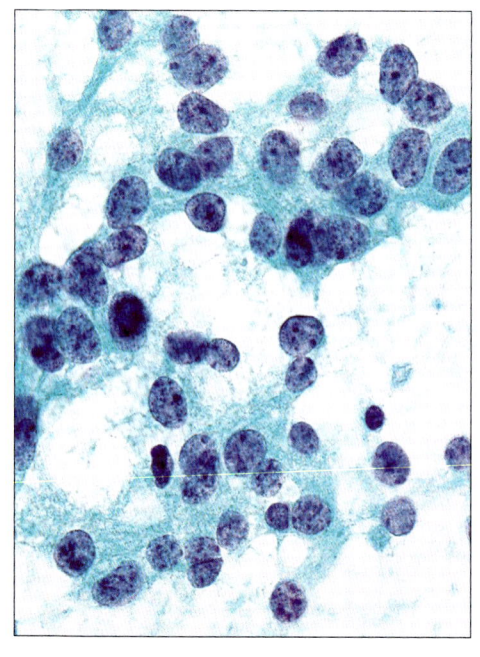

問17　膵液　50歳代　男性

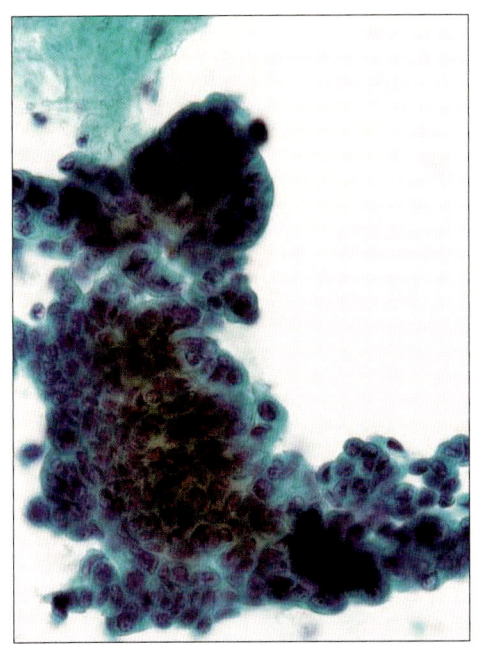

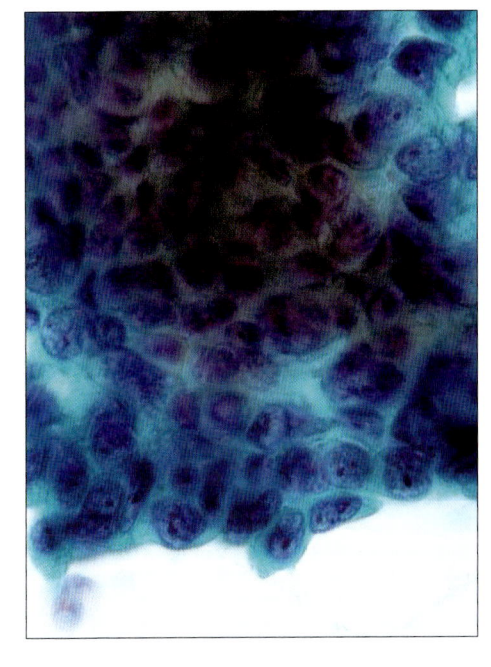

選択肢　①良性異型細胞　②膵管内乳頭粘液性腫瘍　③腺癌
　　　　④修復細胞　　　⑤わからない

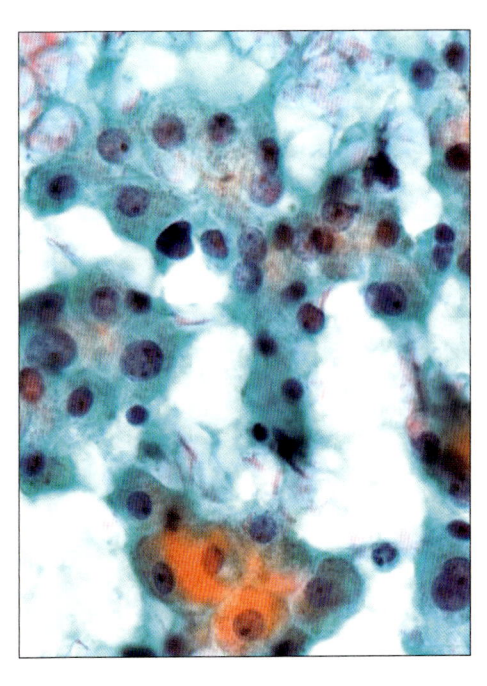

問18　肝エコー下穿刺　50歳代　男性

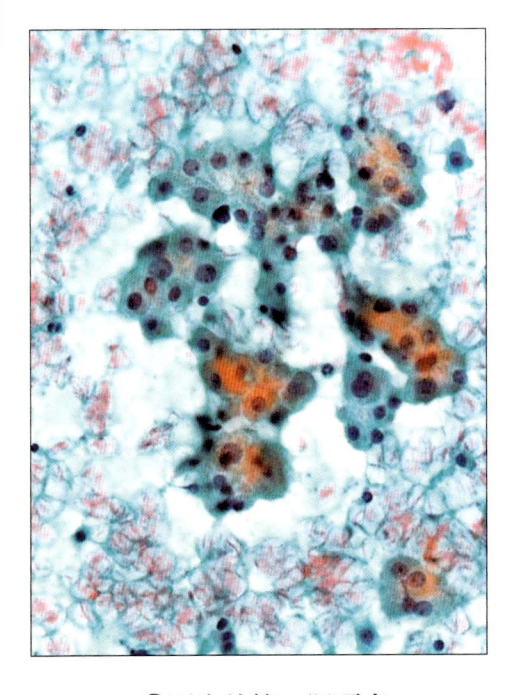

選択肢　①再生結節：肝硬変　②正常肝細胞　③肝内胆管癌
　　　　④肝細胞癌　　　　　⑤わからない

問19　カテーテル尿　30歳代　男性

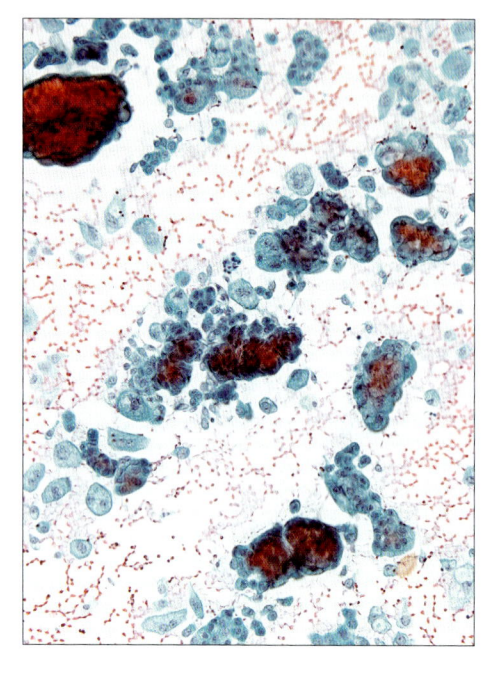

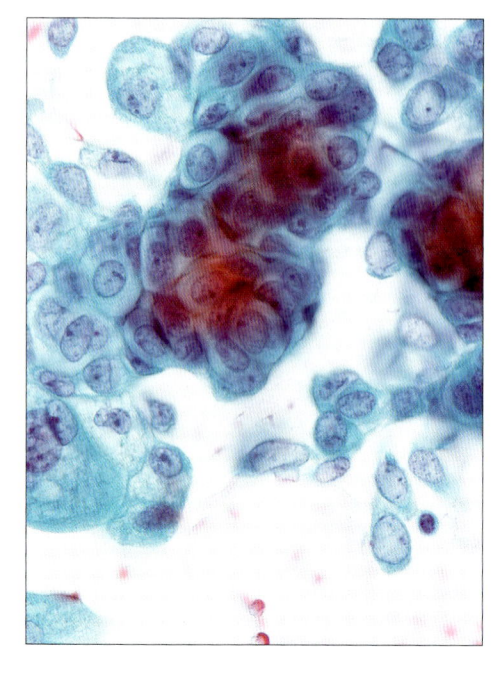

選択肢
①腺癌：大腸由来　②良性尿路上皮細胞　③低異型度尿路上皮癌
④高異型度尿路上皮癌　⑤わからない

問20　自然尿（腎移植後）　30歳代　男性

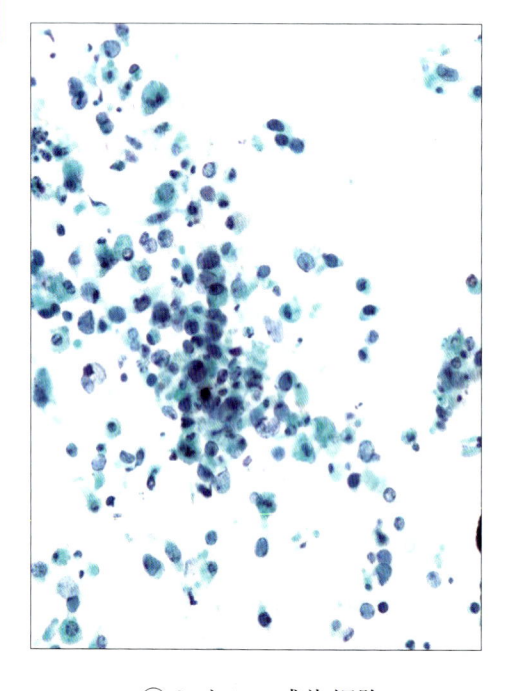

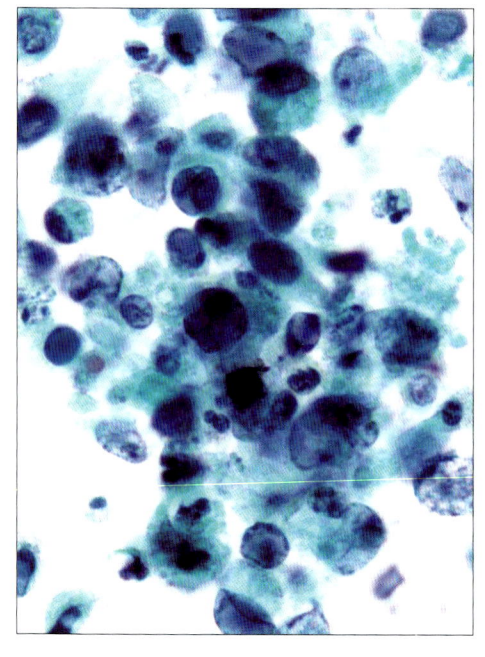

選択肢
①ウイルス感染細胞　②腺癌：前立腺由来　③上皮内癌
④低異型度尿路上皮癌　⑤わからない

問21 自然尿　70歳代　男性

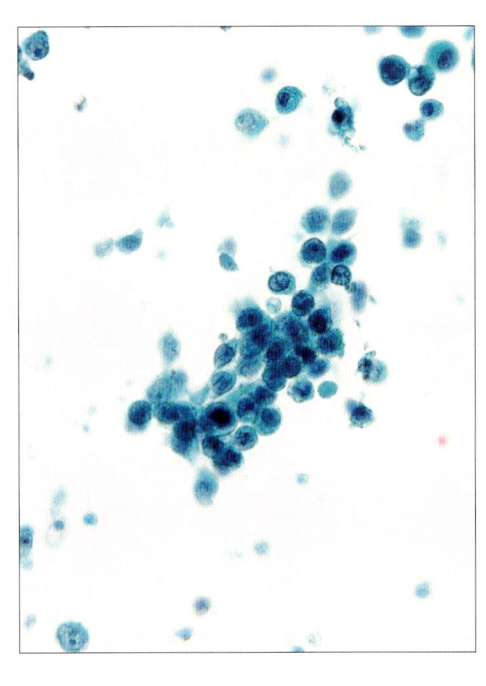

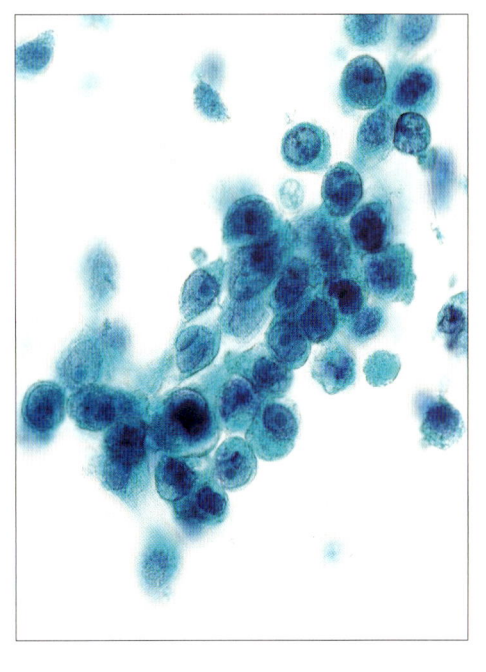

選択肢
①良性尿路上皮細胞　②腺癌：前立腺由来　③低異型度尿路上皮癌
④高異型度尿路上皮癌　⑤わからない

問22 胸水　70歳代　男性

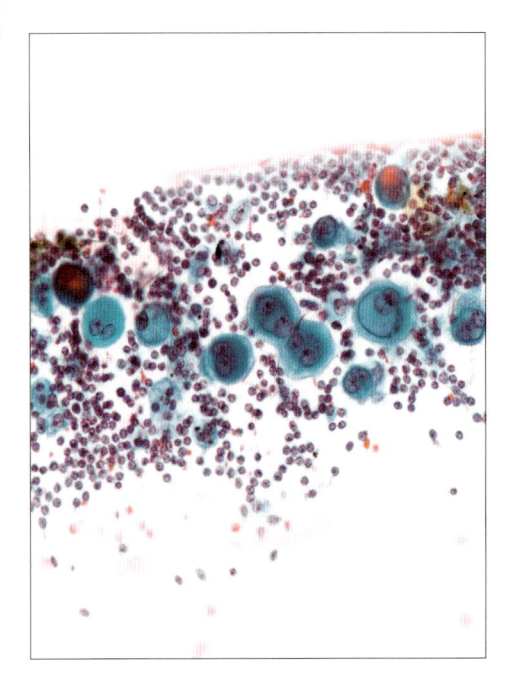

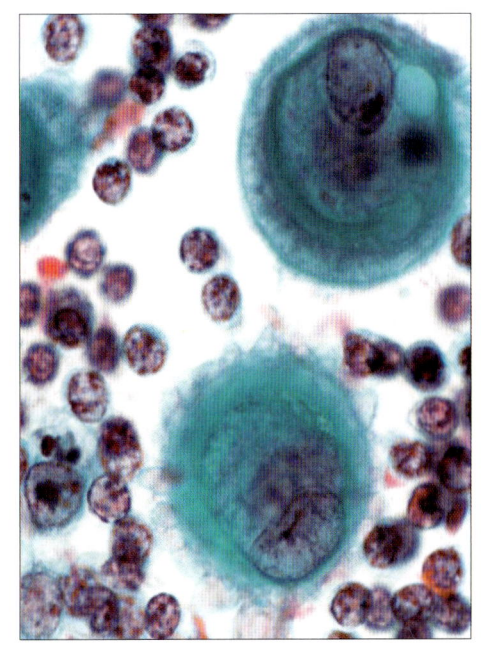

選択肢
①中皮腫　②腺癌　③扁平上皮癌
④反応性中皮細胞　⑤わからない

問23 胸水　60歳代　女性

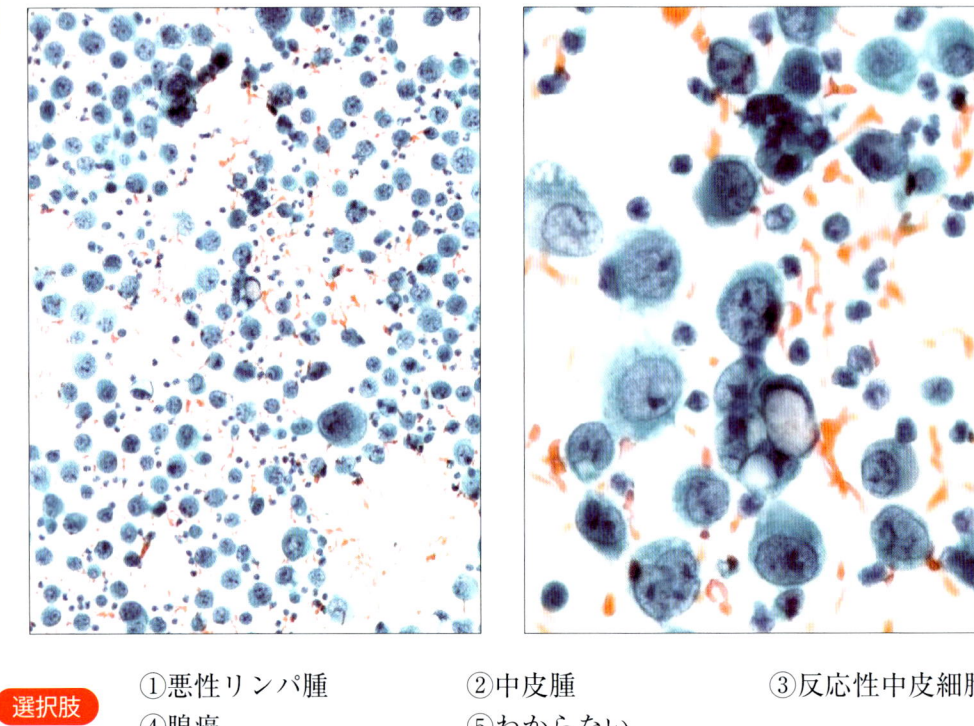

選択肢
①悪性リンパ腫　②中皮腫　③反応性中皮細胞
④腺癌　⑤わからない

問24 乳腺腫瘤穿刺　30歳代　女性

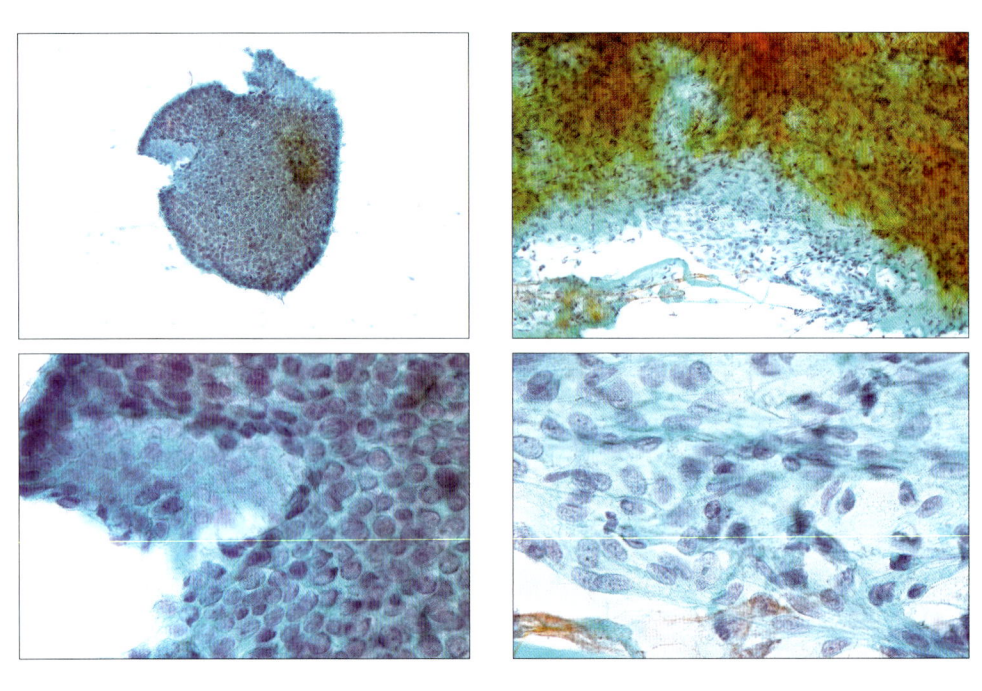

選択肢
①乳管内乳頭腫　②非浸潤性乳管癌　③良性葉状腫瘍
④悪性葉状腫瘍　⑤わからない

問 25 乳腺腫瘤穿刺　40歳代　女性

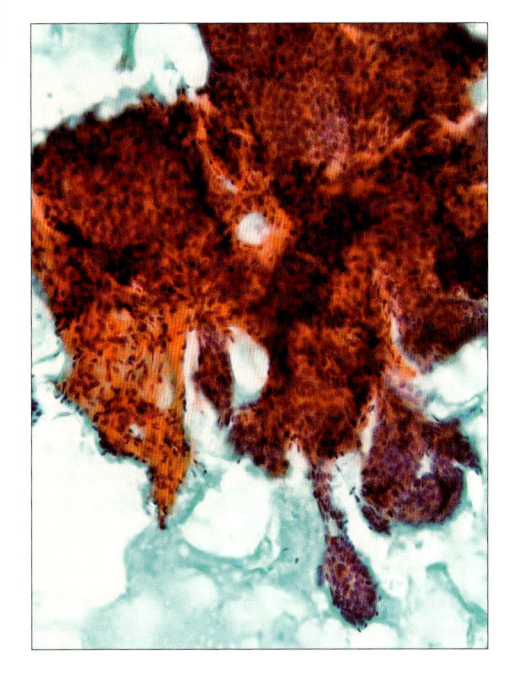

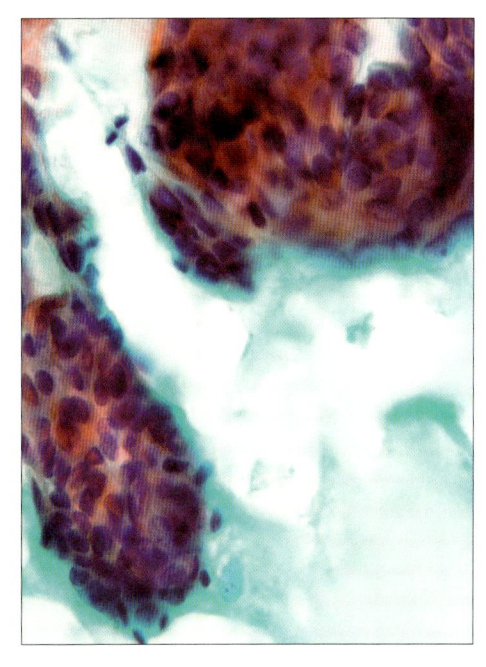

選択肢
①乳管内乳頭腫　②線維腺腫　③乳頭腺管癌
④葉状腫瘍　⑤わからない

問 26 乳腺腫瘤穿刺　50歳代　女性

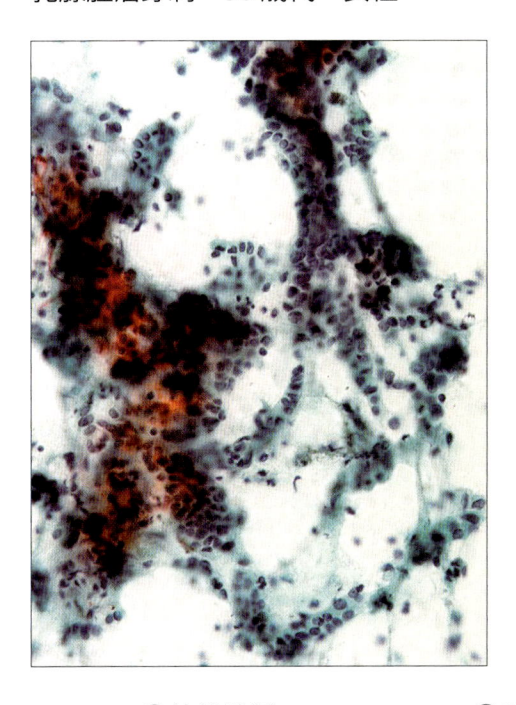

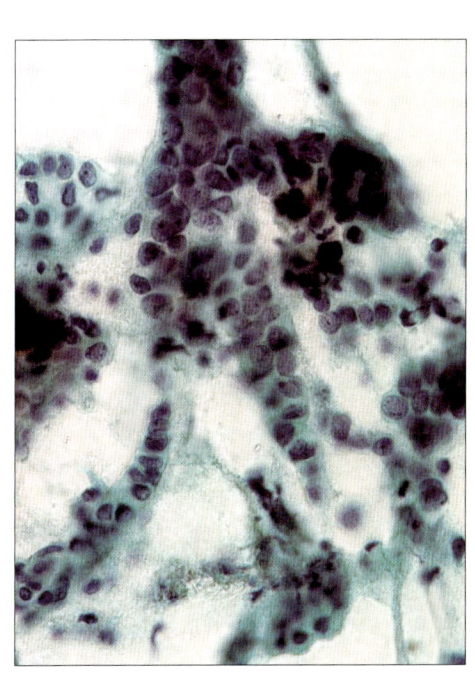

選択肢
①線維腺腫　②硬癌　③乳管内乳頭腫
④乳頭腺管癌　⑤わからない

問 27 甲状腺腫瘤穿刺　50歳代　女性

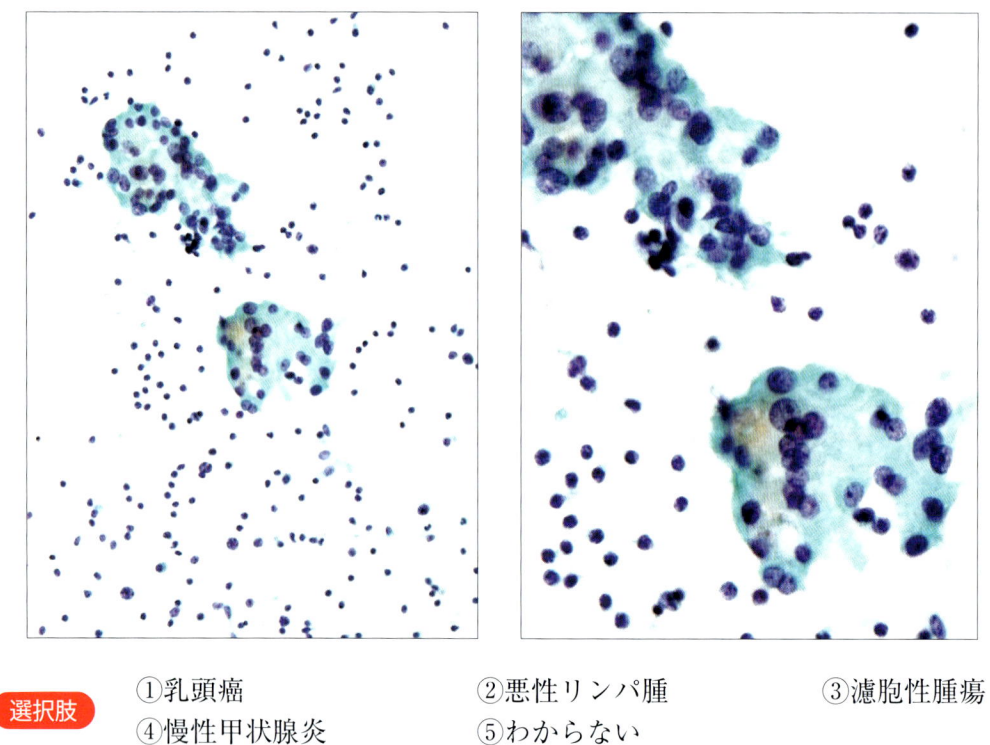

選択肢
①乳頭癌　②悪性リンパ腫　③濾胞性腫瘍
④慢性甲状腺炎　⑤わからない

問 28 甲状腺腫瘤穿刺　50歳代　女性

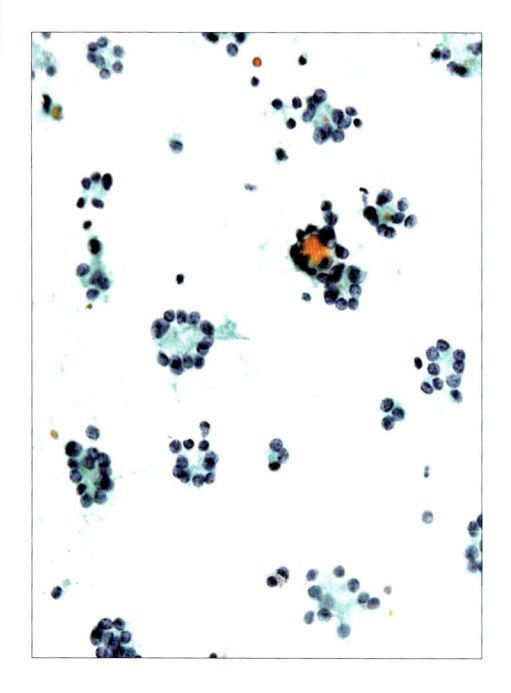

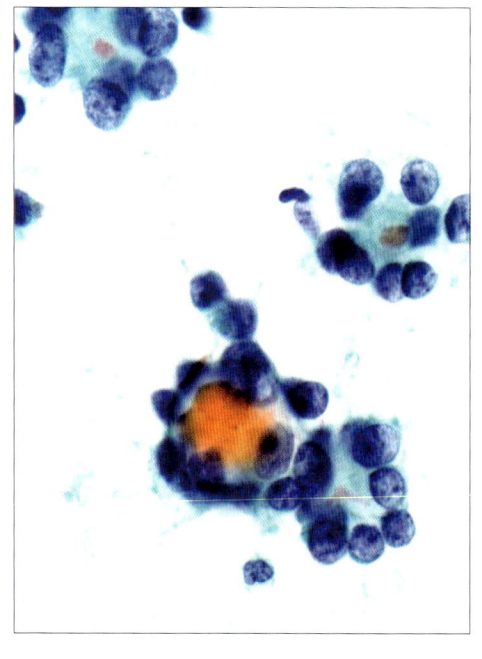

選択肢
①悪性リンパ腫　②濾胞性腫瘍　③腺腫様甲状腺腫
④乳頭癌　⑤わからない

問29 リンパ節穿刺　70歳代　男性

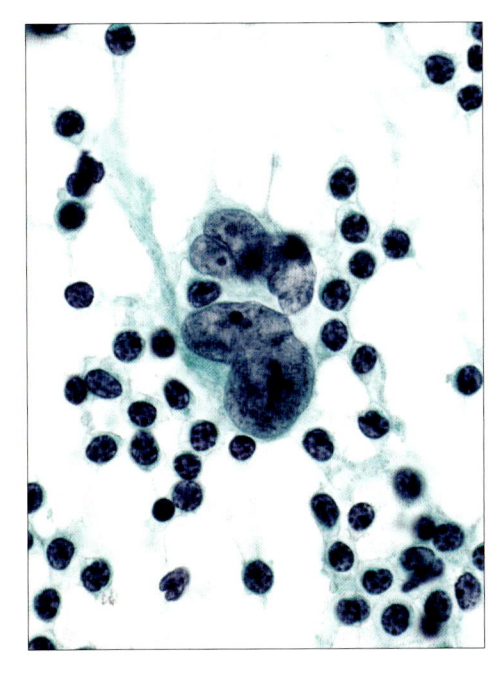

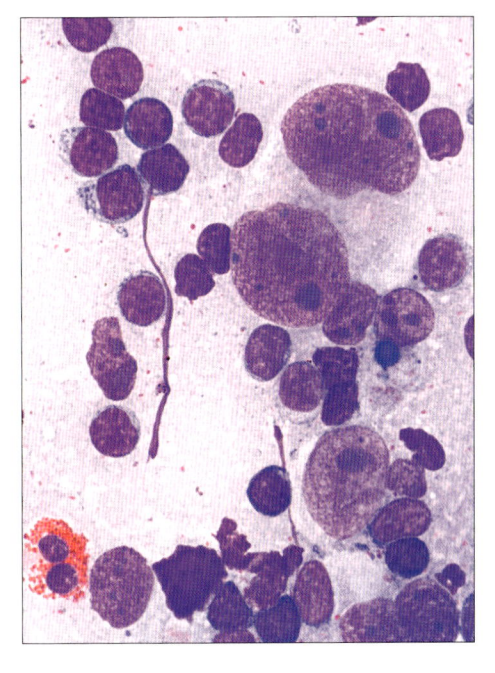

選択肢　①ホジキンリンパ腫　②非ホジキンリンパ腫　③転移性扁平上皮癌
　　　　④転移性腺癌　　　　⑤わからない

問30 肺塞栓部捺印　20歳代　女性

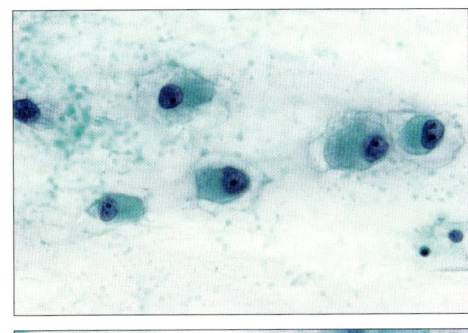

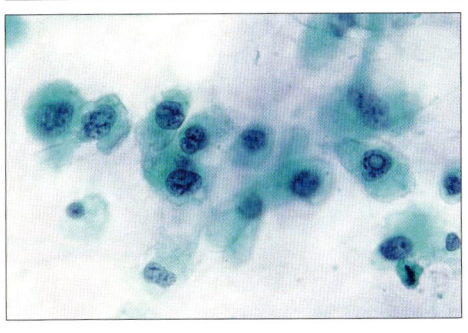

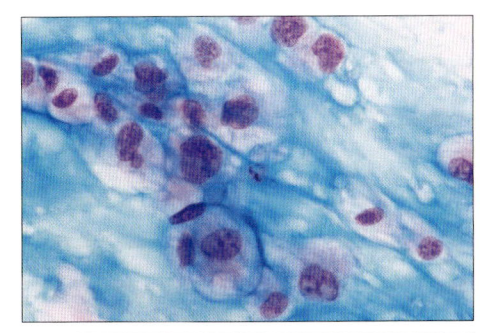

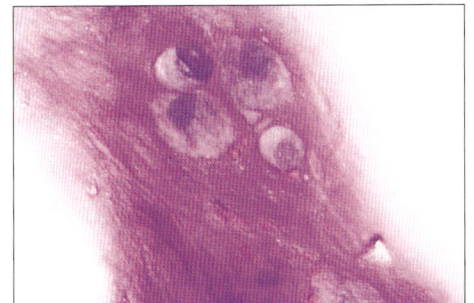

選択肢　①軟骨肉腫　　②骨肉腫　　　③横紋筋肉腫
　　　　④脂肪肉腫　　⑤わからない

（右の上：トルイジン青染色，右の下：メイギムザ染色）

精度管理事業としての自己採点方式スライドカンファレンスのあり方

矢羽田一信

1. 細胞診の信頼性

細胞診は，臨床から材料と患者情報が検査室に持ち込まれ，検査室で検査をして結果を臨床に報告する非常にシンプルなシステムです。

しかしこのシステムを作業要素に分けると，臨床では材料の採取，塗抹，固定，検査室では受付，染色，スクリーニング，判定，報告書の作成などの多くの作業要素があり，それに加えて臨床医，看護師，検査技師，細胞検査士，細胞診専門医などの多くの人が関わっています。そのため細胞診の品質の維持，向上のためにはこれらの要素をうまくつなげて管理していくシステムが必要となります。

つまり品質管理（精度管理）です。ここで間違えてはいけないのは品質管理とは，良い結果を生み出す仕組みがあることであって，品質管理をしているから品質がよいというわけではありません。よい品質とは患者さんに信頼を得てはじめて評価されるものです。

では細胞診の信頼性とはどのように評価されるのでしょうか？　システム工学では図1に示すように，要素が直列につながったシステムの信頼性は各要素の積で表すことができます。――たとえば材料の採取 0.8 というのは 10 回穿刺吸引を行ったら 2 回はうまく材料を取れないという意味です。つまり不良品が 2 回出るということです――臨床の信頼性を計算すると 0.8×0.95×0.9＝0.68 になり，約 30％が採取不良，塗抹不良，固定不良などで検体不良が起こり，診断が正しくできないという意味で信頼性が約 30％失われたことになります。みなさんの施設でも思い当たるところがあるのではないでしょうか。同じようにして検査室も計算すると 0.92 となり，細胞診全体では　0.68×0.92＝0.62 となります。これに複数の人間が関わるとさらに悪くなり，材料によっては 5 割を割ってしまうこともありえます。

したがって細胞診の品質はいくら検査室だけが努力してもよくなりません。今後細胞診が拡大発展していくためには病院全体で品質向上の取り組み（内部精度管理）が重要です。

その一方で近年，地域医療ネットワークの推進により，1 病院完結型から地域完結型へ移行する傾向にあり，患者が複数の施設を移動することが多くなっています。図2に示すように患者が複数の施設を移動することが，良い結果を生むとは限りません。逆に信頼性が低下することも考えられます。したがって施設間差をできるだけ小さくし細胞診の信頼性を高めなければなりません。そのためには外部精度管理が重要となってきます。

しかし近年，細胞診の対象範囲は拡大し，施設の種類や規模により細胞診の取り扱う対象範囲は多様化し，そこで働く細胞検査士のレベルにもばらつきが生じることが考えられ，統一した基準での評価が難しいのが現状です。したがって，まず個々の細胞検査士の現状やレベルを知ることが外部精度管理を行ううえで重要となってきます。

そこでわれわれは施設ではなく個々の細胞検査士のレベルを知り，それを評価するための基準データの蓄積を行うことや参加者自身が自分の状態を自己分析し，評価・修正ができる環境を提供する目的で自己採点方式スライドカンファレンスを実施しました。

図1 細胞診の信頼性

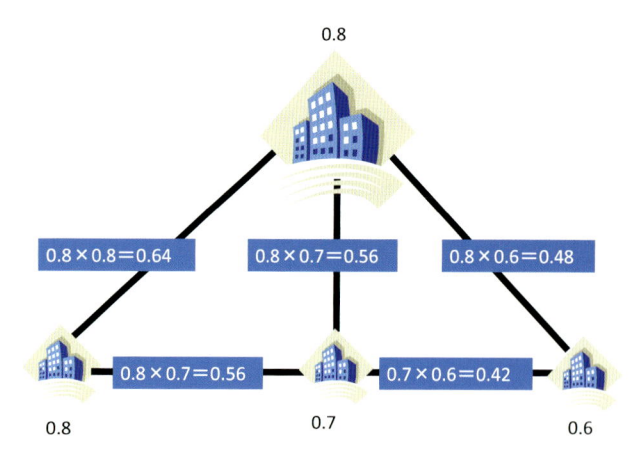

図2 地域での細胞診の信頼性

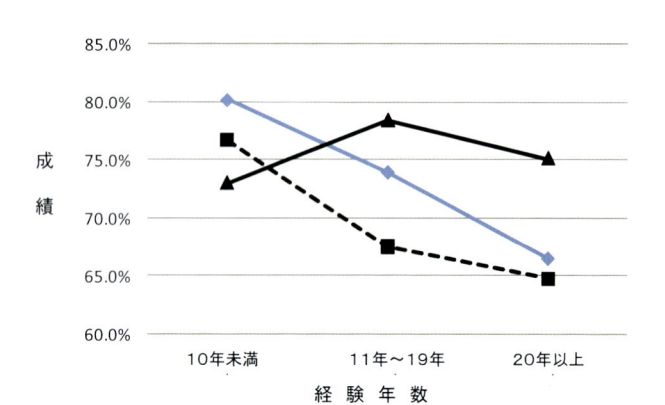

図3 勤務施設別・経験年数別成績

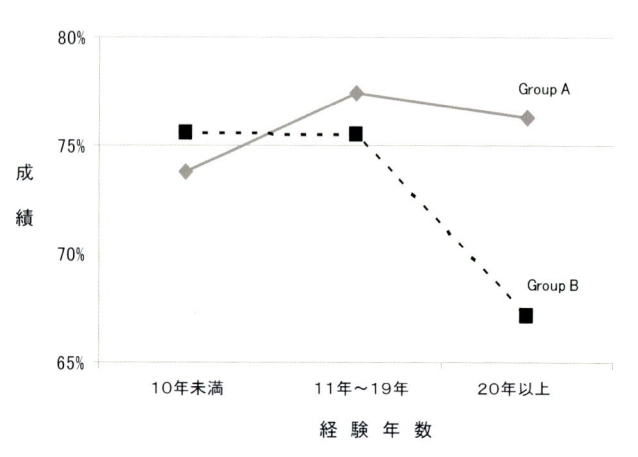

図4 日頃みている検体別・経験年数別成績
Group A：日頃，全域をみている群
Group B：日頃，全域をみていない群

2. 評価のあり方と考え方

われわれはこの精度管理事業を通じて得た結果や体験を毎回反省し，結果分析を行い大阪府における細胞検査士のレベルの把握と事業の効果や問題点の検討，そして改善について思考を重ねてきました。そこで，本事業で得た重要なデータの分析結果とその評価および地域における事業展開について述べたいと思います。

2-1 細胞検査士のレベルの把握

われわれは細胞検査士の対応範囲とレベルを知るために，出題する症例は全科領域を対象とし，組織像と同様の特徴的所見を有し組織型の推定が可能な症例や，従来から細胞診断が有効な症例を中心に正解率が80％になるように推定して出題しましたが，結果は大きく異なりばらつきがみられました。

データ解析の結果，図3，図4に示すように細胞検査士の対応範囲や診断精度は，勤務経験が長くなるほど日常取り扱う機会の多い材料に偏り，ばらついていくことがわかってきました。特に検査センターや検診センターでは顕著にその傾向が現れました。しかし病院勤務でも日頃全領域をみる機会の多い施設ではレベルの維持は容易でありますが，病院勤務の細胞検査士だけを比較するとその成績は検査センターや検診センター勤務よりもばらつきが大きく，多様化が進んでいることがわかってきました。

2-2 症例の習熟度の把握

出題した症例の正解率は22～100％までばらつきがありました。図5は各問題の正解率から平均正解率を引いた差を日頃みている群とみていない群に分けプロットしたものです。日頃みている群とみていない群の正解率には正の相関がみられました。

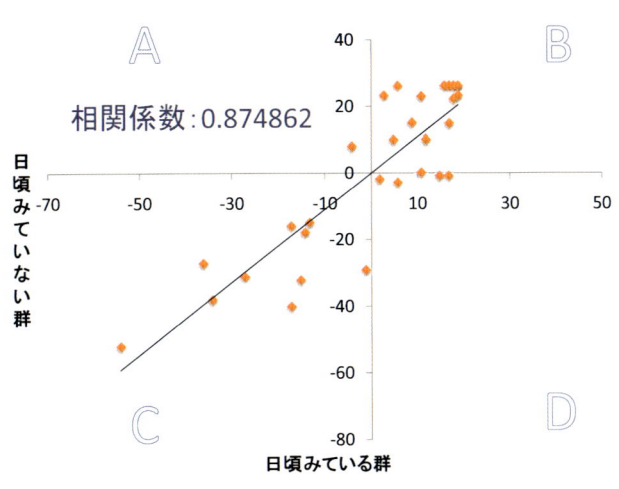

図5　経験差による正解率の相関

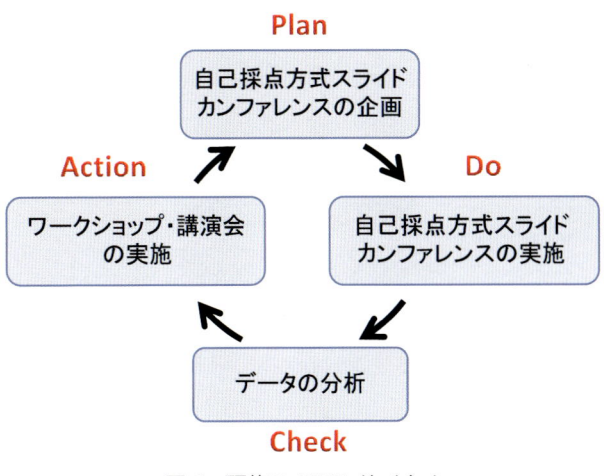

図6　研修のPDCAサイクル

B領域はみている・みていないに関係なく正解率が平均正解率よりも高い問題で，習熟度が高い症例群と考えます。

C領域はみている・みていないに関係なく正解率が平均正解率より低い症例群です。この領域には良悪の鑑別が必要な良性病変と異型の弱い悪性病変が含まれ，限られたスライドだけでは判断が難しく，スライド形式での評価は慎重に行わなければなりません。しかし，この領域を日頃みている細胞検査士の正解率が低かったことから，ガラス標本を用いたワークショップ形式での習熟度確認や研修が必要であると考えます。

D領域は正解率がみている群が平均より高く，みていない群が平均より低い症例群です。この領域は日頃みている経験が正の系統誤差を生んでいると考えます。

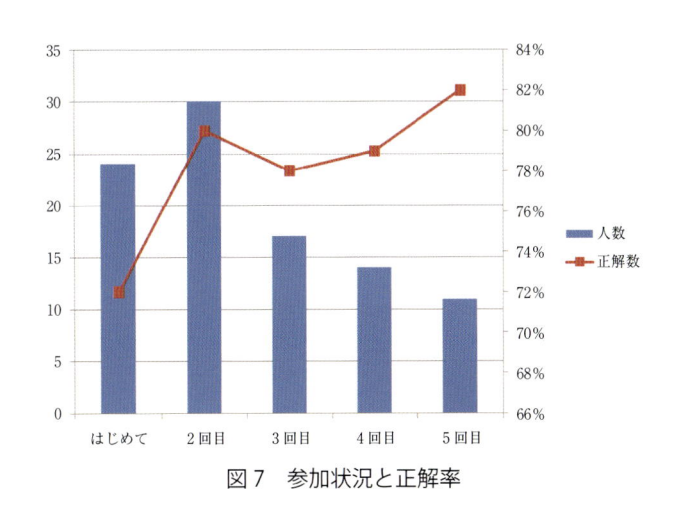

2-3 事業の問題点や効果の検討や改善

この事業をはじめてわかったことの一つに主催者側に問題があり成績がばらつくことです。——たとえば問題の不適性（画像や選択肢）や使用するプロジェクターなどの機器の不良，そして会場の状態やみる位置によりばらつきが起こることです。——われわれはこれらの問題を一つひとつ改善しながら，本事業の効果を確認してきました。そして図6に示すように，自己採点方式スライドカンファレンスを軸として講演会やワークショップを組み合わせて行う研修のPDCAサイクル体制を構築しました。これにより，図7に示すように年々参加者の成績は上昇し，ばらつきも小さくなり，施設間差を小さくする効果が期待できると考えられました。

図7　参加状況と正解率

2-4 評価のあり方と考え方

以上のことより，精度管理事業として本事業を行い細胞検査士のレベルの評価を行う場合，様々な問題や状況を加味する必要があることがわかってきました。しかし，基本的に日頃みている領域なら，出題した問題は正解することが原則であると考えています。しかし，図5のC領域の症例を評価する場合，その回答内容に注目する必要があります。C領域の症例の回答傾向を分析すると大きく2種類に分かれます。一つは回答が2つの選択肢に分かれる場合，もう一つは回答が多くの選択肢に分散する場合です。——たとえば前者の例として，正解は良性胆管上皮ですが胆管癌と回答が2つに別れたケースがありました。このケースは日常でも判定に苦慮する場合があり，2枚のスライドだけをみて正解することが難しかった可能性があることから，ワークショップなどの顕微鏡を使った方法での確認と研修が必要です。また後者の例として，正解は細気管支肺胞上皮癌ですが，す

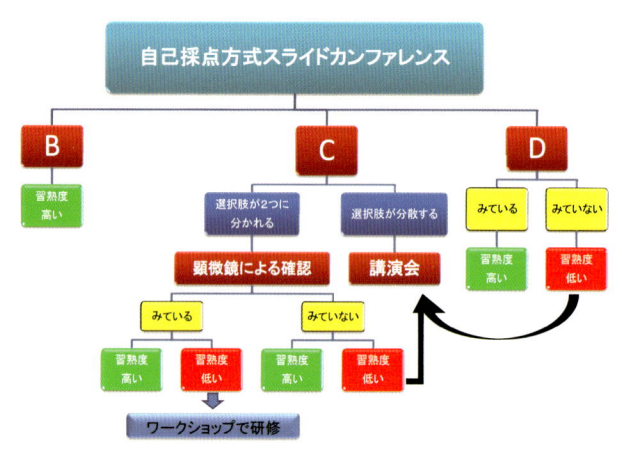

図8　地域における効率的な細胞診精度管理

べての選択肢に回答がばらついたケースがありました。このケースの場合，症例に対する習熟度が低いことが考えられ，学術集会などで講演を行い判定基準の整理が必要です。──このように自己採点方式スライドカンファレンスは問題点を発見し，地域の細胞診精度を向上させる対策を打ち出すPDCAサイクルのC（Check）の役割を果たすものであると考えています。参加者には成績から現状を自身で評価させ，自分に不足した部分の発見と勉強へのインセンティブを与え，われわれは地域全体の細胞診精度向上のための評価を下すことが本事業の重要な任務と考えます。

3. 今後の進展

　われわれは，平成18年から自己採点方式スライドカンファレンスに加え，ガラス標本を用いたワークショップ形式の精度管理事業を展開してきました。そして，スライドを用いた方式とガラス標本を用いた方式の利点と欠点がわかってきました。今後われわれはこれらを組み合わせることにより，地域に細胞診の品質を効率的に向上させる仕組み（図8）を作り上げることを目指しています。また，本書の出版をきっかけにそれが全国に広がることを希望しています。

大阪府における自己採点方式スライドカンファレンス実施の解析結果と今後の展望

小椋聖子　寺本友昭

1. はじめに

大阪府支部細胞検査士会（以下当会）では平成16年度（2004年度）より精度管理事業の一つとして，自己採点方式スライドカンファレンスを年1回行ってきました。ここでは本書の基となった6回分の自己採点方式スライドカンファレンスにおける取り組みと解析結果を振り返り，当会が考える外部精度管理としての自己採点方式スライドカンファレンスの今後の展望について述べたいと思います。

2. 自己採点方式スライドカンファレンスとは

当会では精度保証部を立ち上げ，将来，本格的な外部精度管理事業を行うための予備調査として自己採点方式スライドカンファレンスの実施を決定しました。その主な目的は，①個人レベルでの細胞判定能力の把握，②基本的な細胞判定能力のレベルアップと統一，③細胞診断におけるクライテリアの標準化に向けたデータ蓄積，の3点です。そのため，参加形態を施設単位ではなく，個人参加型としました。出題は典型的な症例から難易度の高い症例，稀少症例を含め，正解率80％を目標に作成しました。

自己採点方式スライドカンファレンスの実施方法は1問につき2枚のスライドを1分間投影し，選択肢から回答を選ぶ択一形式となっています。参加者は2枚の回答用紙（第5回からは複写式用紙を採用）に記入，回答終了後に1枚の回答用紙を提出し，手元に残したもう1枚の回答用紙をみながら解答を聞き，採点を行います。提出用回答用紙は無記名式で，参加者の細胞判定に関わる環境を把握するためのアンケートに回答してもらいます。アンケート内容は勤務施設の種類（病院，検査センター，検診センター，その他），経験年数，業務内容（細胞診専任，細胞診・病理兼任等），勤務状況（常勤，非常勤），主にみている検体の種類（婦人科，呼吸器，泌尿器，全科，その他）となっています。回収した回答・アンケート結果は集計後，出題症例の画像や選択肢の適否，症例の難易度の再評価を行い，その結果とともに，総合的な解析を行います。解析結果は本会ホームページ（http://www.naniwact.umin.jp）の他，本会学術研修会や日本臨床細胞学会大阪府支部会学術集会，日本臨床細胞学会秋期大会で報告し[1]，参加者に還元しています。

3. 自己採点方式スライドカンファレンスの取り組みと解析結果

〔第1回〕

平均正解率は74.3％でしたが，極端に低い正解率を示す問題が認められました。これらの問題は再評価において，画像の不良，不適切な選択肢，高難度であったことが低正解率の原因とされました。初めての実施でもあり主催者側の改善が必要と考えられました。

〔第2回〕

スライドプロジェクターの光量不足により投影画像が暗調となり，所見の把握が困難となる問題が認められました。投影機材の品質が正解率を左右したとする解析結果には，使用する機器の重要性を認識させられました。また重積性の強い細胞集団症例の良悪性判定や軽度異型を示す癌細胞症例の判定は投影スライドでは困難と評価された問題が認められました。これらのことは1～2回

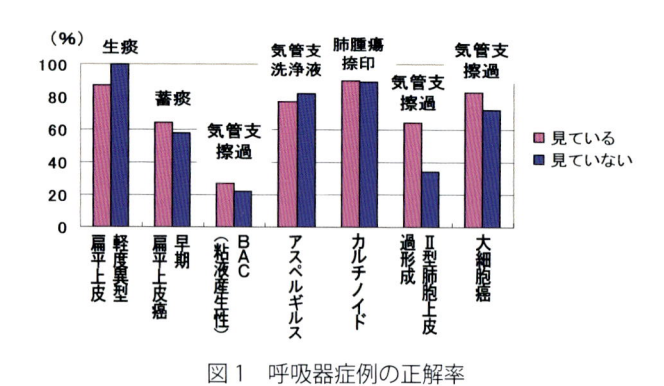

図1　呼吸器症例の正解率

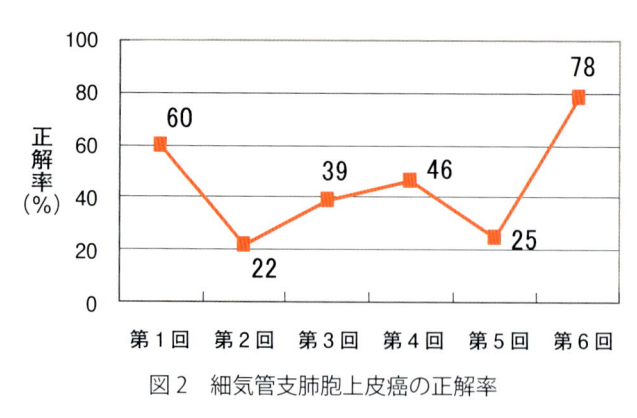

図2　細気管支肺胞上皮癌の正解率

目の経験から今後も起こり得ることであり，対応策としてプレパラートを実際に鏡検する精度管理のためのワークショップの開催を企画することにしました。

〔第3回〕

画像，設問などおおむね良好な内容の出題がなされました。今回より全体における各自のレベルを参加者が早期に把握できるように結果解析や総括に先駆け，正解率の速報をホームページに掲載しました。

第1回から第3回については矢羽田一信氏の論文[2]に詳細な解析結果が掲載されていますのでそちらも参照してください。

〔第4回〕

今回から日本臨床細胞学会大阪府支部の協力を得て，問題作成の段階から専門医の指導，助言を受けることにより，施設認定制度への利用が可能な"細胞診精度管理研修会参加証書"を発行することができるようになりました。このことは"参加証"のみを発行していた前回に比べ，参加者の拡大につながりました。また，今回から通常の解答とは別に，過去3回の解析結果を踏まえながら低正解率が予想される問題，鑑別診断を要する問題をピックアップし，理解を深めるための詳細な解説を加えた解答を行いました。

〔第5回〕

以前は回答者が主にみている材料を領域ごとにアンケートとして調査していましたが，今回より設問ごとに"経験値（日常業務において頻繁に携わっている材料か否かを数値化したもの）"を記載する欄を設けました。これにより同じ領域であっても採取部位，採取方法によって経験度の違いが正解率に反映した症例を分類することが可能となりました（図1）。また実施会場において，回答者に混じり投影状態，画像の適否を評価しました。この評価を解析に加えることにより回答者の座席位置と正解率の関連性の有無や画像の投影状態が正解率に影響した問題を認識することができました。さらに設問の選択肢に"わからない"を追加しました。全30問に回答することを条件に参加証書を発行しているため，わからない問題があっても無理に選択肢を選び，回答欄を埋めることが懸念されるからです。そのような回答は真の細胞判定能力を反映しておらず，精度管理上，無意味なデータとなります。しかし，"わからない"の選択肢を選んだ場合には，他の条件（画像の適否，回答者の経験値，投影状態など）と組み合わせて解析することにより，わからなかった原因を明らかにできる有用なデータとなります。今回，5%以上の回答者が"わからない"を選択した問題は回答者の経験不足によるものと不適切な画像によるものに原因が二分されました。

〔第6回〕

前回行った投影状態の評価や回答者からの要望を踏まえ，投影方法を変更（1台のプロジェクターを使用しスクリーンに投影）した結果，投影画像が良質になり，不適画像が原因の正解率の低下や座席位置による正解率のばらつきは解消されました。また，過去5回において常に低正解率であった細気管支肺胞上皮癌（粘液産生型）が投影環境の改善も手伝い，80%近い正解率に達しました（図2）。この病変に関しては，繰り返し出題を行い，解答時には詳細な解説を行ってきたことが，判定能力のレベルアップにつながったと考えます。

一方，新たに発生した低正解率の原因として，ベセスダ分類による選択肢の併記があげられました。前年の学術研修会ではベセスダ分類に関する講演やミニシンポジ

図3 勤務施設別の参加者数の変遷

図4 各回の平均正解率

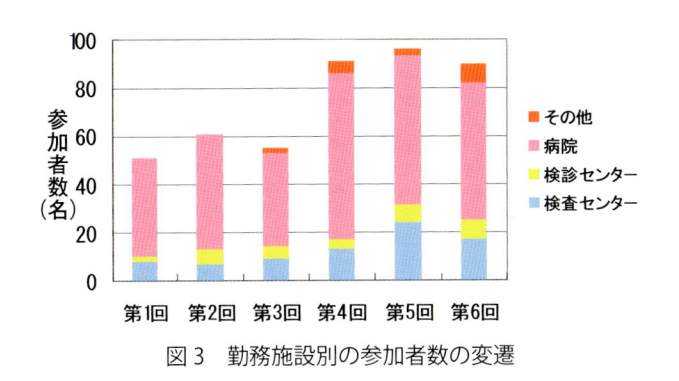

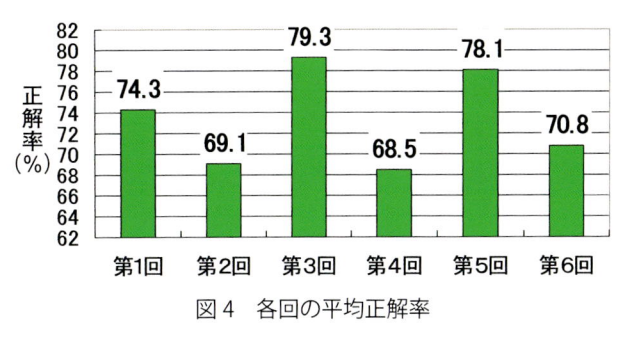

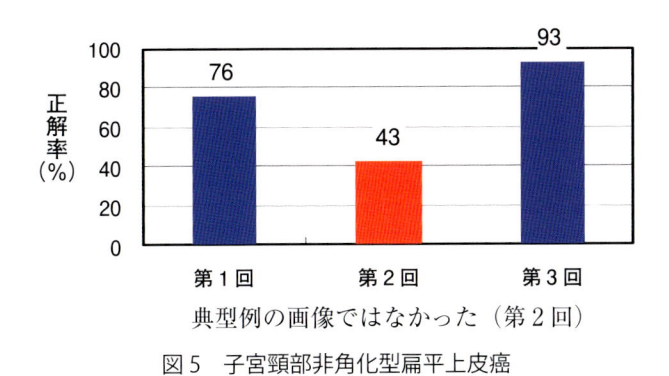

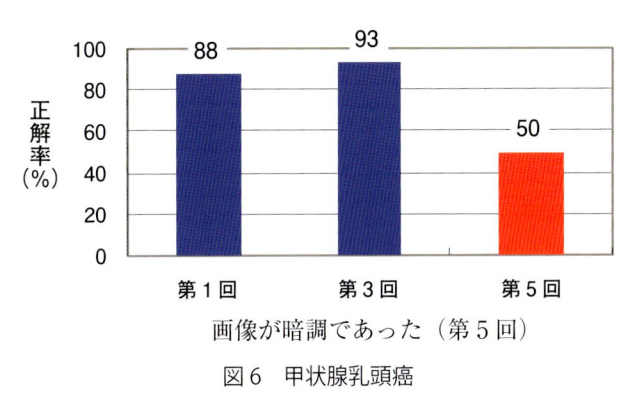

典型例の画像ではなかった（第2回）
図5 子宮頸部非角化型扁平上皮癌

画像が暗調であった（第5回）
図6 甲状腺乳頭癌

ウムを開催しましたが，概念，用語，クライテリアの理解は未だ不十分であったと考えます．今後もベセスダ分類の理解と判定基準の統一化に向け，継続的な策を要すると考えます．

4．今後の展望

4-1 参加者の拡大

全6回の参加者数と勤務施設の内訳を図3に示します．第4回から参加者数が大幅に増加しているのがわかります．当会学術研修会（毎年1月）での実施が周知されるようになったこと，細胞診精度管理研修会参加証書を発行するようになったことが参加者の拡大につながったと考えます．しかし，4回以降は伸び悩み，100名足らずの状態が続いています．これは大阪府下の細胞検査士の3割にも満たない数字で，当会が目指すところの会員全体の細胞判定能力の向上，判定基準の統一化にはまだまだ至らない状況と考えます．自己採点方式スライドカンファレンスが実施される当会学術研修会では，会員の意見，要望を取り入れながら内容を充実させ，魅力ある学術研修会とすることで参加者数の増加を目指したいと考えます．また，インターネットを利用するなどの新しい方法の開発は新たな参加者の開拓にもつながるのではないかと考えます．

4-2 細胞判定能力のレベルアップの把握

自己採点方式スライドカンファレンスに参加することにより，自己の細胞判定能力の把握が可能となり，回を重ね参加することで，その推移も認識することができます．また，各回の平均正解率（図4），参加回数と正解率の経時的推移（P.95の図7参照）などから参加者全体の成績を大まかに把握することが可能です．しかし，主催者側は個人の細胞判定能力の経時的変化を把握することはできず，個々がレベルアップしているか否かの判断はできません．主催者側が個人のレベルを把握することで，より的確な支援を提供できると考えます．スライドカンファレンスの成績といった個人データの蓄積方法，個人データの認識が可能となる実施方法の検討が必要と考えます．

4-3 一貫した精度管理事業の実施

投影方式による自己採点方式スライドカンファレンスでは投影画像の適否によって正解率が変動し（図5，図6），実際の細胞判定能力を明らかにできないことがあります．その場合，細胞判定能力の真のレベルを検証する

ため，自己採点方式スライドカンファレンスで用いた症例のプレパラートを実際に鏡検するワークショップを開催しています．また，スライドカンファレンスでは出題困難な病変（先述）や標本の適・不適を評価する問題もワークショップでの出題により，補っています．

さらに，当会主催の学術集会や講習会では，自己採点方式スライドカンファレンスで正解率が低かった領域や病変をテーマとし，再学習ができるよう企画しています．今後はこのような自己採点方式スライドカンファレンスを軸とした精度管理事業において，個人の成果，教育効果を把握できる事業への展開が必要と考えます．

5. おわりに

自己採点方式スライドカンファレンスは大阪府のみならず，日本臨床細胞学会細胞検査士セミナーにおいても当会の実施方法がほぼ踏襲され，行われています．これは本方法が外部精度管理の一方法として，有用性が認められた結果と考えます．ここに至るには，日本臨床細胞学会大阪府支部の先生方のご尽力と当会会員のみなさま方のご協力を欠かすことはできませんでした．この場をお借りして感謝を申し上げますとともに，自己採点方式スライドカンファレンスの有益な外部精度管理事業としてのさらなる充実と発展を目指したいと思います．

〈引用・参考文献〉

1) 寺本友昭，田路英作，森島英和，吉村英雄，矢羽田一信，清水恵子，南雲サチ子：細胞診外部精度管理の一方法（その1）―自己採点方式スライドカンファレンスについて．日臨細胞誌 **46**（suppl. 2）：496, 2007.
2) 矢羽田一信，寺本友昭，清水恵子，南雲サチ子：大阪における細胞診の外部精度管理調査（自己採点方式スライドカンファレンス）結果の解析．日臨細胞誌 **48**：170-175, 2009.

自己採点方式スライドカンファレンス回答用紙

開催日時： 年 月 日

(注1) 回答欄には選択肢の番号1から5のいずれかを記入してください。

(注2) 経験値欄には，日常見ている領域ならば1を，見ていない領域ならば2を記入してください。

問題	回答欄	経験値
1		
2		
3		
4		
5		
6		
7		
8		
9		
10		

問題	回答欄	経験値
11		
12		
13		
14		
15		
16		
17		
18		
19		
20		

問題	回答欄	経験値
21		
22		
23		
24		
25		
26		
27		
28		
29		
30		

アンケート調査にご協力ください

1．施設種類
　　①検査センター　②検診センター　③病院　④その他（　　　　　　　　）

2．経験年数（　　　　年）

3．主に見ている検体種類（複数回答可）
　　①婦人科　②呼吸器　③泌尿器　④全科　⑤その他（　　　　　　　）

4．細胞診の従事状況
　　①細胞診専任　②兼任[1.病理　2.生理　3.その他（　　　　　　　）]　③現在見ていない

今回のスライドカンファレンスの感想や希望をご記入下さい。

(　　　　　　　　　　　　　　　　　　　　　　　　　　　　　　　　　)

ご協力ありがとうございました。

スキルアップ！
―苦手意識克服のためのポイント解説―

1 子宮内膜
構造異型を加味した細胞診断の実際

大阪府済生会野江病院　清水恵子

2 呼吸器
腺系の良性異型細胞と異型軽度な腺癌の細胞像

国立病院機構近畿中央胸部疾患センター　寺本友昭

3 消化器
「胆汁細胞診の判定基準」と具体的な細胞像

大阪府立成人病センター　竹中明美

4 乳腺
腫瘤穿刺細胞診で間違えやすい疾患の鑑別所見

大阪大学大学院医学系研究科保健学専攻　南雲サチ子

5 泌尿器
低異型度尿路上皮癌を見落とさないために

大阪大学医学部附属病院　吉村英雄

1 子宮内膜　構造異型を加味した細胞診断の実際

清水　恵子

【はじめに】

　細胞診において子宮内膜増殖症を指摘することは子宮内膜癌の早期発見につながり，その精度向上の実現には構造異型を加味した判定基準が必須である[1〜6]。また，細胞診材料はartifactsのため採取される細胞集塊の大きさ，量，種類に差があり一定でない。そのため，異常細胞集塊の出現頻度・出現数の把握も重要となる[7]。我々は，①集塊の幅がほぼ同じであるか不整であるか。②集塊の周囲に内膜間質細胞の付着がみられるかどうか。③集塊内の腺腔数はどうかの3点に着目することにより，不規則な拡張，突出，分岐の有無，集塊内部が腔状であるか否か，腺管構造の複雑性の程度等を認識し病変の推定に用いている[8]。今回は，構造異型を加味した判定法の実際について述べる。

【なぜ構造異型を加味した判定法は有用か？】

　エンドサイト，エンドサーチ，ウテロブラシ等で採取され，直接塗抹された標本においては，重積性が強い，出血著明などの理由により細胞所見の詳細な観察が不可能になることが多い。言い換えれば組織構築を反映した組織様大型集塊が採取されることが多く，構造異型を加味した判定法が有用となる。また，内膜増殖症を細胞診で指摘する場合には，細胞異型を示さない病変をも対象とすることになり，細胞異型のみの判定法には限界が生じる。

【細胞集塊所見】

1）土管・シート状集塊

　正常内膜においては，豊富な内膜間質のなかにほぼ均等な幅の腺管が規則正しく配列している。組織構築を反映した組織様大型集塊より，採取時，塗抹時のartifactsで腺管が外れると，土管状集塊として，さらに開くとシート状集塊として出現する。集塊の周囲には，内膜間質細胞の付着が観察される。また，被覆上皮もシート状に出現する。

2）拡張・分岐集塊

　内膜増殖症においては，内膜間質がまだ豊富に存在する中に類円形を主体とする腺腔が拡張を示す，あるいは，内膜間質の割合が少なくなり複雑な形状の腺腔が増殖する。細胞像では，組織様大型集塊で出現すれば，内膜間質とともに拡張・分岐を示す腺管が観察される。このような集塊から，採取時，塗抹時のartifactsで腺管が外れると，単個の拡張・分岐集塊（写真1）として出現する。これらの集塊の周囲には内膜間質細胞の付着が観察され，中側が腔状であると判断される。

3）乳頭・管状集塊

　病変が進行すると，腺管の癒合，腺管間の反応性線維化，間質の壊死などが観察されるようになる。乳頭状増生が主体の場合には，周囲に内膜間質の付着を伴わない乳頭状集塊の出現がみられる。上記の乳頭状集塊は，擦り合わせ処理などにより内部の間質成分（fibrovascular core）が露出し，いわゆる'樹枝状集塊'として観察されることがある（写真2）。腺管の癒合が主体の場合には，多数の腺管密集が立体的に観察される（写真3）。しばしば，乳頭状増生と腺管密集が同一集塊内に観察される（写真4）。

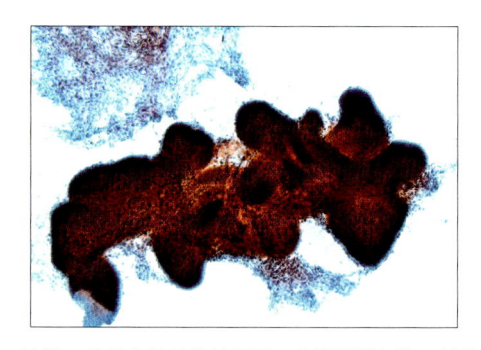

写真1　拡張・分岐集塊は集塊周囲の内膜間質細胞の付着と，最大幅が最小幅の倍以上であることにより定義付けられる

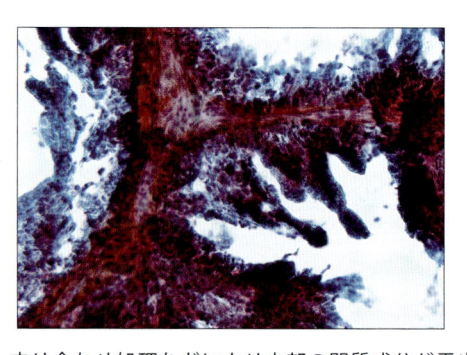

写真2　すり合わせ処理などにより内部の間質成分が露出した，いわゆる'樹枝状集塊'

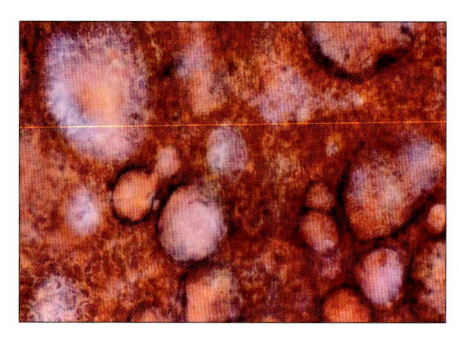

写真3　大小様々な多数の腺管の密集が立体的に観察される

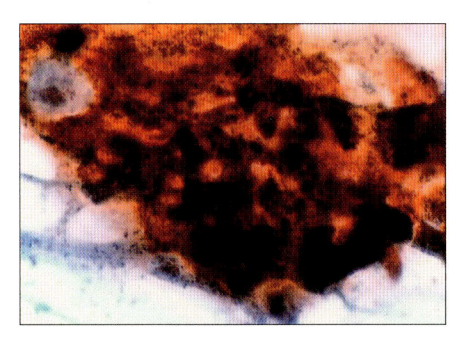

写真4　乳頭状の増生と腺管の密集が同一集塊内に観察されている

4）不整形突出集塊

上述の集塊に当てはまらないもので集塊の辺縁から小突起が見られるものを，不整形突出集塊と分類する。ただし，集塊の辺縁の細胞質が保たれていることとし，単に崩れた集塊とは区別する。

5）化生性不整形突出集塊

不整形突出集塊のうち，化生細胞のみで構成されているもの。この集塊は異常集塊とはしない（**写真5**）。

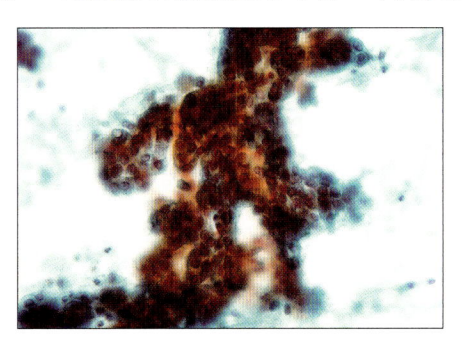

写真5　萎縮内膜に出現した化生性不整形突出集塊。好酸性化生を示す細胞で構成されている

【付随所見】

背景の壊死物質，扁平上皮化生，小集塊異型細胞の出現の有無を付随所見とする[5]。

【判定基準と実際の進め方】

施設内の組織学的裏付けを得られた細胞診標本に関して，再評価（標本中の全ての細胞集塊を正常集塊〈土管・シート状集塊，化生性不整形突出集塊〉，異常集塊〈拡張・分岐集塊，乳頭・管状集塊，不整形突出集塊〉に分類し，異常細胞集塊の出現数，占有率を計数）を行い，判定基準を定める。実際の鏡検では，まず対物4倍レンズで標本全体を観察し，phase，腺管と内膜間質の割合より可能性のある病変を絞り込む。次に，適宜種々の対物レンズを用いながら通常のスクリーニングを行う。その際に，集塊内に腺腔を認めた際には，対物20倍レンズ視野（直径約1mm円）内の腺腔数を確認する[8]。標本中の全集塊を分類し，異常細胞集塊の出現数，占有率（異常細胞集塊数／全集塊数）を計数する。最後に矛盾点がないかどうかを確認することも重要であり，特に，構造異型をみることに捉われて背景所見を見落とすことのないように留意する。

【まとめ】

内膜腺は豊富で柔らかな間質に埋もれた腺管である。この特徴が細胞診での腺全体の構造変化の観察を可能にしている。まず腺の構造を把握し，細胞個々の所見を観察していくことが病変の全体像を理解するためには必要である。

子宮内膜細胞診の診断基準の確立には，客観的で再現性の高い診断基準を用いることが重要である。また，現時点で何を目的として判定するべきなのかを再考し，内膜細胞診に取り組むべきであると考える。

【引用・参考文献】

1) Norimatsu Y, Shimizu K, Kobayashi T et al : Cellular Features of Endometrial Hyperplasia and Well Differentiated Adenocarcinoma Using the Endocyte Sampler. Cancer Cytopath **108**：77-85, 2006.
2) 清水恵子, 小椋聖子, 小林八郎 他：子宮内膜細胞診疑陽性例の検討―構造異型を加味した判定基準を主体に―. 日臨細胞誌 **41**：89-94, 2002.
3) 則松良明, 森谷卓也, 香田浩美 他：子宮増殖症および類内膜腺癌 grade-1 の細胞像に関する検討―細胞集塊の形態異常を中心に―. 日臨細胞誌 **37**：650-659, 1998.
4) Jobo T, Tateoka K, Kuramoto H : Study on the Long-Term Follow-Up of Endomatrial Hyperplasia. Int Clin Oncol **1**：163-169, 1996.
5) 則松良明, 香田浩美, 浜崎周次 他：子宮内膜細胞診における正常内膜, 腺腫性増殖症, 高分化型腺癌の細胞学的検討―細胞集塊形態の比較を中心に―. 日臨細胞誌 **34**：439-448, 1995.
6) Kurman RJ, Kaminski PF, Norris HJ : The Behavior Endometrial Hyperplasia A Long-Term Study "Untreated" Hyperplasia in 170 Patient. Cancer **56**：403-412, 1985.
7) 則松良明, 清水恵子：非増殖性内膜細胞像を中心に. クリエティブサイトロジー2, 武藤薬品, 東京, 2005.
8) 則松良明, 森谷卓也, 香田浩美 他：分化型類内膜腺癌の細胞像に関する検討―腺密集増殖集塊について―. 日臨細胞誌 **39**：389-395, 2000.

2 呼吸器 腺系の良性異型細胞と異型軽度な腺癌の細胞像

寺本 友昭

【はじめに】

肺腺癌は多彩な組織像を呈する。これらの細胞診断は悪性の判定においては比較的容易とされているがまれに判定に苦慮する症例に遭遇することがある。それらは細気管支肺胞上皮癌に代表される異型軽度な腺癌であるが異型腺腫様過形成や反応性過形成細胞といかに鑑別するかが呼吸器細胞診の課題である[1]。日本臨床細胞学会大阪府支部細胞検査士会主催の自己採点方式スライドカンファレンスにおいても正解率が低かった。本稿では細気管支肺胞上皮癌（粘液産生性，非粘液産生性）に加え異型腺腫様過形成，Ⅱ型肺胞上皮過形成細胞の細胞所見と相互の鑑別点につき解説する。

【細気管支肺胞上皮癌の名称について】

2008年からの世界肺癌学会の組織分類改定作業により現在，細気管支肺胞上皮癌（BAC）とされている純粋な lepidic growth pattern の腺癌を Adenocarcinoma in situ（AIS）とし前浸潤性病変に分類することが提案されている[2]。近々，分類名の変更の可能性があるが本稿ではBACの名称を用いる。

【Ⅱ型肺胞上皮過形成細胞の細胞所見】

Ⅱ型肺胞上皮過形成細胞は間質性肺炎や器質化肺炎など種々の肺疾患において認められるが通常，良性との判定は容易である。しかし，時に変性のため核の濃染や腫大を呈し腺癌との鑑別に苦慮する場合がある。それらを的確に判定するには異型の乏しい過形成細胞を認知し精通することが重要と考えるが一般的に異型軽度ゆえ過形成細胞と認識されず見過ごされている可能性が大きい。細胞所見は①出現様式：結合緩やかな平面的で核間距離均等な小集団または散在性で少数。②細胞質：類円形，立方系で組織球類似の微細空胞状。大型の細胞を少数混じることあり。③核所見：中心性の小型類円形，大小不同はないか軽度。N/C比は低く切れ込みなどの不整はない。④クロマチン：腺癌に比べ粗い顆粒状で均等，疎に分布。核縁の肥厚はなし。⑤核小体：小型で明瞭でない。⑥背景：組織球など炎症細胞を多数認めることが多い。以上であるが腺癌と比べN/C比，核，クロマチンの性状の違いが鑑別の重要ポイントである。写真1は間質性肺炎に出現した過形成細胞でややクロマチンの増量あるが核の不整なくN/C比小など典型的な過形成細胞。写真2は器質化肺炎症例で大型細胞，クロマチンの不規則分布細胞あるもN/C比小。核形不整を認めない。

【異型腺腫様過形成細胞】

前浸潤性病変に分類される前癌病変である。細胞像は良性と悪性の中間に位置し鑑別に困難を伴うが良性過形成細胞に比べN/C比がやや大，クロマチンもやや増量し濃染気味であること。捺印材料では散在性細胞が多いこと。また，腺癌とではクロマチンの性状（細かさ，密度，不均等分布，核縁の不均等肥厚），出現細胞数，集団の大きさが重要な鑑別点である。写真3では写真1に比べN/C比の増大とクロマチンの増量が認められるが写真4に比べクロマチンの密度が低く核縁の不均等肥厚軽度，核溝などの核形不整が認められないなど両者の中間的な所見を認める。

【粘液非産生性細気管支肺胞上皮癌】

細顆粒状クロマチンが密に充満し，核溝や核の切れ込み，核縁の不均等肥厚を示す類円形核を有するN/C比大の小型細胞が平面的配列の大，小の集団で多数認められる。良性やAAHとはクロマチンの性状（淡染する場合もあるが細顆粒状クロマチンが密に分布），核形不整（核溝や切れ込みを認める），N/C比大，細胞数多数，核間距離不均等などが重要な鑑別点である。写真4では核形不整（一部に核溝あり）や大小不同は認めないがクロマチンの不均等分布，核縁の不均等肥厚，N/C比の増大，核の不規則配列が認められる。写真5では微細な顆粒状クロマチンの充満，明瞭な核内封入体，軽度の核大小不同を認める。

以上，鑑別点を肺癌学会取り扱い規約の「細気管支肺胞上皮癌を中心とした異型軽度の高分化乳頭型腺癌と異型腺腫様過形成の細胞所見」の鑑別表を基に私見を加え表1にまとめた[3]。最も重要な鑑別点は核の種々の性状と形状，N/C比であろう。

【粘液産生性細気管支肺胞上皮癌】

豊富な粘液による偏在核を特徴とする。他の腺癌の亜型でも粘液産生はあるがBACでは平面的な配列集団を認める（擦過など）。杯細胞増生との鑑別点は集団内に線毛細胞を認めない，核に切れ込み，核溝などの異型を示す点，細顆粒状クロマチンの増量，核小体著明などがあげられる。写真6では粘液のため核偏在と亀甲状の配列を呈し，核小体明瞭，細顆粒状クロマチンの増量，核縁の不均等肥厚，切れ込みなどの核形不整を認める。

【まとめ】

以上，BACとその周辺の異型細胞の鑑別点を述べた。微細な異型の差であり鑑別は容易ではないが緻密なスクリーニングを行い異型軽度な細胞に注目しその由来を常に突き止める姿勢が重要と思われる。最後に写真7の赤丸の中の細胞はどうでしょう？ 周辺の細胞よりやや

大型でN/C比上昇しています。反応性の過形成細胞ですがあなたは通り過ぎてはいませんか？

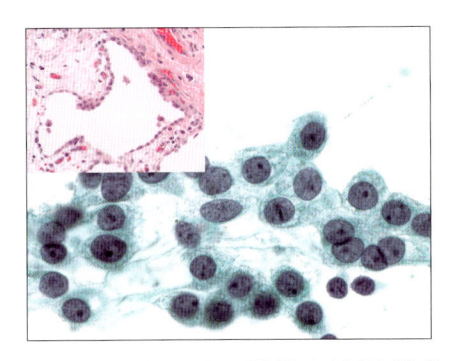

写真1　間質性肺炎に出現したⅡ型肺胞上皮過形成細胞（擦過）

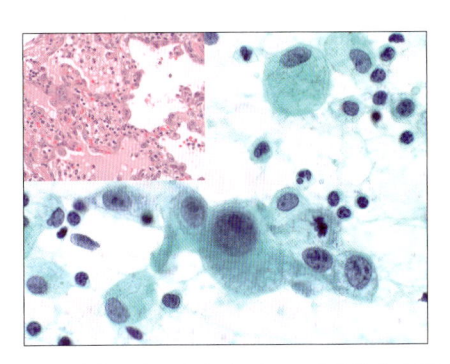

写真2　器質化肺炎に出現した大形のⅡ型肺胞上皮過形成細胞（擦過）

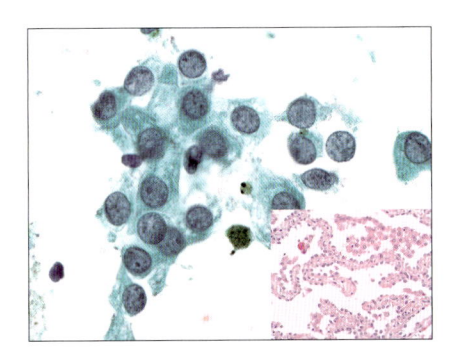

写真3　異型腺腫様過形成の細胞と組織（肺腫瘍捺印）

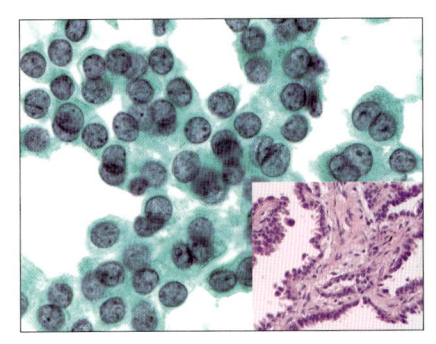

写真4　粘液非産生性細気管支肺胞上皮癌の細胞と組織（擦過）

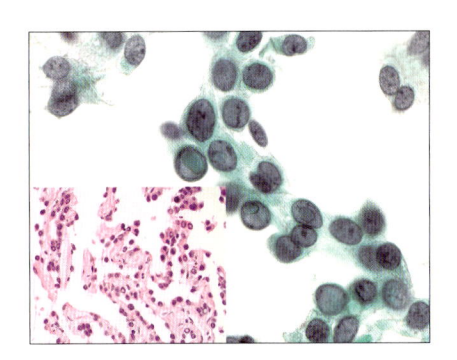

写真5　粘液非産生性細気管支肺胞上皮癌の細胞と組織（擦過）

表1　Ⅱ型肺胞上皮過形成，異型腺腫様過形成，粘液非産生性細気管支肺胞上皮癌の細胞所見

細胞所見	Ⅱ型肺胞上皮過形成	異型腺腫様過形成	粘液非産生性BAC
細胞出現数	少ない	少ない	多い
集団の大きさ，形状	孤立性，平面的小集団	孤立性，平面的小集団	大小の平面的集団
細胞の形状	類円形，立方状	類円形，立方状	類円形，立方状
細胞の大きさ	小形，大形も混じる	小形，大小不同に乏しい	小形，大小不同軽度あり
細胞質の性状	微細空胞状	微細空胞状	微細空胞状，淡好酸性
N/C比	小	中	大
核の形状	円形，楕円形	円形，楕円形	円形，楕円形
核の切れ込み，核溝	ほとんどなし	まれにみられる	しばしばみられる
核の大きさ	小形，大小不同まれ	小形，大小不同わずか	小形，大小不同軽度あり
核内クロマチン	顆粒状，疎に均等分布	顆粒状，やや不均等分布	細顆粒状密に不均等分布
核縁の肥厚	まれに均等肥厚	まれに不均等肥厚	不均等肥厚あり
核間距離	均等	不均等	明らかに不均等
核小体	小形で明瞭でない	認められる	明瞭，大小不同あり
核内封入体	まれに認める	まれに認める	多数に認める症例あり
背景	しばしば組織球等出現	きれい	きれい

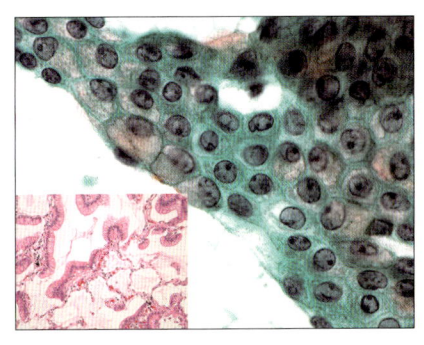

写真6　粘液産生性細気管支肺胞上皮癌の細胞と組織（擦過）

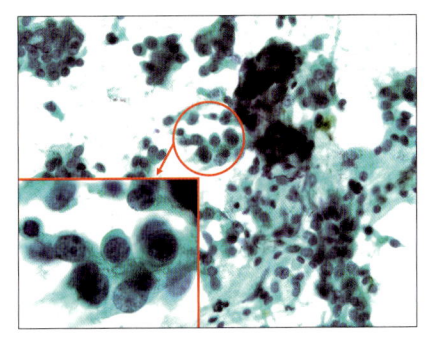

写真7　気管支擦過標本中に少数認められた異型細胞

【引用・参考文献】
1) 岡輝明，是松元子：肺の腺系異型細胞は難しい―悪性と紛らわしい肺腺系細胞の鑑別―. 日臨細胞誌 **46**：379-382, 2007.
2) 野口雅之：肺腺癌 組織診断の考え方. 病理と臨床 **28**：128-131, 2010.
3) 日本肺癌学界（編）：臨床・病理 肺癌取り扱い規約 第6版. 金原出版，東京，2003.

3 消化器 「胆汁細胞診の判定基準」と具体的な細胞像

竹中 明美

【はじめに】

胆道領域の病変では組織採取が困難な症例も多く，胆汁細胞診の判定が重要になる．しかし，正診率は施設間で格差が大きく，日本臨床細胞学会胆汁細胞診研究班では，細胞診断基準を明らかにすることが重要と考えた．今回，その判定基準と具体的な細胞像，判定方法を解説し，胆管擦過細胞診への応用と変性の少ない標本作製法について述べる．

【貯留胆汁細胞診の判定基準】[1]

日本臨床細胞学会胆汁細胞診研究班の貯留胆汁細胞診の判定基準を紹介する（表1）．①細胞集塊（ある程度の大きさの集塊に当てはめる．50個以上を目安に）では不規則な重積，核の配列不整，集塊辺縁の凸凹不整の3項目すべて満たせば腺癌と判定する（写真1）．②個々の細胞では核の腫大，核形不整，クロマチンの異常の3項目すべて満たせば腺癌と判定する（写真2）．③その他の重視される所見として，壊死背景，多彩な細胞集塊（単個～集塊）の出現がある．

【判定基準に使用された用語の判定方法】

①不規則な重積性：2層以上の細胞層があり，ピントを微動させても平面的配列を認めず，核の配列不整がみられる重積を示す（写真3）．

表1 貯留胆汁細胞診の判定基準

日本臨床細胞学会胆汁細胞診研究班作成
「1.の3項目あるいは2.の3項目を満たせば腺癌と判定」
1. 細胞集塊の判定基準
   ①不規則な重積性 ②核の配列不整 ③細胞集塊の凸凹不整
2. 個々の細胞の判定基準
   ①核の腫大 ②核形不整 ③クロマチンの異常
3. その他の重視される所見
   ①壊死背景 ②多彩な細胞集塊（単個～集塊）の出現
4. 注意すべき点
   ①核内構造の判定 ②良性細胞集塊の参考所見

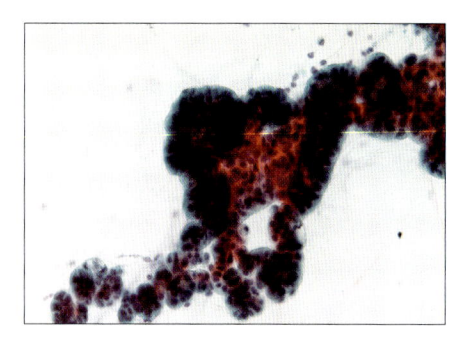

写真1 細胞集塊の判定基準を満たした細胞（×200）

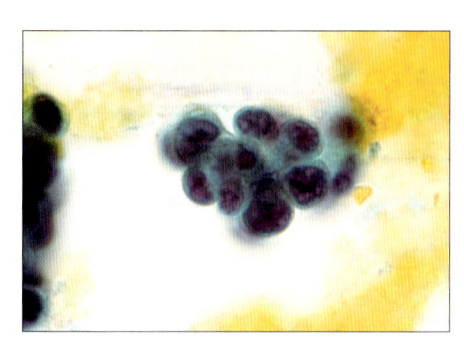

写真2 個々の細胞の判定基準を満たした細胞（×1000）

②核の配列不整：核の極性の乱れ（長軸方向の不規則な配列）や核間距離の不均等を示す．

③細胞集塊の凸凹不整：集塊の分岐不整や集塊辺縁における核の飛び出し像を示す．

④核の腫大：正常核の2倍以上の核をさす．N/C比の増大や核の大小不同を示す．粘液が存在する症例はN/C比の増大が乏しいこともある（写真4.a）．

⑤核形不整：核の切れ込みやくびれなどの核の不整所見をさす（写真4.b）．

⑥クロマチンの異常：クロマチンの増量や不均等分布をさす．個々の細胞の多彩なクロマチンパターンが参考になる．変性によるクロマチンの濃染を過大評価しないように注意が必要．そのためには強拡大で核を仔細に観察することを推奨する[2]．

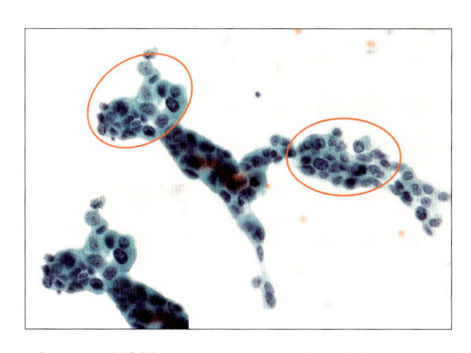

写真3 不規則な重積性：2層以上の細胞層と核の配列不整（×200, ×400）

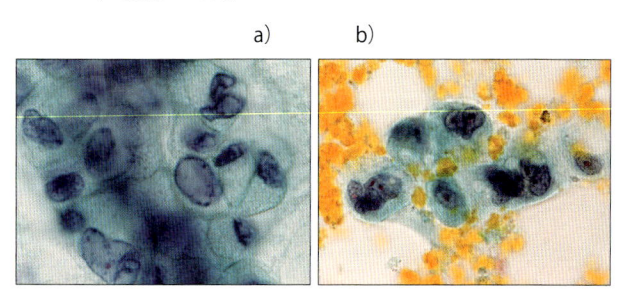

写真4 核の腫大・核形不整：a）粘液の存在する症例 b）核の切れ込み・くびれ

【良性細胞集塊の参考所見】

ピントがあった細胞間で，平面的配列，核間距離均等を示す（写真5. a）。集塊辺縁の周囲に同じ幅で細胞質がみられる（写真5. b）。

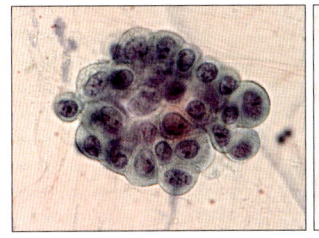

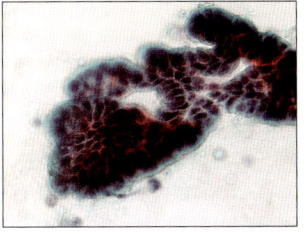

写真5 良性細胞集塊：a）平面的配列，核間距離均等 b）細胞集塊辺縁の均等な細胞質

【その他の重要と思われる細胞所見と臨床への報告】

「貯留胆汁細胞診の判定基準」は悪性と判定できる細胞は，どの施設でも悪性と判定できる細胞判定基準を目指した。今回，再生細胞など良性異型に核小体明瞭な細胞があるので核小体所見を省いているが，核の大きさに比べ，大きな核小体は悪性所見と思われ，この判定基準を満たさない悪性細胞は存在する。しかし，この判定を利用することで，正診率の向上は期待される。また，疑陽性と判定する症例も減少する可能性もあるが，判定困難な症例がなくなることはない。臨床側に疑陽性・判定困難と報告する症例は細胞成分が少ないのか，変性著明なのか，悪性を疑うのか，良性を疑うのか詳細に記載する必要がある。

【胆管擦過細胞診判定への応用】

胆管擦過細胞診も狭窄のある症例に積極的に行われるようになってきた[3]。胆汁に比し平面的な配列を示すこともあり「貯留胆汁細胞診の判定基準」の不規則な重積，核の配列不整を核間距離の不均等，核の位置の不整に変え判定することができる。核所見は核の切れ込みやクロマチンの性状は明瞭になり良悪の判定は容易になる（写真6）。

【胆管擦過の手技と工夫】

病変をブラシで擦過した後，スライドガラスに塗抹（塗抹法，叩き付け法，すり合わせ法など）し，乾燥に配慮しながら，95％エタノールに浸す。乾燥の可能性がある検体は95％エタノールに浸さず再水和法を行う[4]。再水和法は完全に乾燥させた後，生理食塩水に10秒浸水した後，95％エタノールで固定するものである。この後は通常のパパニコロウ染色を施行する。再水和法の利点は①保持細胞数が維持される。②塗抹による乾燥での染色ムラが解消される。③背景の赤血球が溶血しスクリーニングが容易になるといったことがある（写真7）。ブラシは生理食塩水か保存液で洗浄するが，さらにブラシの繊維間に細胞が残っているので，先端を切断したうえで生理食塩水とともにスピッツに入れ，遠心して細胞を集める。遠心法によりブラシで擦過した細胞のほとんど全てを回収できるうえに乾燥による変性も回避することができる。

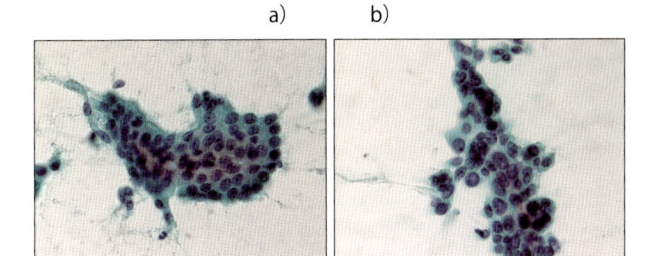

写真6 胆管擦過細胞診像：a）良性細胞 b）胆管癌細胞

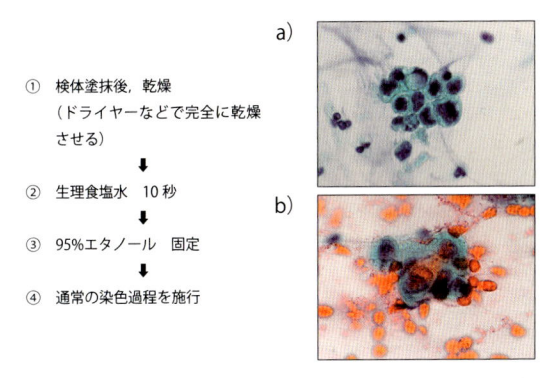

① 検体塗抹後，乾燥
　（ドライヤーなどで完全に乾燥させる）
↓
② 生理食塩水 10秒
↓
③ 95％エタノール 固定
↓
④ 通常の染色過程を施行

写真7 再水和法と細胞像：a）再水和法後パパニコロウ染色を施行 b）従来法のパパニコロウ染色

【おわりに】

胆汁の細胞診は細胞が変性していてわかりにくく，出現している細胞が少数で判定できないなど，難しい領域とされてきた。「貯留胆汁細胞診の判定基準」は一般の腺癌判定時の細胞所見の組み合わせにより，悪性は悪性と判定できる基準である。この判定を利用することで，正診率の向上は期待され，胆汁だけではなく，胆管擦過材料にも応用できる。また，より正確な判定するには，細胞を多く集める工夫をし，変性を少しでも防ぐことが重要である。クロマチンパターンを強拡大で観察し変性か否か，核所見を仔細に観察する。しかし，判定困難例は存在し臨床側にその内容を詳細に報告することが大切である。

【参考・引用文献】

1) 広岡保明，中泉明彦，岡 輝明 他：胆汁細胞診の採取・判定方法に関する研究（第1報）．日本臨床細胞診学会雑誌 **49**：7-14, 2010.
2) 竹中明美：膵液・胆汁の標本作製から細胞診断まで．香川臨床細胞雑誌 **20**：10-13, 2008.
3) 中泉明彦，竹中明美：膵液細胞診・擦過細胞診の判定基準と有用性．病理と臨床 **27**：1157-1165, 2009.
4) 中泉明彦，竹中明美，成瀬靖悦 他：EUS-FNAの穿刺材料の取り扱い．消化器内視鏡 **20**：670-675, 2008.

4 乳腺 腫瘤穿刺細胞診で間違えやすい疾患の鑑別所見

南雲　サチ子

【はじめに】

乳腺腫瘤穿刺吸引細胞診では細胞採取量や出現形態所見から組織型を考慮したみかたが重要であり，種々の細胞診所見がみられるが，ここでは細胞所見の考え方の一方法と良・悪性の間違えやすい症例の一部を紹介する。

【乳腺腫瘤穿刺材料の細胞のみかた・考え方の一つ】

1）二相性の細胞像（腺上皮細胞と筋上皮細胞の捉え方）

乳腺の組織像で乳管〜細乳管を形成する上皮細胞は，腺上皮細胞と筋上皮細胞の2種類からなり，これを二相性と呼び良性の指標とする。また乳管内乳頭腫の組織像では，腺上皮細胞と筋上皮細胞の比率はほぼ1：1であるとされている[1]。細胞診では，配列の整った上皮細胞集団の上や辺縁に筋上皮細胞は濃染核として点在してみられる。しかし上皮増殖の著しい良性病変では不規則配列集団が多く出現してくるが，この細胞集団にはかなりの数の筋上皮細胞が混在していることが考えられる。

不揃い配列集団：良性腫瘍の上皮性の細胞集団では，核の大小不同や類円形や不整形や濃染したものが混じって配列が不規則になってみえる。この所見が腺上皮細胞と筋上皮細胞が混在したものと考え，不揃い配列集団と捉える（**写真1**）。この集団は一見派手にみえるが良性である。また筋上皮細胞が不明瞭の時はクロマチンの増量の程度をみる。

単調な細胞像：乳癌では筋上皮細胞が欠如するので，異型の乏しい癌では腫瘍細胞は大小不同もなく配列も整った，同じ形の単調な細胞像を示す（**写真2**）。このとき，核は緊満感を示す。

2）クロマチンの増量の程度のみかた

核の緊満感と平面的な核：癌細胞の核は細顆粒状クロマチンが充満して緊満感（クロマチンが増量して核は暗くみえ立体的・球状にみえる）を呈する。ただし，単に核が円い所見のみでは緊満感とは言わない。良性細胞の核はクロマチンが顆粒状であるが増量は軽度で核は明るく平面的にみえ，また核小体も目立ってくる。

クロマチンの増量の程度がわからない場合は良・悪性の鑑別が困難になる。また核の緊満感や平面的などの所見はLBC標本ではわかりにくい。

【悪性と間違えやすい良性病変】

1）上皮増殖の著しい線維腺腫

線維腺腫（FA）の中で上皮増殖の著しいものがある。乳腺症型は組織学的に乳管乳頭腫症，硬化性腺症，アポクリン化生などの部分像を認めるもので，穿刺細胞診では双極裸核と土管状やシート状，樹枝状集団のFAの細胞像と供に，大型核で明瞭な核小体を有した上皮細胞が

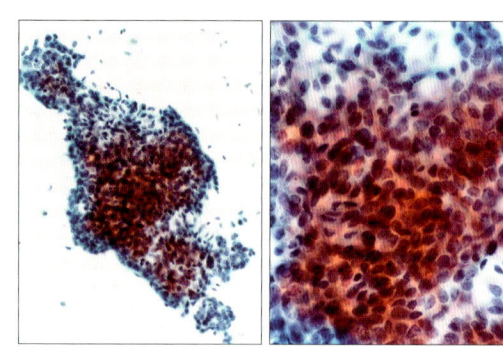

写真1　乳管内乳頭腫：不規則配列の不揃い配列集団である

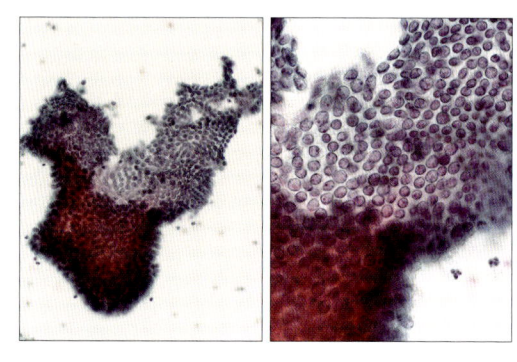

写真2　乳頭状癌：配列が整い核は類円形で緊満感のある単調な細胞像

類円状や不規則配列集団で出現してくる[2]。

異型細胞の部分像だけで決めると偽陽性となりやすいので標本全体所見をみる（**写真3**）。類臓器型は上皮成分が小葉構造への分化を示すもので，これも大型核で核小体の目立つ異型細胞が出現してくる。いずれもクロマチンの増量の程度をみる（緊満感がない）。核小体は目立ってくるのでこれだけで決めない。細胞診で偽陽性になりやすいものにFAが多いことは，良性腫瘍ではFAの発生頻度が最も多いことがあげられ，また線維腺腫に癌腫が発生することはきわめてまれであることも知っておく[1]。

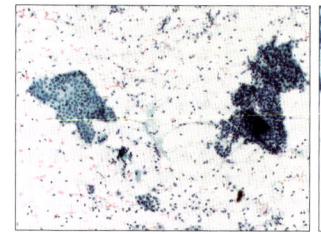

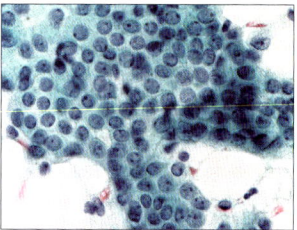

写真3　線維腺腫：双極裸核を多数伴って増殖した上皮細胞集団を認める

2) 硬化性腺症

組織学的に硬化性腺症は乳腺症のなかでも最も強い上皮増生を示し浸潤癌との鑑別が問題となる。細胞診でも管状やクサビ状集団として出現するため硬癌や管状癌との鑑別が必要となる。集団の細胞配列は癌に比べるとやや配列が乱れており，核の位置が一定でない（**写真4**）。またクサビ状集団の先端部は鋭角になっているが核の向きが縦で，硬癌では核の向きは横になっている[3]。

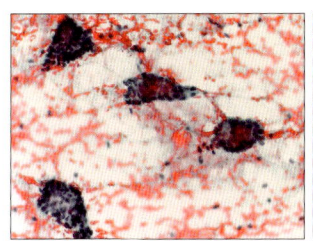

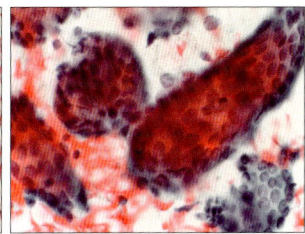

写真4　硬化性腺症：出血性背景で類円状やクサビ状の小集団を認める

3) 梗塞を伴った乳管内乳頭腫

乳管内乳頭腫で梗塞（血流障害で腫瘍内に壊死を起こす）を伴った場合，穿刺細胞診では多量の壊死物質を伴って上皮細胞の集団や円柱状の単個細胞が出現する（**写真5**）。良性腫瘍でも壊死を伴う症例があることを認識する。梗塞は線維腺腫にも起こることがある。

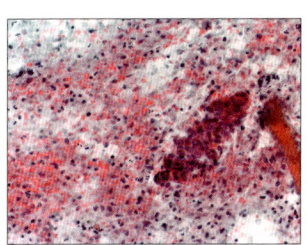

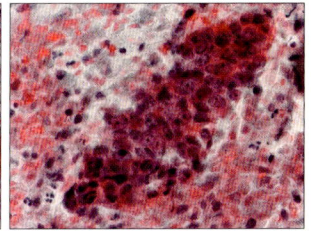

写真5　多量の壊死物質を伴って，変性した単個細胞と細胞集団を認める。

4) 授乳性結節 lactational nodule

妊娠中・産褥期に触れることができるようになり授乳後に消失する良性乳腺腫瘤の総称[4]。類円状の小集団と核小体が明瞭な裸核が多数出現する（**写真6**）。核は円くクロマチンは繊細で淡く染まる。妊娠・授乳期の乳腺も経験がないと偽陽性となりやすい。

【偽陰性になりやすい悪性病変】

1) 非浸潤性乳管癌

非浸潤性乳管癌は面皰型，葡萄型を除いて細胞異型の乏しい例が多いので，穿刺細胞診で悪性の判定が困難な場合が多い。しかし乳頭状型，低乳頭状型，篩状型，充実型では，細胞の出現形態の特徴を捉えると，ある程度推測が可能である。充実型では筋上皮細胞を少数認めることが特徴の一つとなる。

2) 乳頭状癌

乳頭状に発育する腫瘍は乳頭状癌（PC）と乳管内乳

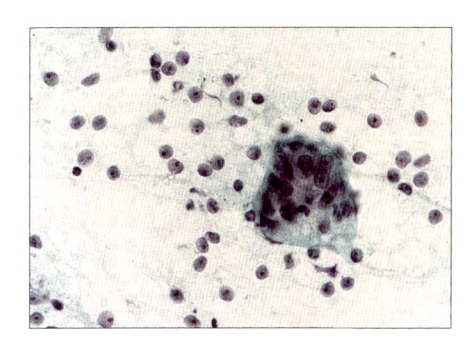

写真6　核小体が目立つ裸核が多数出現している

頭腫（IDP）であり，病理学的にも鑑別が重要となる。細胞診でも上皮増殖の著明なIDPは偽陽性に，細胞配列が整って単調な細胞像を呈するPCは偽陰性になりやすい。細胞診では類円状や乳頭状の集団で出現し，細胞の配列は整っており，核は類円形で緊満感があり単調な細胞像を示す（**写真2**）。上皮細胞が間質成分に直角に位置する配列は，組織像の釘打ち状所見を現す。細胞が多数採取されていても良・悪性の鑑別が困難な場合は針生検を依頼する。

3) 管状癌

きれいな背景で，明瞭な腺腔構造を認める細胞集団を認めた場合は本腫瘍を推定できるが，結合性が密で平面的配列の整った管状や類円状～丸みのある細長い細胞集団が出現した場合は，異型が乏しくみえるので偽陰性になりやすい（**写真7**）。

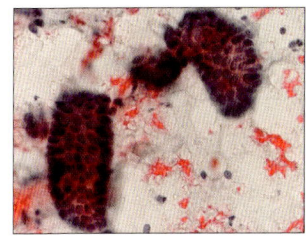

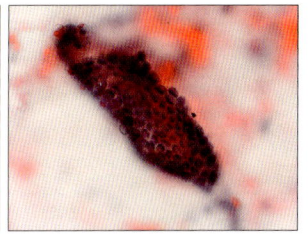

写真7　管状癌：結合性が密で配列の整った管状や類円状の集団を認める

【まとめ】

乳腺腫瘤穿刺吸引細胞診は，侵襲の少ない簡便な手法として腫瘍性病変の早期診断に応用されているが，良・悪性の鑑別困難な症例の多い臓器でもある。腫瘤穿刺細胞診で偽陽性や偽陰性をなくするには，種々の症例を学び経験することが大切である。

【引用・参考文献】

1) 深山正久，真鍋俊明，向井　清：外科病理学第4版．文光堂，東京，1180-1181, 1208, 2006.
2) 阿部英二，中村淑美，豊島里志：線維腺腫—乳腺症型線維腺腫を中心に—．日臨細胞誌 **42**：144-148, 2003.
3) 南雲サチ子，春日井務，芦村純一他：乳腺硬癌の細胞学的特徴—硬癌の亜型別細胞所見および小葉癌との比較—．日臨細胞誌 **42**：73-81, 2003.
4) 市原　周：乳腺病理学．名古屋大学出版会，名古屋，20, 2000.

5 泌尿器　低異型度尿路上皮癌を見落とさないために

吉村　英雄

【はじめに】

泌尿器領域の細胞診は，尿路系での発生頻度の高い尿路上皮癌の検出が主目的であり，治療効果の判定や術後再発の検索にも用いられている。

細胞診での尿路上皮腫瘍の異型度分類は，主に剥離した細胞の細胞異型度から類推するために組織標本での異型度分類との乖離が起こることや腫瘍の生物学的悪性度の点からも低異型度と高異型度の二段階の分類が用いられることが多い[1]。本稿では低異型度尿路上皮癌の細胞所見を中心に述べる。

【低異型度尿路上皮癌について】

低異型度尿路上皮癌（Urothelial carcinoma, low grade）は，膀胱癌取扱い規約第3版（2001年）の組織分類での尿路上皮癌G1とG2の一部が該当すると考えられる。また，WHO分類（2004年）では，非浸潤性尿路上皮腫瘍のうち，低異型度乳頭状尿路上皮癌（Papillary urothelial carcinoma, low grade），低悪性度乳頭状尿路上皮腫瘍（Papillary urothelial neoplasm of low malignant potential：以下PUNLMP）が該当し，細胞学的には，異形成（Urothelial dysplasia）や反応性異形成（Reactive atypia）も鑑別にあがる病変と考えられる。

【標本の作製について】

自然尿は蛋白成分が少なく，尿中浮遊細胞も変性のためスライドガラスから剥離しやすい傾向にある。尿細胞診での診断精度向上のためには，多くの細胞を集め，良質な標本を作製することが必要となる。

尿の検体処理法には，遠心法，細胞保存液を添加する2回遠心法，遠心直接塗抹法，フィルター法，液状化細胞診（LBC）処理を利用した方法などがあるが，処理方法により細胞の出現様式や細胞形態が変化することが知られており注意を要する。

また，メイギムザ染色標本は，パパニコロウ染色標本に比べ，標本作製過程での細胞剥離が少なく，標本上により多くの細胞を集めることができる。自然尿では変性による濃染や過度の細胞膨化が起こり，特に小型の細胞では質的診断が困難になることがあるが，カテーテル尿や膀胱洗浄液では，良好な染色性を示し細胞の詳細な観察が可能なことが多い。

【自然尿での細胞所見】

1）高異型度尿路上皮癌症例では，細胞間の結合性が弱く不規則重積性細胞集団とともに孤在細胞が出現し，細胞および核の大小不同，核形不整，クロマチンの増量や不均等分布などが認められる。細胞形態学的に悪性細胞と判定することが容易な症例が多いが，まれに腺癌や扁平上皮癌など他の組織型との混在や鑑別が困難な症例があり注意を要する。

2）低異型度尿路上皮癌症例では，細胞間の結合性の弱い大型の重積性細胞集団として出現する場合（写真1）や，異型細胞数が少なく，単個から数個の小集団として少数認められる場合がある（写真2）。腫瘍細胞の細胞質は比較的均質で，核は偏在する。核径は正常の尿路上皮細胞と大差がないが，N/C比は増大し，立体不整のある核が混在する。クロマチンの増量は軽度で核小体は不明瞭なことが多い。

3）尿路結石や膀胱炎などでみられる反応性尿路上皮細胞は，細胞間の結合性が強く，細胞質は泡沫状でやや豊富。核は中心性でやや腫大するが，核形不整やクロマチンの増量は軽度。核小体は明瞭化する。集団を構成する細胞間での細胞や核内構造の多彩性に欠ける（写真3）。これらの所見が低異型度尿路上皮癌との鑑別点になる。

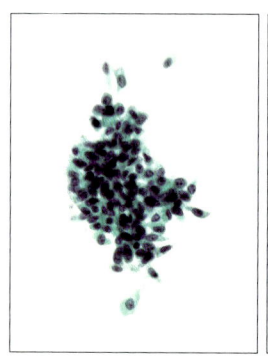

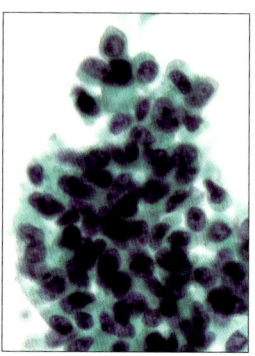

細胞間の結合性の低下がみられ，集団内の細胞と細胞の間に隙間があり，隣の核とはフォーカスのズレがみられる。細胞の大小不同は軽度。核形や核内構造にわずかな差がみられる。
写真1　低異型度尿路上皮癌（重積性のある大型集団）

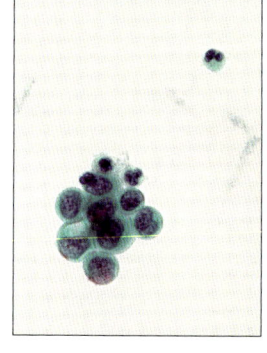

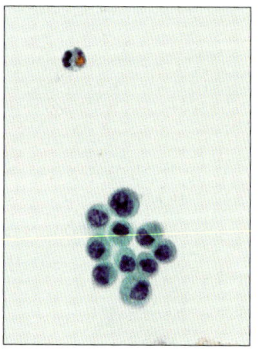

細胞および核に軽度の大小不同があり，核はやや偏在し，立体不整のある核が混在する。より変性した腫瘍細胞（右）では，細胞はより小型化し核内構造は不明瞭になるが，核形が類円型のものは少なく，不整形を呈する核が多い。
写真2　低異型度尿路上皮癌（小集団）

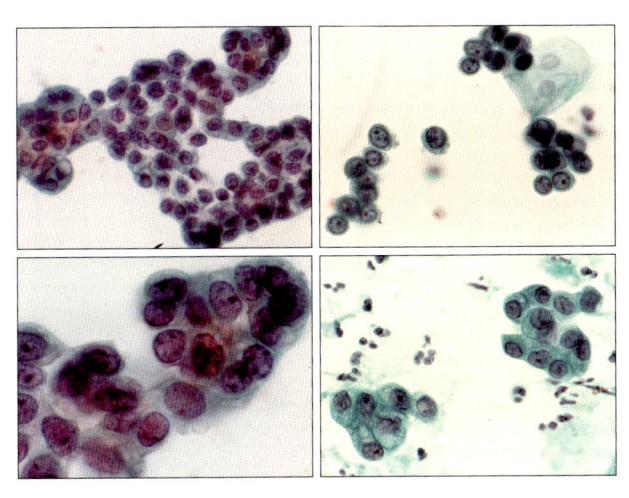

写真3 結石症例での大型の集団（左）：細胞間の結合性が強く，集団辺縁部はスムーズで細胞の突出像はみられない。核は中心に位置し，核間距離は均等。膀胱炎症例での小集団（右）：核は類円型で核縁と核小体が目立つが，核形や核内構造は単一で多彩性に欠ける。
写真3　反応性尿路上皮細胞

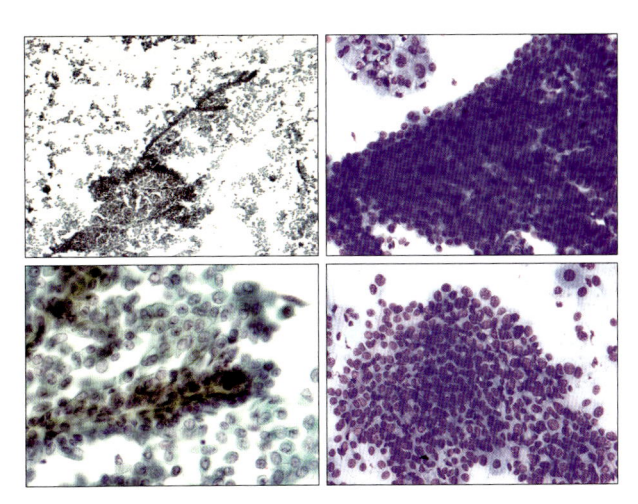

低異型度尿路上皮癌：血管結合織を伴う細胞集団（左）
低異型度尿路上皮癌：核密度の上昇した重積性細胞集団（右上）
過形成：核密度の上昇がみられるが重積性の乏しい細胞集団（右下）
写真4　低異型度尿路上皮癌細胞と過形成細胞（膀胱洗浄液）

4) 異形成由来の細胞は，背景は清浄で少数の異型細胞が平面的な小集団や孤在性に出現し，細胞は小型で，核腫大，N/C比の増加，クロマチンの増量，核形不整が軽度にみられ，低異型度尿路上皮癌に類似した細胞が出現するとも報告されている[2~3]。

5) 細胞異型度が軽度なPUNLMP症例の細胞像についても詳細な検討がなされている[4]。

　PUNLMPや異形成症例の細胞像の把握は重要な課題であるが，病理組織診断での難しさもあり，組織診標本と対応した細胞診症例の蓄積に止まっているのが現状と思われる。

【カテーテル尿や膀胱洗浄液での低異型度尿路上皮癌の細胞所見】

　自然尿に比べ，多数の腫瘍細胞が認められるが，良性細胞も細胞集団で多数出現する傾向があるので，細胞の出現パターンと細胞質，核の所見を総合して判定する。

　低異型度尿路上皮癌では，類円形から紡錘形の単一な上皮細胞が血管結合織を伴う乳頭状細胞集団として出現することがある。上皮細胞のみからなる集団では，N/C比の増大による核密度の上昇が認められる。

　上皮細胞の細胞質の性状の観察には，メイギムザ染色標本が適しており，良性の尿路上皮細胞は細胞質が豊富で，打抜き状の空胞が認められるが，低異型度尿路上皮癌細胞ではN/C比が増大し，細胞質は均質で空胞は少ない。

　核所見は，核の立体不整やクロマチンの増量による核の厚みの有無を観察する。核異型が乏しい場合，低異型度尿路上皮癌細胞に類似した小型細胞からなる平面的な細胞集団は過形成でも出現することがあるため，核密度の上昇とともに軽度の不規則重積性の有無が重要な所見の一つと考えられる（写真4）。

【おわりに】

　自然尿標本にN/C比の増大した小型尿路上皮細胞が数個の小集団で認められた場合は必ず強拡大にし，核の偏在傾向や核の立体不整の有無を観察し，細胞間での核の大きさや核形および核内構造にわずかな差が認められた場合は，低異型度尿路上皮癌を念頭におく必要がある。しかし，類似した細胞所見は反応性異型細胞や異形成などで認められることがあるので，出現細胞数が少ないときは低異型度尿路上皮癌の可能性を示唆するに止めて無理に判定することは避け，再検査や膀胱鏡検査に委ねるべきと考えるが，出現細胞を詳細に観察し低異型度尿路上皮癌を診断するために努力することは必要であり，高悪性度の腫瘍に進展する危険性を含む腫瘍性病変に位置づけられている異形成由来の細胞の診断にも通じると考える。

【引用・参考文献】

1) Murphy WM, Grignon DJ, Perlman EJ (eds.) : Tumors of the Urinary Bladder, AFIP Atlas of Tumor Pathology ; Tumors of kidney, Bladder, and Related Urinary Structures, 4th ed., AFIP, Washington, D. C., 2004.
2) Cheng L, Cheville JC, Neumann RM et al : natural history of urothelial dysplasia of the bladder. Am J Surg Pathol 23 : 443-447, 1999.
3) 今井律子, 夏目園子, 大池理恵 他：尿路上皮癌細胞異型度1からなる平坦病変の頻度と細胞像. 日臨細胞会誌 45：318-322, 2006.
4) 小椋聖子, 桜井孝規, 清水恵子 他：尿路上皮癌Grade1の細胞像の検討：WHO分類による再評価. 日臨細胞会誌 46：315-322, 2007.

索引

あ
悪性黒色腫　45
悪性リンパ腫　15, 26, 60
ASC-US　78

い
異型腺腫様過形成細胞　108
萎縮性膣炎　32
萎縮扁平上皮細胞　49, 62

う
ウイルス感染細胞　86

え
Exodus　17
LSIL：HPV感染細胞　2
　——軽度異形成　63, 77
円柱上皮細胞増生　81

か
角化型扁平上皮癌　3
拡張・分岐集塊　104
化生性不整形突出集塊　105
顆粒膜細胞腫　35, 80
カルチノイド　37, 68
肝細胞癌　85
カンジダ　32
管状癌　111

き
急性骨髄性白血病　46
巨細胞癌　38

く
クリプトコッカス　76
クルーセル　62

け
頸管腺細胞　4, 18
形質細胞腫　71
軽度異型扁平上皮細胞　36, 66
頸部腺癌　19, 34, 49, 79

こ
高異型度尿路上皮癌　28, 42
硬化性血管腫　68
硬化性腺症　111
硬癌　59, 89
高度異型扁平上皮細胞　21, 51
高分化型肝細胞癌　40
高分化型腺癌　70

さ
再生結節：肝硬変　55

し
修復細胞　33, 78
授乳性結節　111
漿液性腺癌　50
小細胞癌　8, 22, 54, 83
上皮内癌　72
上皮内腺癌　64

小葉癌　44
神経外胚葉性腫瘍：PNET　46
浸潤性微小乳頭癌　14

す
膵管上皮細胞　24
膵管内乳頭粘液性腫瘍　69
膵管内乳頭粘液性腺癌　10
髄膜腫　61
髄様癌　15

せ
星細胞腫　31
線維腺腫　43, 74
腺癌　23, 25, 54, 72, 81, 85, 88
腺癌：前立腺由来　87
　——粘液産生性　21, 37, 67, 82
　——粘液非産生性　8, 52
腺腫　39
腺様嚢胞癌　22

そ
増殖期内膜　20

た
大細胞癌　9, 69
大細胞神経内分泌癌　83
大食細胞　26
多形性膠芽腫　16
多形腺腫　40
胆管癌細胞　109

ち
中等度異型扁平上皮細胞　6
中皮細胞　41
　——と大食細胞　26
中皮腫　12, 27, 41, 87

て
低異型度尿路上皮癌　11, 27, 57, 112
ディスジャーミノーマ　65
低分化型腺癌　16, 56
転移性小細胞癌　76
転移性腺癌：大腸由来　53

と
土管・シート状集塊　104
トリコモナス膣炎　47

な
内分泌腫瘍　84
内膜増殖症　5, 50
軟骨肉腫　91

に
Ⅱ型肺胞上皮過形成細胞　106
Ⅱ型肺胞上皮細胞過形成　23, 38
乳管内乳頭腫　29, 89
乳腺症　13, 58
乳頭・管状集塊　104
乳頭癌　30, 44
乳頭状癌　111
乳頭腺管癌　29, 43, 58, 74

ニューモシスチス肺炎　39
尿路結石　112
尿路上皮癌　73

ね
粘液癌　13
粘液産生性細気管支肺胞上皮癌　106
粘液非産生性細気管支肺胞上皮癌　106
粘表皮癌　25, 55

は
肺アスペルギルス症　67
肺クリプトコッカス症　24
肺結核症　45
杯細胞増生　9, 51
HSIL：高度異形成　18, 48
　——上皮内癌　3, 33, 63, 77
　——中等度異形成　48, 79
反応性中皮細胞　12, 56, 71
反応性リンパ節炎　31, 60, 75

ひ
非角化型扁平上皮癌　4, 19
非浸潤性乳管癌　75

ふ
不整形突出集塊　104
分泌期内膜　65

へ
平滑筋肉腫　61
ヘルペス感染細胞　2
扁平上皮化生細胞　47, 52
扁平上皮癌　7, 34, 36, 53, 64, 66, 82
扁平上皮細胞　36

ほ
ホジキンリンパ腫　91

ま
慢性甲状腺炎　14, 59, 90

め
明細胞腺癌　6

り
良性異型細胞　10
良性胆管上皮細胞　84
良性尿路上皮細胞　11, 28, 42, 57, 73, 86
良性葉状腫瘍　88

る
類内膜腺癌：Grade 1　5, 20, 35, 80

ろ
濾胞性頸管炎　17
濾胞性腫瘍　30, 90

わ
ワルチン腫瘍　70

精度管理のための
自己採点方式　細胞診スライドカンファレンス問題集　　Cyto-Check

2010 年 11 月 10 日　発行

監　　修	日本臨床細胞学会大阪府支部　細胞検査士会	
編集責任者	清水　恵子	
発　　行	松浪硝子工業株式会社	

〒 596-0049　大阪府岸和田市八阪町 2-1-10
TEL 072-433-1163　　FAX 072-436-2265

制作・発売　　株式会社　近代出版
〒 150-0002　東京都渋谷区渋谷 2-10-9
TEL 03-3499-5191　　FAX 03-3499-5204
http://www.kindai-s.co.jp
e-mail：mail@kindai-s.co.jp
印刷・製本　　株式会社　シナノ

ISBN978-4-87402-165-1　　　　　©2010 Printed in Japan

JCOPY 〈(社)出版者著作権管理機構委託出版物〉

本書の無断複写は，著作権法上での例外を除き禁じられています。本書を複写される場合は，そのつど事前に(社)出版者著作権管理機構（電話 03-3513-6969，FAX 03-3513-6979，e-mail：info@jcopy.or.jp）の許諾を得てください。

全国第一線で活躍中の細胞検査士21名の総力を結集した傑出本

~基礎から学ぶ~
細胞診のすすめ方 〈第2版〉
Textbook of Clinical Cytology
Second edition

西 国広 編著

■執筆者 (執筆順)

西 国広	大田喜孝	清野邦義	及川洋恵
大野英治	渡邊友宏	園田文孝	山本格士
三宅康之	藤 利夫	阿倉 薫	渡辺達男
南雲サチ子	荒武八起	是松元子	杉島節夫
小牧 誠	穴見正信	蒲 貞行	舩本康申
阿南建一			

B5判 316頁 (本文カラー)

定価 8,400円(本体 8,000円＋税5％)

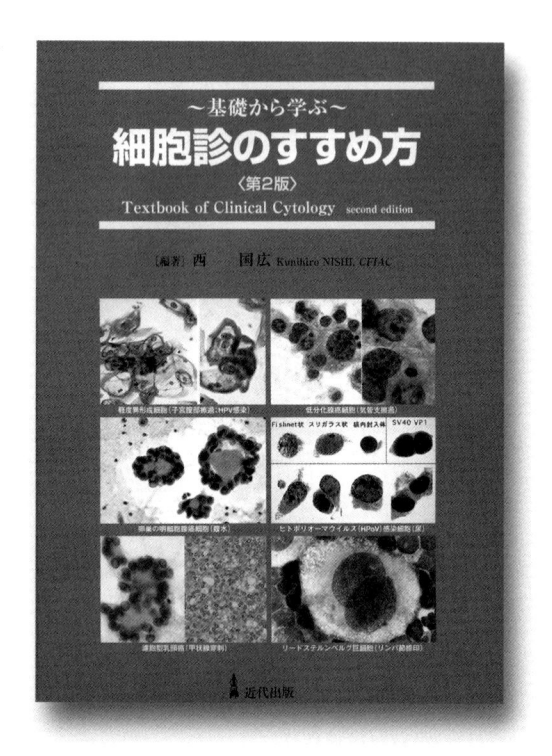

　総論では，細胞診を正しく行うための標本作製法や染色法など基本的な細胞の見方を解説し，スクリーニングと結果判定の方法，報告システム (ベセスダシステム) を解説している。
　各論では，細胞診11領域について，病理解剖学的事項を簡潔にまとめ，随所に「One point アドバイス」「Key point」等を入れ，重要事項を効率的に把握できるよう工夫されている。
　なによりも本書の大きな特長は，豊富なカラー写真が鮮明であると同時に説明が詳細であり，アトラスとしての利用価値が非常に高いことである。
　多くの学校で教科書として採用さているだけでなく，臨床現場の細胞検査士のみならず，認定細胞検査士資格試験受験者や関連分野の医師にも有益な参考書として好評を得ている。

主な内容
総論
　細胞の基本構造と機能／細胞分裂と細胞周期／細胞診標本作製法／細胞診に用いられる染色法の実際とコツ／スクリーニングと結果判定・報告
各論 (細胞診 11領域)
　女性性器／呼吸器／体腔液／泌尿器／乳腺／甲状腺 (含・上皮小体) ／消化器／脳脊髄液／リンパ節／骨・軟部腫瘍／造血器腫瘍

発行　松浪硝子工業株式会社　　発売　近代出版

〒150-0002　東京都渋谷区渋谷2-10-9
TEL 03-3499-5191　FAX 03-3499-5204
http://www.kindai-s.co.jp

正解と解説

精度管理のための
自己採点方式 細胞診スライドカンファレンス問題集

Cyto-Check

※本体から取り外してご利用下さい。

監修　日本臨床細胞学会大阪府支部　細胞検査士会

正解と解説

第1回　自己採点方式スライドカンファレンス

★………知っておくべき細胞像
★★……日常業務に携わっていれば知っておくべき細胞像
★★★…知っておくことが望ましい細胞像

問1　子宮膣部頸部擦過　30歳代　女性

★　　　　②ヘルペス感染細胞

解説：強い炎症性背景を伴って，中層～表層型の扁平上皮細胞に混じてライトグリーン好性の多核の大型細胞を認める。核縁は肥厚して明瞭であり，クロマチンは無構造で淡く，スリガラス状を呈しており，ヘルペス感染細胞を考える。性器に感染するものはHerpes simplex virus Ⅱ型が多い。

問2　子宮膣部頸部擦過　30歳代　女性

★　　　　①LSIL：HPV感染細胞

解説：多数の好中球を伴って，正常の扁平上皮細胞と共に明瞭な核周明庭を示す表層～中層型の異型細胞が認められる。オレンジに濃染した細胞もみられる。核はやや肥大し，2核細胞もみられ，クロマチンは軽度増量しており，HPV感染細胞と考える。本例は軽度異形成であった症例で，LSILと判定する。

問3　子宮膣部頸部擦過　40歳代　女性

★★　　　　④HSIL：上皮内癌

解説：正常の扁平上皮細胞と共に，N/C比の大きな裸核状の異型細胞が多数出現している。核は円く大小不同がみられ，クロマチンは細顆粒状で一部粗顆粒状のものも混じて増量しており，核に緊満感がみられ，上皮内癌（HSIL）を推定する。高度異形成との鑑別は，クロマチンの増量に差がみられる（核に濃淡がある）こと，扁平上皮癌との鑑別には，クロマチンが均等に分布し核小体が目立たないことがあげられる。

問4　子宮膣部頸部擦過　50歳代　女性

★　　　　②角化型扁平上皮癌

解説：壊死性背景を伴って，オレンジやエオジン，ライトグリーン好染の異型細胞が多数出現している。細胞の形と大きさが様々で，N/C比も大きく，核の大小不同や核形不整も著明でクロマチンも著明に増量しており角化型扁平上皮癌を推定する。

問5　子宮膣部頸部擦過　60歳代　女性

★★　　　　①非角化型扁平上皮癌

解説：壊死性背景を伴って，ライトグリーン好染の異型細胞が結合性の疎な核の長軸方向に流れるような配列をする細胞集団と孤在性に出現している。N/C比は大きく，核の大小不同と核形不整がみられ，クロマチンも粗く凝塊状で著明に増量しており，非角化型扁平上皮癌を推定する。

問6　子宮膣部頸部擦過　40歳代　女性

★　　　　③頸管腺細胞

解説：きれいな背景のなかに，粘液と共に結合性が密な大きな細胞集団を認める。細胞の配列は整っており，N/C比はやや大きいが細胞質は明るく粘液空胞様であり，核間距離も均等で蜂巣構造（honeycomb pattern）を示しており，良性頸管腺細胞と考える。核形が不整で濃染してみえる細胞は，核が粘液に押しやられて不整形にみえるもので異型とはとらないこと。子宮体内膜細胞は粘液を多量には産生しない。

問7　子宮体内膜擦過（エンドサイト）　30歳代　女性

★★　　　　　④内膜増殖症

解説：出血性背景のなかに，ライトグリーン好染の結合性が密な乳頭状〜類円状の大集団を認める。細胞集団からの乳頭状の突出像や拡張腺管構造などの構造異型がみられるが細胞の配列は整っており，核の大小不同もなく揃っている。過剰増殖した内膜所見であり，内膜増殖症を推定する。本症例は単純型であった。分泌期内膜ではこのような構造異型配列は示さない。類内膜腺癌では配列の不規則性や核の大小不同，核形不整がみられる。

問8　子宮体内膜擦過（エンドサイト）　50歳代　女性

★★　　　　　③類内膜腺癌：Grade 1

解説：出血性背景のなかに不規則配列をした結合性のある大集塊が出現している。細胞集塊の辺縁から様々な突起構造や不規則な形の腺腔構造が多数認められ，構造異型を示す細胞集塊である。細胞の不規則重積性や配列の乱れがあるため，個々の核の観察が困難であるが核は小さく数が多く（核密度が高い），類内膜腺癌：Grade 1 を推定する。内膜増殖症では細胞集塊辺縁からの様々な突出像や多数の腺腔構造を認めない。

問9　卵巣腫瘍捺印　60歳代　女性

★★　　　　　①明細胞腺癌

解説：結合性が密な類円状や乳頭状配列の細胞集団が出現している。集団の中が明るく透けてみえるミラーボール状集団も出現している。ギムザ染色では細胞質に細い顆粒状物質が多数みられ，細胞外にも認められ，これはグリコーゲン顆粒が染色されている。ミラーボール状集団の中が透けてみえるのは，collagenous stroma と言われる基底膜様物質で，本腫瘍の特徴の一つであり，明細胞腺癌を推定する。

問10　喀痰　80歳代　男性

★★　　　　　②中等度異型扁平上皮細胞

解説：細胞質がオレンジに強染した，やや重厚性ある扁平上皮系の単個の異型細胞を認める。左の細胞では，N/C 比はやや大きく核形不整があり，クロマチンの不均等分布がみられるが増量は軽度である。右の細胞では，N/C 比はあまり大きくなく，核縁も円滑でクロマチンは不均等分布であるが増量は軽度である。中等度異型扁平上皮細胞を考える。扁平上皮癌細胞との鑑別は，N/C 比がやや小さい，クロマチンの増量が軽度（核縁のみが目立つ）を参考にする。

問11　喀痰　70歳代　男性

★　　　　　①扁平上皮癌

解説：単個の扁平上皮系の異型細胞を認める。左の細胞では，細胞質がオレンジに強染し重厚性で奇怪な形をしており，核は2核で大きく不整形でクロマチンが増量している。右のライトグリーンに濃染した細胞では，2核でN/C 比は大きく，クロマチンはやや増量し不均等分布している。扁平上皮癌細胞を考える。本症例は上皮内扁平上皮癌例であった。

問12　気管支擦過　60歳代　男性

★★　　　　　④扁平上皮癌

解説：ライトグリーン好染の異型細胞が規則重積性配列集団で出現している。細胞質は多辺形であり，核の大小不同と核形不整もみられる。クロマチンは顆粒状で軽度増量しており小型不整形核小体もみられ，非角化型扁平上皮癌を考える。腺癌細胞との鑑別は，細胞質が多辺形で核が立体的でないこと。修復細胞との鑑別は，N/C 比が大きくクロマチンの増量がみられる（核縁が目立たない）ことがあげられる。

問13　肺穿刺　40歳代　女性

★★　　　③腺癌：粘液非産生性

解説：出血性背景でライトグリーン好染の異型細胞が平面的配列集団で出現している。細胞質はレース状でN/C比は大きく，核は類円形〜不整形，折れ曲がり状で核内封入体構造も認める。クロマチンは細顆粒状で増量しており，腺癌でⅡ型肺胞上皮型の粘液非産生性を考える。鑑別として，異型腺腫様過形成（AAH）では，細胞質はもっと豊富になり，核形不整も目立たずクロマチンの増量も軽度である。核内封入体構造を持つ細胞はⅡ型肺胞上皮細胞の特徴の一つである。

問14　気管支擦過　60歳代　男性

★　　　②小細胞癌

解説：壊死性背景を伴って線毛円柱上皮細胞と共に，裸核様の小型の異型細胞が不規則配列の小集団や孤在性に出現している。核線も認められる。核の大小不同と核形の不整が著明で，クロマチンは淡いものから細顆粒状で著明に増量している。小細胞癌を考える。

問15　気管支擦過　60歳代　男性

★　　　①杯細胞増生

解説：細胞質がライトグリーンに淡染し，核の偏在した高円柱状の細胞集団を認める。細胞質は明るく透けてみえ粘液を有している。核は軽度の大小不同がみられるが小さく，クロマチンは顆粒状で増量はみられず，核小体も小さい。杯細胞増生を考える。粘液産生性の腺癌との鑑別は，核は小さく明るくみえ（線毛円柱上皮細胞と比較し，クロマチンの増量がないことを確認），染色性が均一である。

問16　気管支擦過　60歳代　男性

★★　　　③大細胞癌

解説：ライトグリーン好染の異型細胞が結合性の疎な平面的小集団や孤在性に出現している。細胞や核の大小不同が著しく，細胞質が変性空胞様のものや核が中心性のもの，多核細胞なども認められる。クロマチンは顆粒状で増量し，著明な核小体を認め，大細胞癌を推定する。鑑別として，低分化型腺癌では核は偏在してくること，非角化型扁平上皮癌では細胞質の多辺形やクロマチンが粗いものが混じることなどがあげられる。

問17　膵液　60歳代　女性

★★　　　②膵管内乳頭粘液性腺癌

解説：細胞質に粘液を有し核が偏在した異型細胞が出現している。左では，N/C比は小さいが配列の乱れ（核の向きが一定でない）があり，クロマチンは細顆粒状で増量核小体も目立つ。右では，N/C比は大きく，核の大小不同と核形不整が著明で，クロマチンは変性しているが増量し不均等分布であり核小体も目立つ。腺癌で膵管内乳頭粘液性腺癌を考える。右の細胞と膵管内乳頭粘液性腺腫（IPMA）との鑑別は，核が大きくクロマチンの増量がみられることがあげられる。

問18　胆汁　70歳代　女性

★★　　　①良性異型細胞

解説：きれいな背景の中にライトグリーン好性で結合性が密な大集団と小集団が出現している。配列は比較的整っており核密度は低く，細胞集団の辺縁からの核の突出像もなく，N/C比は小さい。核は類円形で大小不同も軽度で，クロマチンの増量も軽度である。良性の胆管上皮細胞と考える。鑑別として，腺腫では核密度がもっと高くなる。腺癌細胞では，核の突出像やN/C比の増大，核形不整，クロマチンの増量などがみられるようになる。

問19　自然尿（フィルター法）　60歳代　男性

★★　　　　　③低異型度尿路上皮癌

解説：きれいな背景の中にライトグリーン好染の結合性がやや密な異型細胞の集団を認める。細胞質はやや厚みをおび，核は偏在しているものもみられ，N/C比は大きく核の大小不同と核形不整がみられ，クロマチンは増量している。核の大きさは正常の扁平上皮細胞（中層細胞）と比較すると，それほど大きくはないことから，低異型度の尿路上皮癌を考える。良性尿路上皮細胞との鑑別は，核の偏在傾向や核形不整，クロマチンの増量がみられることがあげられる。

問20　自然尿　50歳代　男性

★★　　　　　④良性尿路上皮細胞

解説：きれいな背景の中にライトグリーンに淡染した結合性が密な小集団を認める。細胞質はレース状で，N/C比は大きいが細胞質境界は明瞭であり，核は大小不同が軽度みられるが，みな類円形でありクロマチンの増量はみられず，核小体も小さい。良性の尿路上皮細胞を考える。鑑別として，尿路上皮癌では細胞質はやや厚みをおび，核の大小不同やクロマチンの増量がみられるようになる。

問21　胸水　50歳代　男性

★　　　　　④反応性中皮細胞

解説：多数の炎症細胞を伴って，ライトグリーン好染の異型細胞が散在傾向に出現している。細胞質は重厚性で豊富な2核細胞とN/C比が大きい単核細胞がみられ，辺縁は不明瞭であり中皮細胞の特徴を示している。核は類円形で大小不同は軽度であり，明瞭な核小体を認めるがクロマチンの増量は軽度であり，反応性の中皮細胞を考える。中皮腫との鑑別が重要となるが，核の大小不同が少ない，クロマチンの増量が軽度であることがあげられる。

問22　腹水　60歳代　男性

★★★　　　　　①中皮腫

解説：リンパ球や組織球と共に，ライトグリーン好染の異型細胞が重積性類円状集団や平面的小集団で出現している。細胞質は比較的豊富で重厚性であり辺縁は不明瞭であり，中皮細胞の所見を呈している。核は類円形で大小不同がみられ2核細胞も多く，クロマチンは細顆粒状でやや増量し核小体も目立ち，悪性で中皮腫を考える。反応性中皮細胞との鑑別は，重積性のある細胞集団や核の大小不同，2核細胞が多いなどが参考となる。

問23　乳腺腫瘤穿刺　40歳代　女性

★　　　　　②乳腺症

解説：出血性背景のなかにライトグリーン好染の平面的シート状配列集団と核が濃染した細胞集団が出現している。細胞質が豊富で境界明瞭で顆粒状物質を有する細胞は，核は円く明瞭な核小体を有しアポクリン化生細胞と考える。核が濃染した細胞集団では，配列が不規則で核の大小不同や核の濃淡がみられ筋上皮細胞の混在が示唆され，増殖した上皮細胞と考える。両者の細胞が出現する疾患として乳腺症があげられる。

問24　乳腺腫瘤穿刺　40歳代　女性

★　　　　　③粘液癌

解説：多量の粘液成分を認めるなかに，結合性が密な類円状や乳頭状の上皮性細胞集団が出現している。粘液は細胞集団を取り巻くように存在し，細胞集団の辺縁には細胞質を認める。核の大小不同と核形不整が軽度みられ，クロマチンも増量している。粘液成分のなかに間質由来の細胞を認めないことから上皮性粘液と考えられ，粘液癌を推定する。鑑別として，線維腺腫にみられる粘液は，間質細胞が混在した間質由来粘液であり上皮細胞集団を取り巻くパターンはとらない。

問25　乳腺腫瘍穿刺　50歳代　女性

★★　　　　②浸潤性微小乳頭癌

解説：きれいな背景のなかに，結合性が密な類円状や乳頭状の細胞集団が多数出現している。細胞の配列は比較的整っており，細胞質は集団の辺縁に位置している。核の大小不同が軽度みられ，クロマチンも細顆粒状で増量している。浸潤性微小乳頭癌（IMPC）を推定する。IMPCでは壊死を認めず背景はきれいで，細胞質が外側に位置する類円状集団が多数出現することが特徴である。

･････････････････････････････

問26　甲状腺腫瘍穿刺　50歳代　女性

★★　　　　①慢性甲状腺炎

解説：多数のリンパ球を伴って，ライトグリーン好染の上皮細胞集団が出現している。細胞質は豊富で顆粒状であり，核は円く大小不同も軽度でクロマチンは顆粒状で増量はみられず，濾胞上皮細胞と考える。背景のリンパ球は小型の成熟リンパ球が主体であり，慢性甲状腺炎を推定する。

･････････････････････････････

問27　甲状腺腫瘍穿刺　30歳代　女性

★★　　　　②髄様癌

解説：ライトグリーン好染の無構造物質と共に，小型の異型細胞が孤在性に出現している。細胞質はレース状あるいは顆粒状で，N/C比は大きい。核は偏在し，円く大型核や2核細胞も少数みられる。クロマチンは顆粒状〜粗顆粒状で増量し，いわゆる胡麻塩状クロマチンパターンであり内分泌系腫瘍が考えられる。ライトグリーン好染の無構造物質はアミロイドと考えられ髄様癌を推定する。

問28　リンパ節穿刺　50歳代　男性

★　　　　②悪性リンパ腫

解説：円形の異型細胞が孤立散在性に多数出現している。細胞質境界は明瞭でN/C比は大きい。核は類円形で大小不同がみられ，クロマチンは微細で著明に増量し粗顆粒状も混在し，核小体は大きく多発している。ギムザ染色では細胞質は強い塩基性を呈し，核形不整があり網状クロマチンが増量している。悪性リンパ腫を考える。本症例はB細胞性リンパ腫であった。反応性リンパ節炎では，クロマチンが凝縮した成熟リンパ球が多数認められ，核小体を認める大型リンパ球ではクロマチンは増量しない。

･････････････････････････････

問29　大脳腫瘍捺印　50歳代　男性

★★★　　　　③多形性膠芽腫

解説：大小不同性著明な異型細胞が毛細血管と共に出現している。細胞境界は不明瞭で細胞質は淡く，一部で多核化がみられ，核は類円形から不整形，クロマチンは細顆粒状で濃染性である。これらは未熟なグリア細胞に類似した形態であり，退形成の著しい膠芽腫（多形性膠芽腫）を考える。多形性膠芽腫は成人の大脳半球に好発し，前頭葉，側頭葉，頭頂葉，後頭葉の順に多い。

･････････････････････････････

問30　脳脊髄液　30歳代　女性

★　　　　④低分化型腺癌

解説：きれいな背景のなかに，ライトグリーン好性の小型の異型細胞が散在性に出現している。N/C比は大きく，核が偏在した細胞では，細胞質に粘液様物質を認める。核は類円形から不整形で，クロマチンは細顆粒状で不均等分布し立体的であり，著明な核小体を認める。腺癌の所見を呈しており低分化型腺癌を考える。悪性リンパ腫では粘液を認めず，クロマチンも粗いものが混じる。

正解と解説

第2回 自己採点方式スライドカンファレンス

★………知っておくべき細胞像
★★……日常業務に携わっていれば知っておくべき細胞像
★★★…知っておくことが望ましい細胞像

問1　子宮膣部頸部擦過　20歳代　女性

★　　　　　① Exodus

解説：ライトグリーンに淡染した組織球様細胞（内膜間質由来）を多数認めるなかに，類円状の大きな細胞集塊を認める。集塊のなかに濃染核が密につまった間質細胞を認め，それを取りまくように細胞質が明るくみえる内膜細胞が配列する特徴的な細胞所見を呈し，Exodus（脱出）を推定する。Exodus は月経周期第7日目頃にみられる。

問2　子宮膣部頸部擦過　50歳代　女性

★　　　　　④濾胞性頸管炎

解説：小型の円形細胞が孤立散在性に多数出現している。クロマチンが粗いものは成熟リンパ球であり，やや大型細胞では核小体がみられるものもあり，クロマチンの増量はみられず成熟段階のリンパ球と考えられる。写真の左には核破砕物を貪食した組織球（tingible body macrophage）も認める。慢性疾患が推定され，濾胞性頸管炎を考える。濾胞性頸管炎は成熟期婦人よりも閉経後の婦人にみられる。鑑別として，悪性リンパ腫では核形不整や細かいクロマチンの増量がみられ，また tingible body macrophage は出現することは少ない。

問3　子宮膣部頸部擦過　30歳代　女性

★　　　　　④頸管腺細胞

解説：正常の扁平上皮細胞と共に，ライトグリーン好染の円柱上皮細胞を認める。N/C 比はやや大きいが配列が整っており，核は円くクロマチンは顆粒状で増量はみられず均等分布し，頸管腺細胞と考える。鑑別として，腺上皮内癌では核は類円形や楕円形で大きくなり，N/C 比はもっと大きくなり，核の大小不同やクロマチンの増量がみられる。

問4　子宮膣部頸部擦過　30歳代　女性

★　　　　　③ HSIL：高度異形成

解説：軽度の炎症性背景に正常の扁平上皮細胞と共にライトグリーン好染の異型細胞が平面的敷石状配列で出現している。核は中心性で N/C 比は大きく傍基底細胞型の異型細胞である。核の大小不同と核縁不整，特にしわ状の不整がみられる。クロマチンは顆粒状で軽度増量しているが分布は均等である。HSIL：高度異形成を推定する。クロマチンの増量が軽度でも傍基底細胞型の異型細胞が主体の場合は中等度異形成ではなく高度異形成を考える。

問5　子宮膣部頸部擦過　40歳代　女性

★★　　　　②非角化型扁平上皮癌

解説：不規則で流れ様配列の細胞集団を認める。細胞質はレース状で N/C 比はきわめて大きく，核は類円形から楕円形や不整形で大小不同がみられ，クロマチンは細顆粒状で著明に増量し，核小体も多発している。非角化型扁平上皮癌を推定する。鑑別として，腺癌では流れ様配列はとらず核の偏在がみられる。上皮内癌ではクロマチンは増量するがこれほど密な増量はせず，核小体も目立たないことがあげられる。

問6　子宮膣部頸部擦過　60歳代　女性

★　　　　　②頸部腺癌

解説：炎症性と壊死性背景を伴って，結合性が密な乳頭状や不整突起状の細胞集団を認める。配列は不規則でN/C比はきわめて大きく，核は折れ曲がり状や切れ込みなどの核形不整が著明である。核は明るくみえるが微細クロマチンが増量し立体的にみえ，核小体も認める。頸部腺癌を推定する。鑑別として，腺異形成では不規則配列や重積性は軽度で，核も腫大するがこのような著しい核形不整は認めない。

問7　子宮体内膜擦過（エンドサイト）　40歳代　女性

★　　　　　④増殖期内膜

解説：腺上皮細胞は密に結合し，土管状やシート状集団で出現している。細胞配列は密で整っている。右写真の下側の細胞は，核は類円形〜紡錘形で大小不同があり不規則配列しており間質細胞と考える。増殖期内膜細胞を推定する。分泌期内膜細胞では，腺管構造は円みやゆがみ，拡張などを示し，細胞質はやや豊富になる。間質細胞は不規則配列や核形不整，核の濃淡を示し，これらの細胞は異型細胞ではないことを認識する。

問8　子宮体内膜吸引　40歳代　女性

★★　　　　　②類内膜腺癌：Grade 1

解説：壊死性と炎症性背景を伴って，不規則配列や様々な形の細胞集団が多数出現しており，"ほつれ"を伴う細胞集団も認められる。N/C比は大きく，核の大小不同や核形の不整が著しく，クロマチンも増量している。分化型腺癌が考えられ，類内膜腺癌：Grade 1を推定する。上皮細胞集団が多数出現しているのに間質細胞の混在が少ないことは，上皮成分が異常に増殖していることを現している。

問9　喀痰（粘液融解法）　40歳代　女性

★★　　　　　④高度異型扁平上皮細胞

解説：正常の扁平上皮細胞に混じって，オレンジとライトグリーン好染の扁平上皮系の異型細胞を認める。細胞質は重厚性でN/C比はやや大きく，核形不整や核縁の不均等肥厚がみられるが，クロマチンの増量は軽度〜中等度であり均等に分布しており，癌を積極的に疑う所見とは言えない。高度異型扁平上皮細胞を考える。鑑別として，扁平上皮癌細胞では，細胞質の染色性は光輝性を示し，N/C比も大きくクロマチンはより増量する。

問10　喀痰　60歳代　男性

★★　　　　　③腺癌：粘液産生性

解説：細胞質に粘液を有し核が偏在した異型細胞の小集団を認める。細胞質境界は明瞭でN/C比は小さいが，核は類円形〜折れ曲がり状で，クロマチンは微細でやや増量し不均等分布しており核小体も目立つ。粘液産生性の腺癌を考える。鑑別すべきものに杯細胞増生があり，杯細胞では核はより小さく，クロマチンは顆粒状で増量はしない。本例の核は微細クロマチンが増量しているため核が立体的にみえる。under diagnosisになりやすいので，わずかな細胞所見の差を読むことが大切である。

問11　喀痰（粘液融解法）　60歳代　男性

★　　　　　③小細胞癌

解説：小型で裸核状の異型細胞が結合性の疎な不規則配列や小集団で出現している。木目込み様配列もみられる。核は類円形〜不整形で，クロマチンは細〜粗顆粒状で著明に増量しており，小細胞癌を推定する。喀痰の粘液融解法では，小細胞癌細胞は変性を強く受けるため，クロマチンが融解状や無構造パターンとなり，核がより濃染する傾向がみられる。

問 12　肺腫瘍捺印　30歳代　男性

★　　　　　　④腺様嚢胞癌

解説：小型の異型細胞が透明な粘液球を取り囲むように配列した細胞集塊が多数出現している。細胞配列は篩状構造を示すもので，核は小型類円形で大小不同も軽度であるが，クロマチンはやや増量している。唾液腺型腫瘍に分類されている腺様嚢胞癌を推定する。本腫瘍は癌細胞としては異型性が乏しいが，篩状配列や粘液球の存在が特徴的所見である。

問 13　気管支擦過　60歳代　男性

★　　　　　　②腺癌

解説：線毛円柱上皮細胞と共に，結合性が密な大小の細胞集団が出現している。不規則重積性がみられ，細胞質はレース状で集団の辺縁では核が偏在している。N/C比は大きく，核は折れ曲がり状の不整が著明で，クロマチンは微細で増量し不均等分布であり，明瞭な核小体を認める。分化型の腺癌を考える。鑑別として円柱上皮細胞増生では，核は類円形で不整はほとんど示さず，クロマチンも細顆粒状であるが均等に分布する。

問 14　肺X線透視下擦過　60歳代　男性

★★　　①Ⅱ型肺胞上皮細胞過形成

解説：ライトグリーン好染で細胞質がレース状や小空胞状の細胞が平面的配列の集団で認められる。核間距離が整い配列は規則的である。N/C比は小さく，核は円く揃っており，クロマチンは細顆粒状で軽度増量するが均等分布し，核小体は認めるが目立たない。良性細胞でⅡ型肺胞上皮細胞過形成を考える。鑑別として，基底細胞増生では細胞質は濃染しやや厚みをおびる。気管支円柱上皮細胞では核は偏在し細胞質は円柱状を示す。細胞診の判定は陰性でよいが出現細胞を同定することが大切である。

問 15　肺腫瘍捺印　50歳代　男性

★　　　　　　③肺クリプトコッカス症

解説：リンパ球を伴ってライトグリーンに淡染した単核や大型の多核組織球を認める。細胞質と背景に，無染性またはライトグリーンに淡染した大小の円形の小型物質を多数認める。この小型円形物質は菌体であり，菌体周囲に無染性のリング状構造（莢膜）を認めるものもみられ，クリプトコッカスを推定する。パパニコロウ染色では淡染または無染性であるため見落とさないように注意する。鑑別として，赤血球では莢膜構造を認めない。

問 16　膵管ブラシ擦過　60歳代　男性

★　　　　　　①膵管上皮細胞

解説：きれいな背景のなかに配列の整った結合性が密な大集塊を認める。集団の辺縁の細胞は円柱状であり，平面的配列部分では蜂巣状構造（honeycomb arrangement）で，核は小型で極性の乱れもないことから良性膵管上皮細胞と考える。正常の膵管上皮細胞は粘液を持たない。

問 17　胆汁　70歳代　男性

★　　　　　　②腺癌

解説：きれいな背景で，ライトグリーン好性の結合性のある大小の細胞集団を認める。配列は不規則で，核形不整と核の大小不同が著明であり，クロマチンも著明に増量し不均等分布もみられ，腺癌を考える。

問 18　耳下腺腫瘍穿刺　60歳代　男性

★★　　　　　④粘表皮癌

解説：ライトグリーンに濃染した平面的不規則配列の異型細胞の集団を認める。細胞質は境界明瞭で豊富であり重厚性である。核は中心性で円く多核のものもみられ，クロマチンは細顆粒状で増量し，明瞭な核小体

を認める。細胞質は扁平上皮系細胞の所見を示し，粘表皮癌を考える。鑑別として，扁平上皮癌細胞ではN/C比が大きくなり，クロマチンがもっと増量してくる。

●●●●●●●●●●●●●●●●●●●●●●●●●●●●●●●●●●

問19　胸水　70歳代　男性

★　　　　　①悪性リンパ腫

解説：類円形のN/C比の大きな小型異型細胞が孤立散在性に多数出現している。核が濃染している小型細胞は成熟リンパ球と考える。成熟リンパ球よりも大きい細胞では，核の大小不同がみられ，クロマチンは微細～細顆粒状で増量し，明瞭な核小体を認める。ギムザ染色では細胞質は好塩基性に濃染し，打ち抜き状の空胞が認められる。悪性リンパ腫を推定する。反応性リンパ球では，核小体を有した中型～大型リンパ球が出現するが，その出現数は少なくクロマチンは増量しない。

●●●●●●●●●●●●●●●●●●●●●●●●●●●●●●●●●●

問20　胸水　50歳代　男性

★　　　　　②中皮細胞と大食細胞

解説：リンパ球と共にパパニコロウ染色では，単核と多核細胞を認める。細胞質はレース状でN/C比は小さくクロマチンの増量もみられない。多核の大型細胞では細胞質にリンパ球が重なっている状態で貪食ではない。ギムザ染色では，核の大小不同も軽度でクロマチンは均等に分布し，核の染色性がみな同じである。細胞質が均質で塩基性に濃染した細胞は中皮細胞であり，細胞質が淡染したレース状や小空胞状のものは組織球と考える。

●●●●●●●●●●●●●●●●●●●●●●●●●●●●●●●●●●

問21　胸水　60歳代　男性

★★　　　　　④中皮腫

解説：乳頭状の大型集団や大小の類円状集団と共に，細胞質が豊富で大型多核細胞や単核細胞が多数出現している。左の多核大型細胞では細胞質がhump状突起（コブ状突起）を示している。集団の細胞配列は比較的平面的であり，パパニコロウ染色では細胞質境界が不明瞭である。クロマチンは軽度増量し，明瞭な核小体を認める。上皮型の中皮腫を考える。鑑別として，腺癌では細胞集塊では重積性を示し細胞質辺縁が明瞭になり，反応性中皮細胞では，多核や大集塊などの出現数は少なく多彩性は軽度である。

●●●●●●●●●●●●●●●●●●●●●●●●●●●●●●●●●●

問22　自然尿　50歳代　男性

★★　　　　　③低異型度尿路上皮癌

解説：変性した無核細胞と共に小型の異型細胞を少数認める。細胞質は比較的淡明でN/C比は大きく，左では核形不整とクロマチンが増量し核が濃染している。右では核が偏在しクロマチンは軽度増量し不均等分布している。異型の乏しい尿路上皮癌を考える。鑑別として，良性尿路上皮細胞では核は中心性のことが多くクロマチンは増量しない。前立腺癌細胞では，核は偏在するがクロマチンは細顆粒状で増量し著明な核小体を認める。低異型度の尿路上皮癌細胞はunder diagnosisになりやすいので異型の乏しい癌細胞を認識する。

●●●●●●●●●●●●●●●●●●●●●●●●●●●●●●●●●●

問23　自然尿　60歳代　男性

★★　　　　　④良性尿路上皮細胞

解説：ライトグリーン好染の大小の異型細胞が散在性および小集団で出現している。左の細胞では，形は種々であるがクロマチンの増量は軽度である。右の細胞では，変性により核は濃染しN/C比は比較的大きいが，細胞質の辺縁が明瞭で層状に濃染している細胞はアンブレラ細胞と考えられ，良性尿路上皮細胞を推定する。自然尿では細胞変性が著明であるためover diagnosisになりやすいので，良性尿路上皮細胞の特徴を認識することが大切である。

●●●●●●●●●●●●●●●●●●●●●●●●●●●●●●●●●●

問24　自然尿　70歳代　男性

★　　　　　①高異型度尿路上皮癌

解説：壊死様物質や変性細胞と共に，ライトグリーン

好染で大小不同が著明な異型細胞が散在性に多数出現している。細胞質はやや重厚性でN/C比は大きく，核の大小不同が著明で，クロマチンは変性により粗いが著明に増量しており，高異型度尿路上皮癌を考える。

問25 乳腺腫瘍穿刺　40歳代　女性

★★　　　②乳頭腺管癌

解説：出血性背景で不規則配列の大小の細胞集団を多数認める。N/C比は大きく，核は類円形で大きく大小不同もみられ，クロマチンは細顆粒状で増量し，明瞭な核小体を認める。筋上皮細胞は認められず，悪性を考える。大小の細胞集団が多いことから浸潤性乳管癌で乳頭腺管癌を推定する。鑑別疾患として良性腫瘍では，細胞集団のなかに核が濃染した筋上皮細胞が混在してくる。

問26 乳腺腫瘍穿刺　40歳代　女性

★★　　　③乳管内乳頭腫

解説：上皮性結合した大集団と不規則配列の細胞集団を認める。弱拡大では細胞集塊のなかに太い間質結合織成分を認める。強拡大では，核の大小不同や核形の不整がみられ，濃染した不整形は筋上皮細胞と考えられ，良性腫瘍を考える。間質結合織成分を認めることから乳管内乳頭腫を推定する。線維腺腫では間質結合織は認めない。良性では腺上皮細胞と筋上皮細胞が混在しているために不規則配列となることを認識する。

問27 甲状腺腫瘍穿刺　40歳代　女性

★　　　①濾胞性腫瘍

解説：出血性背景のなかにシート状配列の上皮細胞集団を認める。細胞の配列は整い，細胞質はレース状でライトグリーンに淡染し，核は円く揃っている。クロマチンはやや増量しているが顆粒状で均等分布し，濾胞性腫瘍が考えられる。乳頭癌ではスリガラス状クロマチン（微細な淡いクロマチン）であることが鑑別所見となる。

問28 甲状腺腫瘍穿刺　60歳代　女性

★　　　④乳頭癌

解説：ライトグリーン好性でシート状や乳頭状の大集塊を認める。細胞質はレース状で部分的にライトグリーンに濃染する。N/C比はやや大きく，核は類円形で核内細胞質封入体を認め，クロマチンは微細で増量し淡くみえる。弱拡大ではロービーコロイド（チューインガムを引き伸ばしたような異常濃縮コロイド）を認め，乳頭癌を推定する。鑑別として良性疾患や濾胞性腫瘍では，細胞の大集塊の出現はほとんどなく，クロマチンは顆粒状であり，ロービーコロイドは認められない。

問29 頸部リンパ節捺印　20歳代　男性

★★　　　①反応性リンパ節炎

解説：小型〜中型のリンパ球系の細胞が孤立散在性に多数出現して，そのなかに好中球や組織球も少数認める。小型リンパ球はクロマチンも粗く核小体も不明瞭であり成熟リンパ球と考える。核小体が明瞭な大型細胞は核形不整やクロマチンの増量がなく成熟段階のリンパ球と考えられ，反応性リンパ節炎を推定する。鑑別として悪性リンパ腫では，小型細胞でもクロマチンは細顆粒状で増量し核小体も目立ってくる。また lymphoglandular bodies を認めるが，これは悪性の特徴ではなく良性疾患にも出現する。

問30 大脳腫瘍捺印　50歳代　男性

★★★　　　②星細胞腫

解説：きれいな背景のなかに，小型核を有する細胞境界不明瞭な細胞が増生している。細胞質は網状で核の大小不同性がやや目立つ。細胞質の所見より星細胞由来の腫瘍が疑われる。原発性脳腫瘍のうち，中枢神経系の主なグリアである星細胞（astrocyte）に由来するものは約20%で，神経上皮性腫瘍中では約80%がこの群に含まれる。本症例はGrede 2の星細胞腫であった。

正解と解説

第3回 自己採点方式スライドカンファレンス

★………知っておくべき細胞像
★★……日常業務に携わっていれば知っておくべき細胞像
★★★…知っておくことが望ましい細胞像

問1　子宮膣部頸部擦過　30歳代　女性

★　　　　　④カンジダ

解説：正常の中層型扁平上皮細胞と好中球と共に，オレンジ色～茶褐色の仮性菌糸と胞子を認め，カンジダ感染を考える。カンジダはグラム陽性の真菌である。*Candida albicans* の特徴は，竹のフシ状にみえる仮性菌糸と分芽によって生じる柿の種様の胞子である。

問2　子宮膣部頸部擦過　70歳代　女性

★　　　　　②萎縮性膣炎

解説：汚い背景と白血球を伴ってライトグリーンやオレンジ好性の小型の扁平上皮細胞を認める。N/C比は小さく，核の濃縮や融解，破砕などの変性所見がみられ，萎縮性膣炎を推定する。閉経後卵胞ホルモンの分泌が低下すると，扁平上皮の成熟が不完全になり傍基底細胞が優位となり，感染に対する抵抗力が減じ炎症が起こりやすくなる。これらの細胞を異型細胞と捉えると中等度異形成になってしまうが，N/C比や核も小さく炎症による変性所見と考える。

問3　子宮膣部頸部擦過　40歳代　女性

★★　　　　④修復細胞

解説：きれいな背景にライトグリーン好染の大型の異型細胞を認める。細胞質は豊富で細胞質境界も明瞭である。核の大小不同が著明で明瞭な核小体を認めるが，クロマチンの増量は軽度で均等に分布しており，どの核も濃さが一様であり，修復細胞を推定する。鑑別として頸部腺癌があるが，N/C比が小さくクロマチンが均等分布で核の染色性が同じであることで良性を考える。核小体所見のみでなくクロマチンの増量の程度と分布をみることが大切である。

問4　子宮膣部頸部擦過　40歳代　女性

★　　　　　②HSIL：上皮内癌

解説：炎症性背景と正常の扁平上皮細胞に混じって，ライトグリーン好染の異型細胞が敷石状配列で出現している。強拡大で軽度の重積性がみられ，N/C比はきわめて大きい。核は大きく中心性でクロマチンは細顆粒状で増量し緊満感があり，核の濃さがそれぞれに異なっている。壊死物質を認めないことから上皮内癌を推定する。鑑別として，中等度異形成ではN/C比はこのように大きくならずクロマチンの増量は軽度で核の染色性が一様である。扁平上皮癌ではクロマチンは粗なものが混じり不均等分布し核小体も目立ってくる。

問5　子宮膣部頸部擦過　70歳代　女性

★　　　　　①扁平上皮癌

解説：壊死性背景を伴って不規則配列した細胞集団や結合性が疎な小集団，孤在性細胞が出現している。N/C比は大きく核の大小不同がみられ，クロマチンも増量している。オレンジ好性の角化型の異型細胞も少数認められ，扁平上皮癌を推定する。鑑別として，萎縮性膣炎では，壊死は認めずライトグリーン好染細胞ではN/C比は小さく，核の大小不同やクロマチンの増量はみられない。

問6　子宮膣部頸部擦過　40歳代　女性

★★　　　　　③頸部腺癌

解説：出血性背景で少量の壊死様物質と共に，細胞質がライトグリーン好染で，高円柱状の小集団が散見される。核は偏在し集団辺縁からの核の突出像がみられる。N/C比はきわめて大きく，一部に粘液も認める。核の大小不同がみられクロマチンは著明に増量しており，頸部腺癌を推定する。鑑別として頸管腺細胞では，N/C比は小さく（本例では細胞質から核が膨らんでみえることはN/C比がきわめて大きいことを現す），クロマチンも増量しない。

・・・・・・・・・・・・・・・・・・・・・・・・・・・

問7　子宮体内膜擦過（エンドサイト）　50歳代　女性

★★　　　　④類内膜腺癌：Grade 1

解説：汚い背景のなかに不規則重積性配列の大小様々な細胞集団が多数出現している。結合性の強い集団や結合性はやや弱くなり集団からのほつれ状のものも観察される。核の大小不同がややみられる程度で，個々の細胞の異型性は軽度であり分化型腺癌が考えられ，類内膜腺癌：Grade 1を推定する。内膜増殖症との鑑別は，上皮性の細胞集団のみで間質由来細胞を認めないこと，不規則重積性配列集団が多いことがあげられる。

・・・・・・・・・・・・・・・・・・・・・・・・・・・

問8　卵巣腫瘍捺印　60歳代　女性

★　　　　　　③顆粒膜細胞腫

解説：細胞質が乏しい小型の均一な細胞が，結合性が疎な集団や散在傾向に多数出現している。また，ライトグリーンに淡染したコロイド様物質を中心に持つロゼット様配列も認められる。核は円いものが多いが，コーヒ豆様の核溝を有するものが少数散見され，クロマチンは細顆粒状で増量している。組織学的に本腫瘍の特徴とされるCall-Exner body類似の所見を認めることから顆粒膜細胞腫を推定する。

問9　喀痰　50歳代　男性

★　　　　　③軽度異型扁平上皮細胞

解説：ライトグリーンやオレンジに好染した扁平上皮系の異型細胞を認める。細胞質の染色性がどの細胞も一様で，N/C比は小さく核は円く大小不同もなく，クロマチンの増量もみられない。軽度異型扁平上皮細胞を考える。鑑別として，高度異型扁平上皮細胞では，N/C比は大きくなりクロマチンも増量する。扁平上皮癌細胞では，細胞質に濃淡がみられ，N/C比が大きく核の大小不同やクロマチンの増量がみられる。喉頭癌に出現する異型の乏しい扁平上皮癌細胞においても，核の大小不同や核の濃淡がみられる。

・・・・・・・・・・・・・・・・・・・・・・・・・・・

問10　喀痰（粘液融解法）　60歳代　男性

★★　　　　　③扁平上皮癌

解説：好中球と組織球と共にオレンジやライトグリーンに好染した扁平上皮系の異型細胞を認める。左の上ではN/Cはやや小さくクロマチンの増量は軽度であるが，左の下ではクロマチンは増量している。右の細胞で細胞質は重厚性でN/C比は大きく，オレンジ好染細胞では光輝性を示している。共に核縁の不整とクロマチンの著明な増量がみられ，早期の扁平上皮癌（上皮内扁平上皮癌）細胞と判定すべき細胞と考える。左写真の異型細胞のみの場合には悪性の判定は困難となるので，左右合わせて（実際の標本では全体で）総合的に判定することが大切である。

・・・・・・・・・・・・・・・・・・・・・・・・・・・

問11　肺腫瘍捺印　60歳代　女性

★　　　　　　①カルチノイド

解説：ライトグリーンに淡染する異型細胞が平面的配列で出現している。細胞質はレース状で細胞質境界は不明瞭，N/C比はやや小さい。核は類円形で比較的揃っており，核小体も認めクロマチンは細顆粒状と粗顆粒状が混じり，いわゆる胡麻塩状パターンを呈しており，カルチノイドを推定する。鑑別として，腺癌細胞では細～粗顆粒状クロマチンが増量し，核は緊満感を呈する。Ⅱ型肺胞上皮細胞ではクロマチンの増量は

軽度で均等分布する。

問 12　気管支擦過　70 歳代　男性

★★　　　　　②腺癌：粘液産生性

解説：出血性背景のなかに，細胞質に粘液を有し核が偏在した細胞の集団を認める。細胞質は豊富で，核は大きく類円形で軽度の大小不同を認める。クロマチンは細顆粒状でやや増量し，核小体も明瞭である。粘液産生性の腺癌を考える。杯細胞増生との鑑別は，杯細胞にしては核や核小体が大きいこと（右写真の右下の線毛円柱上皮細胞と比較），クロマチンがわずかに増量していることがあげられる。

問 13　肺 X 線透視下擦過　50 歳代　女性

★★　　　　　①Ⅱ型肺胞上皮細胞過形成

解説：ライトグリーンに淡染する類円形〜立方形の細胞が平面的な小集団で出現している。細胞質はレース状や小空胞状で N/C 比は比較的小さい。核は円く大小不同は軽度であり，クロマチンは細顆粒状で増量は軽度であり，核小体も小さい。また核内封入体を少数認める。Ⅱ型肺胞上皮細胞過形成を考える。鑑別として，腺癌では N/C 比は大きくなりクロマチンも増量する。基底細胞増生では細胞質が濃染し重厚性で核内封入体は認めない。カルチノイドでは核内封入体を認めずクロマチンは細顆粒状に粗顆粒状が混在する。

問 14　肺腫瘍捺印　60 歳代　男性

★　　　　　②巨細胞癌

解説：中型〜大型および巨大な異型細胞が散在性に多数出現している。細胞や核の大きさが様々で巨大な多核細胞も認める。細胞質内には好中球やリンパ球の嵌入像がみられる。核形不整も著明でクロマチンは細〜粗顆粒状，粗網状が混じり，大きな核小体を認める。異型の強い悪性細胞であり，巨細胞癌を考える。

問 15　肺胞洗浄液　20 歳代　男性

★　　　　　④ニューモシスチス肺炎

解説：左のパパニコロウ染色では，上皮細胞と組織球と共に淡い茶褐色の沫状物質を認める。右のグロコット染色では，球状，椀状，三日月状の囊子壁とそのなかにニューモシスチス・イロベジー *Pneumocystis jirovecii* に特徴的な括弧状構造物が確認できる。ニューモシスチス・イロベジーは，以前ニューモシスチス・カリニ *Pneumocystis carinii* と呼ばれたが菌名記載の規約により名前が変更された真菌である。

問 16　胃生検塗抹　50 歳代　男性

★★　　　　　③腺腫

解説：細胞の結合性が密な管状の大集団を認める。集団の核密度は高く，類円形や楕円形核で異常増殖像を呈しているが，配列は整っており辺縁からの核の突出像もみられない。核の大小不同や核形不整も軽度でクロマチンの増量も軽度であり，腺腫を考える。鑑別として，再生細胞では平面的配列で核密度は低く N/C 比も小さい。腸上皮化生細胞では細胞質に粘液を有し N/C 比は小さい。高分化型腺癌では結合性が疎になり，集団からの核の突出像や核の大小不同，クロマチンの増量がみられるようになる。

問 17　肝エコー下穿刺　60 歳代　男性

★★　　　　　③高分化型肝細胞癌

解説：ライトグリーンに濃染する細胞が，結合性が疎な平面的配列や散在傾向に多数出現している。細胞質はやや厚味をおび顆粒状構造を示し，境界は明瞭であり肝細胞の特徴を示している。N/C 比はやや大きく，核は類円形で大小不同が軽度みられクロマチンも増量しており，高分化型肝細胞癌を考える。2 核細胞や核内空胞は悪性の特徴的な所見ではない。鑑別として，正常肝細胞では N/C 比は小さい。再生結節では細胞は大型化し大小不同が著明になるが N/C 比は小さい。

問18　耳下腺腫瘍穿刺　70歳代　男性

★★　　　　①多形腺腫

解説：粘液様成分と共に，類円形から短紡錘形の核を有する小型細胞が不規則配列で出現している。粘液様成分のなかにも紡錘形核が認められる。右のギムザ染色では粘液様成分は赤紫色の異染性（メタクロマジー）を示しており，多形腺腫を推定する。多形腺腫の組織像は筋上皮に裏打ちされた腺管構造と筋上皮細胞より形成される粘液に富む間質成分の両者が腫瘍性に増殖するものとされており，細胞診でもその両成分の存在が特徴的である。鑑別として，腺様嚢胞癌では細胞の配列は整い異染性を示す粘液様成分は球状（粘液球）を呈することが多い。

問19　術中腹腔洗浄液　40歳代　女性

★★　　　　④中皮細胞

解説：出血背景の中に，ライトグリーンに淡染する細胞のシート状の細胞集団を認める。細胞質はレース状で核はやや偏在し，N/C比は大きいが，細胞は比較的小型で，核は円く大小不同もみられず，クロマチンの増量はなく（核は明るくみえる）核小体を認めるが小さい。中皮細胞と考える。術中の開・閉腹時の洗浄液では，洗浄により静止期の中皮細胞が採取されてくる。本例の細胞も反応性ではなく静止期の中皮細胞と考える。

問20　胸水　70歳代　男性

★★　　　　③中皮腫

解説：リンパ球と共に，ライトグリーンに好染した異型細胞が結合性密な小集団と単個細胞および多核細胞で出現している。細胞質は重厚性で辺縁が不明瞭で微絨毛状であり中皮細胞の特徴を示している。核は中心性で，クロマチンの増量は軽度であるが大きな核小体を認め，細胞や核の大小不同が著明であり，中皮腫を考える。鑑別として，中皮細胞では細胞の大小不同は軽度で，核小体も小さい。

問21　自然尿　60歳代　男性

★　　　　③高異型度尿路上皮癌

解説：出血性や壊死性背景を伴って，ライトグリーン好染の大型の異型細胞が結合性疎な小集団や散在性に出現している。細胞や核の大小不同が著明でN/C比は大きく，核形不整がありクロマチンも著明に増量しており，異型性の強い悪性細胞である。高異型度尿路上皮癌を考える。鑑別として，腎癌ではクロマチンは顆粒状で核小体が明瞭となり腺癌類似所見となる。ウイルス感染細胞ではクロマチンはスリガラス状になる。

問22　カテーテル尿　70歳代　男性

★★　　　　②良性尿路上皮細胞

解説：出血性背景のなかに，ライトグリーンに濃染した上皮細胞が，結合性が密で配列の整った小集団で出現している。集団の辺縁はスムースでしっかりした細胞質が認められ，被蓋細胞（アンブレラ細胞）も認められる。核は類円形で大小不同に乏しく，クロマチンの増量もみられない。カテーテルにより剥離した良性尿路上皮細胞と考える。鑑別すべき低異型度尿路上皮癌では，配列の乱れ（核が偏在してくる）やクロマチンが軽度増量する。カテーテル尿に出現する良性の細胞集団はover diagnosisになりやすいので注意する。

問23　乳腺腫瘍穿刺　50歳代　女性

★★　　　　④乳頭腺管癌

解説：やや汚い背景を伴って，結合性が疎な大小の細胞集団と単個細胞が出現している。N/C比は大きく，核は類円形で大小不同がややみられ，クロマチンは細顆粒状で増量しており，乳頭腺管癌を考える。鑑別すべき良性疾患で，線維腺腫や乳管内乳頭腫では筋上皮細胞が混在してくる。乳腺症ではこのように多数の異型細胞は出現しない。茶褐色の砂粒小体を認めるが，砂粒小体は良性腫瘍でも認められる。

問24　乳腺腫瘍穿刺　20歳代　女性

★　　　①線維腺腫

解説：背景には筋上皮細胞由来の双極裸核を多数伴って，結合性の強いシート状，管状の上皮細胞集団を認める。細胞の配列は整い，核の大小不同もみられず細胞異型は認められない。また，細胞集団およびその辺縁には核が濃染した筋上皮細胞を認め2相性の所見から線維腺腫を推定する。鑑別疾患として，乳頭腺管癌や充実腺管癌では双極裸核や筋上皮細胞を認めない。悪性葉状腫瘍では上皮細胞集団と共に悪性の間質由来細胞が出現する。

問25　乳腺腫瘍穿刺　40歳代　女性

★　　　③小葉癌

解説：出血性背景のなかに，小型の異型細胞が結合性疎な小集団と孤在性の細胞が少数出現している。核は偏在し細胞質内小腺腔（ICL）を認める。核は不整形でクロマチンは細顆粒状で増量している。異型細胞の出現が少なく結合性が疎であり，ICLを認めることから小葉癌を推定する。鑑別として，ICLは，線維腺腫や乳管内乳頭腫では認められず，乳腺症ではICL様類似のものも認めることがあるが，その出現数はきわめて少ない。

問26　甲状腺腫瘍穿刺　40歳代　女性

★　　　②乳頭癌

解説：出血性背景のなかに，ライトグリーン好染の異型細胞が平面的配列の小集団として出現している。細胞質はレース状でライトグリーンにやや濃染し，核は類円形で軽度の大小不同がみられ，大きな核内細胞質封入体を認める。クロマチンは細顆粒状で淡くスリガラス状パターンを示し，乳頭癌を考える。

問27　頸部リンパ節穿刺　80歳代　女性

★　　　④悪性黒色腫

解説：孤立散在性に多数の異型細胞が出現している。細胞質は淡く不明瞭であるが，一部の細胞質に茶褐色の微細顆粒状物質を有するものが認められる。N/C比は大きく，核形不整と核の大小不同があり，クロマチンは細〜粗顆粒状で不均等分布を示し，明瞭な核小体を認める。黒色〜茶褐色の顆粒状物質はメラニン顆粒と考えられ，悪性黒色腫を推定する。黒色の粗大顆粒状物質を持つ細胞は組織球でありメラニン顆粒を貪食している。

問28　肺腫瘤捺印　50歳代　女性

★　　　①肺結核症

解説：多量の乾酪壊死物質とリンパ球を伴って，ライトグリーンに淡染する異型細胞を認める。右の上細胞では，細胞質境界が不明瞭で核は楕円形〜紡錘形でクロマチンの増量がみられない類上皮細胞を認める。右の下では核が外側に配列したラングハンス型巨細胞を認める。肺結核症の典型的形態所見である。

問29　大脳腫瘍捺印　30歳代　男性

★★★　　④神経外胚葉性腫瘍：PNET

解説：疎な結合性を示す異型細胞が小集塊または散在性に出現し，一部ロゼット様配列や木目込み様配列を示している。個々の細胞は，小型円形で細胞質は狭小，突起を有する細胞も認める。核縁は平滑で核小体が数個みられる。本腫瘍はEwing腫瘍群の中で神経への分化を示すものと位置づけられており，*EWS-FLI1*キメラ遺伝子が検出される。

問30　脳脊髄液　40歳代　男性

★★　　　②急性骨髄性白血病

解説：パパニコロウ染色では，核形不整が著明な単核

細胞が孤立散在性に出現している。ギムザ染色では，細胞質に細〜中等度大のアズール顆粒を有する細胞や針状のアウエル小体を持つ細胞が認められる。クロマチンは微細顆粒状で増量している。FAB分類M3の前骨髄球性白血病細胞である。アズール顆粒はリンパ球，単球，前骨髄球，骨髄巨核球，血小板などで認められる。アウエル小体は骨髄系細胞に特異的である。

正解と解説

第4回　自己採点方式スライドカンファレンス

★………知っておくべき細胞像
★★……日常業務に携わっていれば知っておくべき細胞像
★★★…知っておくことが望ましい細胞像

問1　子宮腟部頸部擦過　30歳代　女性

★　　　　①トリコモナス腟炎

解説：多数の好中球と中層〜表層の扁平上皮細胞に混じって，ライトグリーンに淡染する小型の卵円形物が散見される。強拡大では，小型の卵円形物に淡染性の偏在した核を認め，トリコモナス原虫と考える。扁平上皮細胞のなかに核周にHaloを認める細胞がみられるが，核は小さく異型細胞にはとらず，トリコモナス感染による炎症性変化の一つと考える。トリコモナス原虫の出現が少数の場合には見落とさないように注意する。

問2　子宮腟部頸部擦過　30歳代　女性

★★　　　　②扁平上皮化生細胞

解説：きれいな背景で，正常の扁平上皮細胞と共にライトグリーンにやや濃染した細胞集団を認める。細胞質は厚みをおび，核は中心性でやや大きいが大小不同はなく，クロマチンの増量もみられず，扁平上皮化生細胞と考える。集団内にみられる明瞭な空胞は粘液ではなく変性によるものである。

問3　子宮腟部頸部擦過　30歳代　女性

★　　　　②HSIL：中等度異形成

解説：きれいな背景で，ライトグリーン好性の中層細胞型の異型細胞を認める。核は腫大し大小不同がみられ，クロマチンは粗網状で軽度増量しているが分布は均等である。HSIL：中等度異形成を考える。

問4　子宮腟部頸部擦過　40歳代　女性

★　　　　④HSIL：高度異形成

解説：出血性背景と正常の扁平上皮細胞と共に，ライトグリーンに淡染した異型細胞が敷石状配列や一部重積性で出現している。細胞質はレース状であるが，核は中心性でN/C比は大きく傍基底細胞型の異型細胞と考える。核は類円形で「しわ」状の不整形もみられ，クロマチンは顆粒状で増量しているが均等分布している。HSIL：高度異形成を推定する。上皮内癌との鑑別は，核の染色性が一様であり緊満感を呈していない。類円形の形だけで緊満感としないこと，クロマチンの増量の程度をみることが大切である。

問5　子宮腟部頸部擦過　60歳代　女性

★　　　　②萎縮扁平上皮細胞

解説：ライトグリーン好染で平面的シート状配列の細胞集団を認める。細胞質は均質で薄く，核は中心性でN/C比は小さく，クロマチンは均等分布し増量はみられない。傍基底細胞と考えられ萎縮扁平上皮細胞を推定する。

問6　子宮腟部頸部擦過　60歳代　女性

★　　　　　④頸部腺癌

解説：炎症細胞を伴って，結合性が密な大小の細胞集団と単個細胞が出現している。配列は不規則であり，細胞質には粘液を有し，核形不整や大小不同がみられ，クロマチンは増量し核小体も明瞭である。頸部腺癌を推定する。

・・・・・・・・・・・・・・・・・・・・・・・・・・・・・・・

問7　子宮体内膜擦過（エンドサイト）　50歳代　女性

★　　　　　③内膜増殖症

解説：結合性が密な類円状や乳頭状，シート状の大集塊が出現している。集塊を構成する核密度は高いが，配列は整っており個々の細胞異型はほとんどみられない。腺管が拡張や分岐を示しており，内膜増殖症を推定する。鑑別として，萎縮内膜では，増殖期内膜類似の集団ではなく，核が濃染した細胞の平面的配列や厚みのないシート状集団を示す。類内膜腺癌では不規則重積性やほつれ状配列などがみられ，核形不整や大小不同が認められる。

・・・・・・・・・・・・・・・・・・・・・・・・・・・・・・・

問8　卵巣腫瘍捺印　70歳代　女性

★★　　　　　③漿液性腺癌

解説：壊死性背景のなかに，極性の乱れた不規則乳頭状集塊を形成する大型異型細胞が出現している。細胞質には重厚感があり，N/C比の増大，クロマチン増量，核小体の肥大が目立ち漿液性腺癌が疑われる。漿液性腫瘍は，表層上皮性・間質性腫瘍のうちもっとも頻度が高く，卵管上皮あるいは卵巣表層上皮に類似した細胞からなり，悪性（腺癌）では乳頭状に増殖する傾向が強い。

・・・・・・・・・・・・・・・・・・・・・・・・・・・・・・・

問9　気管支洗浄液　60歳代　女性

★★　　　　　④杯細胞増生

解説：線毛円柱上皮細胞が散見するなかに，結合性が密な細胞集団が出現している。細胞質に粘液を有し核は偏在している。核は類円形で，大きさは線毛円柱上皮細胞の核と同じであり，クロマチンの増量もみられない。杯細胞の増生と考える。鑑別として，粘液産生性腺癌では，核は肥大し（線毛円柱上皮細胞の核より大きくなる）クロマチンは細顆粒状で軽度増量し，核小体も目立ってくる。

・・・・・・・・・・・・・・・・・・・・・・・・・・・・・・・

問10　喀痰（粘液融解法）　60歳代　男性

★★　　　　　①高度異型扁平上皮細胞

解説：オレンジやライトグリーンに濃染した異型扁平上皮細胞を認める。左の細胞では，N/C比は大きくクロマチンは増量しているが分布は均等である。右の細胞では，N/C比は大きく核形不整がみられ，クロマチンは粗網状～粗顆粒状であるが増量は軽度である。悪性を積極的に疑う異型細胞ではなく，高度異型扁平上皮細胞と考える。核縁が目立ち，核内が明るくみえる所見はクロマチンの増量が少ないことを現す。

・・・・・・・・・・・・・・・・・・・・・・・・・・・・・・・

問11　肺穿刺吸引　60歳代　女性

★　　　　　②腺癌：粘液非産生性

解説：背景はやや汚く，ライトグリーンに淡染した異型細胞が平面的シート状配列の大きな集団で出現している。細胞質はレース状でN/C比は大きく，核は類円形で大小不同がみられる。クロマチンは顆粒状で増量し不均等分布しており，大きな核小体を認める。粘液非産生性の腺癌を考える。鑑別として，Ⅱ型肺胞上皮過形成では，細胞数は多くなくこのような大集団では出現せず，クロマチンの増量は軽度で核小体も小さい。基底細胞は肺の末梢には存在しないので増生は考えない。

・・・・・・・・・・・・・・・・・・・・・・・・・・・・・・・

問12　気管支擦過　60歳代　男性

★★　　　　　③扁平上皮化生細胞

解説：出血性背景で，平面的と一部重積性配列の細胞集団を認める。細胞質はライトグリーン好染で多辺形

であり細胞間橋もみられる。核は類円形で大小不同も軽度であり，核小体を認めるがクロマチンの増量はみられない。良性で扁平上皮化生細胞を推定する。悪性細胞との鑑別は，N/C比が小さくクロマチンの増量がみられないことがあげられる。本例は早期扁平上皮癌のレーザー治療後の症例である。

問13　気管支擦過　60歳代　男性

★★　　　　　　③扁平上皮癌

解説：線毛円柱上皮細胞と共に，ライトグリーン好染の大型異型細胞が不規則重積性配列の集団で出現している。細胞質はレースで状N/C比は大きく，核は類円形で大小不同がみられ，クロマチンは細顆粒状にやや粗いものが混じり著明に増量している。核は中心性であり，クロマチンがやや粗いことから非角化型扁平上皮癌を考える。病巣擦過や肺穿刺材料では，核の所見のみでは腺癌か扁平上皮癌か鑑別困難なことがあり，細胞質所見も参考にすることが大切である。

問14　肺Ｘ線透視下擦過　50歳代　男性

★　　　　　　④転移性腺癌：大腸由来

解説：壊死性背景で，結合性が密で不規則配列や柵状配列の集団が出現している。細胞は細長い円柱状でN/C比は大きく，核は類円〜楕円形，短紡錘形，不整形など種々であり，クロマチンは著明に増量し，核小体も目立つ。腺癌で転移性（大腸癌）を考える。鑑別として，大細胞神経内分泌癌では細胞の結合性が低下し円柱状細胞は認めず，核の大小不同が著明となる。結核症では結合性が疎な類上皮細胞（クロマチンは増量しない）が出現する。扁平上皮癌や腺癌（肺原発）では柵状配列や細長い円柱状細胞は認めない。

問15　気管支擦過　50歳代　男性

★　　　　　　①小細胞癌

解説：壊死物質を伴って，小型の裸核様の異型細胞が不規則な配列で多数出現している。N/C比は極めて大きく，核形不整も著明でクロマチンは細顆粒状〜粗く著明に増量している。弱拡大では核線も認められる。小細胞癌を推定する。

問16　胆汁　70歳代　女性

★　　　　　　②腺癌

解説：きれいな背景で，ライトグリーン好染の異型細胞の小集団を認める。核間距離が不整で配列は不規則である。細胞質はレース状でN/C比は大きく，核の大小不同と核形不整が著明であり，クロマチンは顆粒状で増量し，大きな核小体を認め，腺癌を考える。

問17　肝エコー下穿刺　50歳代　男性

★★　　　　　　②再生結節：肝硬変

解説：ライトグリーンに淡染や赤く染まった細胞質を持つ異型細胞が平面的配列集団で出現している。細胞質は豊富で顆粒状を呈しており肝細胞の特徴を示している。細胞の大小不同が著明であり，核の大小不同も著明で，クロマチンも顆粒状でやや増量し，核小体も明瞭であるが，N/C比は小さいことから再生結節（肝硬変）を考える。核内空胞は良・悪性の判定には関係しない。鑑別として，高分化型肝細胞癌では細胞は小型化し，N/C比が大きくなる。中分化型肝細胞癌では細胞は大きくなり大小不同もみられるが，N/C比はより大きくなる。

問18　耳下腺腫瘤穿刺　50歳代　男性

★★　　　　　　④粘表皮癌

解説：パパニコロウ染色では，ライトグリーン好染の平面的配列集団と結合性が密で重積性と粘液成分のためオレンジに染まった細胞集団を認める。細胞質に粘液を有するものもみられ，ギムザ染色では異染性を示さず上皮性粘液であることがわかる。細胞質は豊富でやや厚みをおび多辺形で境界明瞭であり，扁平上皮への分化を示す中間型細胞を認める。核は類円形でクロマチンの増量は軽度であり，細胞の異型性は乏しい。

低悪性度の粘表皮癌を推定する。鑑別として，扁平上皮癌では粘液産生細胞を認めない。

....

問19　胸水　50歳代　男性

★★　　　　④反応性中皮細胞

解説：ライトグリーンに好染した細胞が，集団と単個細胞で多数出現している。細胞集団は平面的配列で，N/C比はやや大きいが核の大きさは揃っている。単個細胞では，核は中心性で核の大小不同がみられ，2核細胞も認められ，核小体も明瞭であるがクロマチンは増量していない。細胞質はやや厚みをおび辺縁は不明瞭であり，中皮細胞の特徴を示しており，反応性中皮細胞を考える。本例は中皮腫との鑑別が重要となるが，中皮腫では細胞の大型化や大小不同が著明となりクロマチンも軽度増量する。

....

問20　腹水　50歳代　女性

★　　　　①低分化型腺癌

解説：ライトグリーン好染の単個の異型細胞が散在性および小集団で出現している。細胞質はレース状で，核は偏在しN/C比はきわめて大きい。核は類円形で，クロマチンは微細で増量し，立体的（緊満感）にみえるため，大きい核小体を認めるが明瞭にはみえない。低分化型腺癌を推定する。鑑別として，悪性リンパ腫では細胞質辺縁が明瞭で，核形不整がみられる。また，クロマチン増量，顆粒状不均等分布を示し，核小体も明瞭となる。

....

問21　自然尿　60歳代　男性

★★　　　　①良性尿路上皮細胞

解説：出血性背景を伴って，ライトグリーン好染の表層型尿路上皮細胞に混じて，結合性が密な異型細胞の集団を認める。細胞の配列は整っており，核は偏在し大小不同が軽度みられるが，クロマチンの増量はみられず，良性尿路上皮細胞と考える。本例は結石症であった。鑑別として，低異型度尿路上皮癌では，N/C比が大きくなり配列の乱れやクロマチンの増量が軽度みられる（核に濃淡が出てくる）。

....

問22　自然尿　70歳代　男性

★★　　　　②低異型度尿路上皮癌

解説：きれいな背景のなかに，結合性が疎な小型の異型細胞の集団を認める。配列は不規則で，核は偏在しているものもみられ，核間距離の不整がみられる。細胞質はレース状でN/C比が大きく，核の大小不同がみられ，クロマチンは顆粒状で増量し核に濃淡がみられる。低異型度尿路上皮癌を推定する。本例のような低異型度の尿路上皮癌は under diagnosis になりやすいので，N/C比やクロマチンの増量の程度などを詳細に観察することが大切である。

....

問23　乳腺腫瘤穿刺　40歳代　女性

★★　　　　①乳腺症

解説：背景に泡沫細胞を伴って，ライトグリーン好性の異型細胞の小集団が認められ囊胞性の病変を推定する。強拡大では核が濃染したものが混在しており筋上皮細胞と考えられ，また顆粒状の細胞質を持ったアポクリン化生様細胞も認められることから，良性疾患で乳腺症を考える。鑑別として，悪性では筋上皮細胞は認められず，アポクリン癌では結合性が疎になり，核の大小不同や明瞭な核小体がみられるようになる。

....

問24　乳腺腫瘤穿刺　40歳代　女性

★　　　　④乳頭腺管癌

解説：不規則な形や不規則な配列をした細胞集団が出現しているが，背景には双極裸核は認めずきれいである。核は類円形でクロマチンは細顆粒状に著明に増量し，核は緊満感を呈しており，大きな核小体を認める。筋上皮細胞は認めがたく，2相性の欠如が考えられ，悪性で乳頭腺管癌を推定する。鑑別として，乳管内乳頭腫や線維腺腫では，細胞集団のなかに核が濃染した筋上皮細胞を認め，線維腺腫では背景に双極裸核

が多数出現する。

問25　乳腺腫瘤穿刺　40歳代　女性

★　　　　　　　③硬癌

解説：きれいな背景のなかに，小型細胞の小〜中集団を認める。細胞集団は腺腔構造を示し，また一列に並んだ線状配列集団もみられる。線状配列集団の辺縁は直線的で核は円く横並びに揃った配列をしており，クロマチンは細顆粒状で増量している。筋上皮細胞は認められず，悪性で硬癌を推定する。鑑別として，線維腺腫や乳管内乳頭腫では筋上皮細胞が認められる。浸潤性小葉癌では腺腔構造を持つ集団は認めない。また，管状癌では線状配列集団は認めない。

問26　甲状腺腫瘤穿刺　50歳代　女性

★★　　　　　　③慢性甲状腺炎

解説：多数の小型リンパ球を背景に，ライトグリーン好染で平面的配列の上皮性細胞の小集団を認める。細胞質は豊富で，核は類円形でクロマチンは顆粒状であるが増量はなく，濾胞上皮細胞と考える。背景のリンパ球は，クロマチンは粗く核小体も不明瞭で，成熟リンパ球主体と考えられ，慢性甲状腺炎を推定する。鑑別として，悪性リンパ腫では濾胞上皮細胞はほとんど認めず，クロマチンは微細〜粗く増量し核小体も目立ってくる。lymphoglandular bodies（LGB）は良性でも認められ，悪性リンパ腫に特異的出現するものではない。

問27　頸部リンパ節穿刺　50歳代　男性

★　　　　　　　②悪性リンパ腫

解説：単核の異型細胞が孤立散在性に多数出現している。小型の成熟リンパ球はごく少数であり，多数の大型単核細胞は，核の大小不同と核形不整がみられ，クロマチンは微細〜粗く増量し，核小体も明瞭であり，リンパ球の成熟段階のものではなく腫瘍細胞と考える。非ホジキンリンパ腫を推定する。鑑別として，反応性リンパ節炎では，小型の成熟リンパ球の割合が増え，成熟段階の大型リンパ球は出現が少なくクロマチンは増量しない。本症例は病理組織学的にT細胞性リンパ腫と診断された例である。

問28　頸部リンパ節捺印　30歳代　男性

★　　　　　　　①反応性リンパ節炎

解説：小型と大型の単核細胞が孤立散在性に出現し，lymphoglandular bodies（LGB）も認める。クロマチンが粗く凝縮した小型細胞は成熟リンパ球で，その出現数は多い。核が大きい細胞では，クロマチンの増量はみられず，どの核も染色性が一様であり核小体も小さく，これらは成熟段階のリンパ球と考えられ，出現数が多いので反応性の病変が推定され，反応性リンパ節炎を考える。悪性リンパ腫では成熟リンパ球の数は少なくなり，核形不整や微細クロマチンに顆粒状凝集を伴い，核小体の明瞭な大型細胞が多くなる。

問29　大脳腫瘍捺印　40歳代　男性

★　　　　　　　④髄膜腫

解説：ライトグリーンに淡染する紡錘形の異型細胞が，境界不明瞭な不規則配列と渦巻き状配列集団で出現し，石灰小体も認める。核は楕円形で大小不同がみられクロマチンは微細である。髄膜腫を推定する。髄膜腫は組織学的には，多彩な所見を示す腫瘍であるが，砂粒体や石灰小体も特徴であり，細胞診では核は紡錘形や楕円形で，渦巻き状構造が診断に有用となる。

問30　軟部腫瘍捺印　40歳代　女性

★★　　　　　　②平滑筋肉腫

解説：長紡錘形細胞が束状に重なりながら出現している。細胞質はライトグリーン好染で線維状である。集団内の核密度が高く，それぞれの核は長円形で核形不整が著明となり，多核化も観察される。クロマチンは増量し，細顆粒状で核縁は薄い。本腫瘍は成人に好発

し，内臓では子宮と消化器に，軟部では後腹膜，腸間膜，四肢の軟部に多く発生する。良・悪性の判定には核密度と核分裂像が重要とされている。

正解と解説

第5回 自己採点方式スライドカンファレンス

★………知っておくべき細胞像
★★……日常業務に携わっていれば知っておくべき細胞像
★★★…知っておくことが望ましい細胞像

問1 子宮腟部頸部擦過　30歳代　女性

★　　　②クルーセル

解説：きれいな背景で，正常の中層～表層型の扁平上皮細胞を認め，細胞質上に多数の小短桿菌が付着し，細胞質が灰色にみえる。これを clue cell と呼ぶ。この小短桿菌はグラム陽性でガードネレラ属によるもので，非特異性腟炎を起こすことがあるとされるが，病原性は低い。

問2 子宮腟部頸部擦過　50歳代　女性

★　　　③萎縮扁平上皮細胞

解説：ライトグリーン好染の細胞質を有する細胞が，平面的なシート状集団を形成している。細胞質は均質でやや厚く，核は中心性で N/C 比は小さく，クロマチンは均等分布し増量はみられない。強拡大では細胞間橋が観察され，萎縮扁平上皮細胞を推定する。

問3 子宮腟部頸部擦過　30歳代　女性

★　　　③LSIL：軽度異形成

解説：背景はきれいで，正常の扁平上皮細胞と共に中層型～表層型の軽度異型細胞を認める。核は腫大して2核や多核の細胞もみられるが，クロマチンの増量は軽度である。LSIL・軽度異形成を考える。本例は組織学的にも軽度異形成であった症例である。

問4 子宮腟部頸部擦過　30歳代　女性

★　　　①HSIL：上皮内癌

解説：背景はきれいで，正常の扁平上皮細胞と共にライトグリーン好染の異型細胞が散在傾向に出現している。核は中心性で N/C 比大きく，基底細胞型から傍基底細胞型の異型細胞で，核は大小不同がみられ，クロマチンは粗く著明に増量しており，上皮内癌を推定する。鑑別として，扁平上皮癌と比較すると，背景に壊死は認められず，核形は類円形で比較的揃っており，クロマチンも均等に分布している。

問5 子宮腟部頸部擦過　50歳代　女性

★　　　④扁平上皮癌

解説：強い炎症性背景と壊死を伴って，オレンジ好染の異型細胞が多数出現している。細胞の形は多彩で，オレンジに強染して光輝性を呈し，核は濃染し核形不整や大小不同がみられ，多核細胞もみられ，角化型扁平上皮癌を考える。

問6 子宮腟部頸部擦過　50歳代　女性

★★　　　①上皮内腺癌

解説：比較的きれいな背景のなかに，結合性が密で柵状配列を示す異型細胞の集団を認める。細胞は円柱状で N/C 比は大きく，核は楕円形で重積性を示し，クロマチンは細顆粒状で著明に増量している。細胞集団

の中心部の核は類円形で小さいが，これは細胞集団を真上から観察していることになり大小不同が軽度であることがわかる。頸部腺癌で核の大きさが揃っていることから，上皮内癌を推定する。鑑別として，頸部腺癌：浸潤型では，核が大きくなり大小不同や核形不整，核小体が著明となってくる。

....

問7　子宮体内膜擦過（エンドサイト）　30歳代　女性

★　　　　　　②分泌期内膜

解説：出血性背景で，土管状や平面的シート状の大きな細胞集団が出現している。配列は整い核間距離も均等で蜂巣構造を呈している。細胞質はやや豊富で明るくみえ，核の大小不同もなく細胞異型や構造異型もみられず，正常の分泌期内膜を考える。鑑別として，増殖期内膜では，N/C比は大きく細胞密度が高くなり，クロマチンはやや粗くみえる。

....

問8　卵巣腫瘍捺印　20歳代　女性

★　　　　　　②ディスジャーミノーマ

解説：多数のリンパ球と共に，大型で円形の異型細胞が散在性に出現している。淡明な細胞質を有し，核は類円形で大小不同がみられ，クロマチンは顆粒状で増量し，大きく明瞭な核小体を認める。ディスジャーミノーマを推定する。リンパ球との two cell pattern で認めることが本腫瘍の特徴である。胚細胞に関係する腫瘍で，セミノーマ，松果体腫瘍なども類似のパターンを示す。

....

問9　喀痰　70歳代　男性

★　　　　　　③軽度異型扁平上皮細胞

解説：ライトグリーンやオレンジ好染の扁平上皮系の異型細胞を認める。核は中心性でN/C比はやや大きいが，核は類円形で大小不同は軽度であり，クロマチンの増量も軽度で均等分布している（核縁が目立つ所見はクロマチンの増量は軽度とみる）。軽度異型扁平上皮細胞を考える。鑑別として，高度異型扁平上皮細胞では，N/C比は大きくなり，クロマチンも増量してくる。扁平上皮癌では，細胞質は強染して重厚性をおび，N/C比も大きくなり核形の不整やクロマチンも増量してくる。

....

問10　喀痰（粘液融解法）　60歳代　男性

★★　　　　　　④扁平上皮癌

解説：ライトグリーンやオレンジに好染した扁平上皮系の異型細胞を認める。細胞質は強染して重厚である。左の上細胞ではN/C比が大きくクロマチンは増量している。左の下細胞ではN/C比は小さくクロマチンの増量も軽度であるが，細胞質が光輝性である。右の上細胞では核形不整とクロマチンの増量がみられる。右の下細胞では核は濃染し2核でN/C比は大きい。個々の細胞の異型性はやや乏しいが，多彩性を示しており悪性を疑う所見と考えられ，上皮内扁平上皮癌に出現する異型の乏しい癌細胞を推定する。

....

問11　気管支擦過　70歳代　女性

★★　　　　　　②腺癌：粘液産生性

解説：きれいな背景のなかに，結合性が密で細胞質に粘液を有する細胞の集団が出現している。配列は整い多量の粘液で核が偏在しているが，核溝や凸凹，切れ込みなどの著しい核形不整がみられ，クロマチンは細顆粒状で増量している。粘液産生性の腺癌を推定する。杯細胞増生では，細胞質の粘液のために核が押しやられて多少の不整形を示すことがあるが，このような切れ込み状の不整はみられず，クロマチンも増量しない。

....

問12　気管支洗浄液　50歳代　男性

★　　　　　　④肺アスペルギルス症

解説：多数の炎症細胞を伴って，パパニコロウ染色で淡い黄土色に染まった樹枝状に分岐した細長い均一な太さの隔壁を有する菌糸を認める。右のグロコット染色は陽性を示し，約45度の角度でY字型分岐が認め

られ，アスペルギルスを推定する。アスペルギルスは非酵母型真菌で，肺アスペルギルス症は代表的な日和見感染疾患である。

問13　肺腫瘍捺印　60歳代　男性

★　　　　　　③カルチノイド

解説：ライトグリーン好染の小型の異型細胞が結合性疎な平面的配列集団や単個細胞で散在性に出現している。細胞質はレース状で境界は不明瞭である。核は類円形でほぼ均一な大きさで，クロマチンは細顆粒状と粗顆粒状が混在し，いわゆる胡麻塩パターンを示しており，カルチノイドを推定する。鑑別として，小細胞癌では不規則配列や核形不整がみられクロマチンは微細なものが混じる。悪性リンパ腫では，細胞質境界が明瞭となり細～粗網状クロマチンが混じり核小体も目立ってくる。

問14　肺腫瘍捺印　40歳代　女性

★★★　　　　　②硬化性血管腫

解説：出血性背景の中に，組織球と共にライトグリーン好染の異型細胞が平面的や一部重積性配列集団で出現している。細胞質はレース状でN/C比は大きいが，配列は整っている。核は類円形で大小不同がみられ，クロマチンは顆粒状で軽度増量しているが分布は均等であり，核内封入体も認める。Ⅱ型肺胞上皮細胞の増生が考えられ，大型の異型細胞もみられ出血性であることから，硬化性血管腫を推定する。本腫瘍は中年の女性にみられることが多い。

問15　気管支擦過　40歳代　男性

★★　　　　　　①大細胞癌

解説：出血性背景のなかに，ライトグリーン好性の大型異型細胞が結合性疎な不規則配列集団で出現している。細胞や核の大小不同が著明で，細胞質はやや豊富で多核細胞もみられる。核形不整も著明でクロマチンは粗網状や粗細顆粒状で不均等分布しており，大きな核小体を認める。細胞の異型性は強く，大細胞癌を推定する。鑑別として，大細胞神経内分泌癌では，N/C比は大きく，細顆粒状クロマチンが増量し核小体は不明瞭なものが多い。

問16　膵液　60歳代　男性

★★　　　　　②膵管内乳頭粘液性腫瘍

解説：きれいな背景のなかに，細胞質に粘液を豊富に含有する細胞からなる上皮集塊を認める。細胞間の結合性は強く，集団からのほつれはみられない。個々の細胞異型も軽度である。本症例の組織診断は膵管内乳頭粘液性腺腫：中等度異型であった。

問17　胆汁　60歳代　男性

★　　　　　　③高分化型腺癌

解説：きれいな背景のなかに，ライトグリーン好性の結合性の強い細胞集団を認める。配列は不規則で集団の辺縁からの核の突出像もみられ，核形不整が著明でクロマチンも著明に増量している。胆汁細胞診の判定基準では，1．細胞集塊　①不規則な配列　②核の配列不整　③集塊辺縁の凸凹不整　2．個々の細胞　①核の腫大　②核形不整　③クロマチンの異常　のうち本例は1および2の3項目を満たしており悪性と判定する。

問18　耳下腺腫瘍穿刺　50歳代　男性

★　　　　　　③ワルチン腫瘍

解説：小型リンパ球を背景に，顆粒状細胞質を有する平面的な上皮性細胞集塊が観察される。核間距離は均等で，N/C比の上昇や大小不同もみられないことからワルチン腫瘍を推定する。

問19　胸水　50歳代　男性

★　　　　　①反応性中皮細胞

解説：多数の炎症性細胞を伴って，ライトグリーン好染の単核および2核細胞が散在性に出現している。細胞質がレース状で大小の空胞を有し，核が偏在した細胞は組織球と考える。細胞質は重厚性で辺縁はやや不明瞭な単核細胞は核中心性でN/C比はやや大きく，核小体を認めるがクロマチンの増量は軽度であり，反応性中皮細胞と考える。鑑別として，中皮腫では異型細胞は大小不同が著明となり，多核や細胞集団を伴って多数出現してくる。

問20　胸水　50歳代　女性

★　　　　　④形質細胞腫

解説：核が偏在した単個の異型細胞が散在性に出現している。パパニコロウ染色では，細胞質はライトグリーンに濃染し細胞質境界は明瞭であり，核は円くクロマチンは微細で増量し，著明な核小体を認める。ギムザ染色では，細胞質は好塩基性で均一に染まり核周明庭がみられ，クロマチンは細〜粗で均等に分布している。形質細胞腫（骨髄腫）を推定する。本例はギムザ染色の併用が判定にきわめて有用である。

問21　胸水　60歳代　男性

★　　　　　②腺癌

解説：多数のリンパ球を伴って，ライトグリーン好染の異型細胞の集団が出現している。結合性は密で，細胞質はレース状や空胞状で薄い。核は類円形で大小不同がみられ，クロマチンは顆粒状で増量し核が立体的にみえ，大きな核小体を認め，腺癌を考える。鑑別として中皮腫では，細胞質が重厚性を示し，クロマチンは軽度増量してくるが，腺癌細胞のように立体的な核所見を示さない。本症例は肺腺癌の播種である。

問22　自然尿　50歳代　男性

★　　　　　③上皮内癌

解説：背景は好中球を伴っているが，壊死物質は観察されず比較的きれいであり，ライトグリーン好染の異型細胞が散在性に出現している。N/C比は大きく，核の大小不同もみられクロマチンは著明に増量している。異型の比較的強い癌細胞であり，上皮内癌を考える。

問23　自然尿　70歳代　男性

★　　　　　④尿路上皮癌

解説：背景は赤血球と少量の壊死物質がみられ，単個から小集塊を形成する異型細胞が出現している。ライトグリーン好染の異型細胞のN/C比は比較的大きく，核の大小不同もみられるが核形不整は目立たない。クロマチンは著明に増量しており，尿路上皮癌を推定する。本症例はG2相当の尿路上皮癌であった。

問24　腎盂洗浄液　50歳代　女性

★★　　　　①良性尿路上皮細胞

解説：出血性背景を伴って，ライトグリーン好染細胞が平面的配列の小集団で認められる。細胞質は豊富で小空胞状やレース状で，細胞質辺縁が厚みをおびている細胞は，尿路上皮細胞の被蓋細胞（アンブレラ細胞）と考える。核は類円形で明瞭な核小体を認めるが，クロマチンは増量していない。良性尿路上皮細胞と考える。鑑別として，尿路上皮癌では，アンブレラ細胞を認めず，N/C比は大きくなりクロマチンも増量する。

問25　乳腺腫瘤穿刺　40歳代　女性

★　　　　　②線維腺腫

解説：粘液様成分と共に，シート状や管状配列の上皮性細胞集団を認める。集団には核が濃染した筋上皮細

胞が混在し2相性を示している。粘液様成分には楕円形や不整形の間質の核が疎らに混在しており，間質由来の粘液と考えられる。上皮性細胞集団と間質粘液を認めることから線維腺腫を推定する。鑑別として，乳管内乳頭腫や乳腺症，管状癌では粘液成分は認めない。粘液癌で認めるのは上皮性粘液（粘液内に間質細胞を認めない）である。

問26　乳腺腫瘍穿刺　50歳代　女性

★　　　　　④乳頭腺管癌

解説：不規則重積配列の大きな細胞集団を認める。N/C比は大きく，核の大小不同と核形不整も著明で，クロマチンは微細顆粒状で増量しており，異型の強い乳癌細胞であり，乳頭腺管癌を考える。

問27　乳腺腫瘍穿刺　40歳代　女性

★★　　　　②非浸潤性乳管癌

解説：きれいな背景で，腺腔様配列やシート状配列の大きな細胞集団が出現している。明瞭な腺腔構造は細胞の配列が整っており，核は円く大小不同もみられず揃っており，クロマチンは細顆粒状で増量している。筋上皮細胞の混在は認められず，単一な細胞からなる単調な細胞像であることから，異型の乏しい癌細胞を考える。そして明瞭な腺腔構造の細胞集団であることから篩状型の非浸潤性乳管癌を推定する。

問28　頸部リンパ節穿刺　30歳代　男性

★　　　　　④反応性リンパ節炎

解説：出血性背景で，クロマチンが凝縮した小型の成熟リンパ球を主体として，中型〜大型のリンパ球が少数混在している。中型〜大型のリンパ球ではクロマチンの増量はみられず，成熟段階の細胞と考えられる。また核破砕物を貪食した組織球（tingible body macrophage）が認められ，反応性リンパ節炎を推定する。鑑別として，結核症では壊死物質を認める。悪性リンパ腫では成熟リンパ球の出現は少なく，クロマチンが増量し核小体の目立つ異型細胞が多くなり，組織球はほとんど出現しない。

問29　頸部リンパ節穿刺　70歳代　男性

★　　　　　②転移性小細胞癌

解説：壊死性背景のなかに，裸核様の異型細胞が不規則配列の小集団や単個細胞で出現している。核形不整が著明で，クロマチンは微細〜顆粒状で著明に増量し核縁は薄くみえる。小細胞癌の転移を考える。猫ひっかき病と結核性リンパ節炎は，細菌感染による肉芽腫性リンパ節炎であり，類上皮細胞を認める。結核性リンパ節炎と壊死性リンパ節炎では，壊死物質を認め，壊死性リンパ節炎ではtingible body macrophageも出現する。

問30　脳脊髄液　30歳代　男性

★　　　　　①クリプトコッカス

解説：パパニコロウ染色では，ライトグリーンやオレンジに淡染した二重輪郭を持つ類円形の小型物質を多数認める。この小型円形物質は菌体で二重輪郭構造は莢膜であり，涙滴状の分裂像もみられ，クリプトコッカスを考える。ギムザ染色では菌体は異染性を示し，特に莢膜が明瞭に観察される。クリプトコッカスは酵母型真菌で，アルシアン青染色やPAS染色，グロコット染色で陽性となるが，ギムザ染色でも明瞭に染色され同定が容易となる。

正解と解説

第6回 自己採点方式スライドカンファレンス

★………知っておくべき細胞像
★★……日常業務に携わっていれば知っておくべき細胞像
★★★…知っておくことが望ましい細胞像

問1 子宮腟部頸部擦過 40歳代 女性

★　　　②LSIL：軽度異形成

解説：きれいな背景のなかに正常の扁平上皮細胞と共に，ライトグリーンに好染した中層細胞型の異型細胞を少数認める。核は正常の中層細胞の3倍以上に腫大し，濃染し（smudge状の核），2核細胞がみられる。軽度異形成（LSIL）と判断するのに十分な異型と考える。本例は組織学的に軽度異形成であった。鑑別として，ASC-Hではカテゴリーは HSIL と断定するには所見が乏しいが，SIL 以上の病変に由来する異型細胞となっている。

問2 子宮腟部頸部擦過 40歳代 女性

★　　　①HSIL：上皮内癌

解説：きれいな背景のなかに正常の扁平上皮細胞と共に，裸核状の異型細胞が出現している。細胞質はレース状で N/C 比はきわめて大きく，核は類円形で大きく大小不同がみられ，クロマチンは細顆粒状で増量し，緊満感を示しており，上皮内癌を推定する。鑑別として，扁平上皮癌ではクロマチンは粗いものが混じり核小体も目立ってくる。中等度異形成や高度異形成ではクロマチンの増量は軽度～中等度で核形不整を呈することが多い。

問3 子宮腟部頸部擦過 30歳代 女性

★　　　④修復細胞

解説：炎症細胞を伴って，平面的配列の細胞集団を認める。細胞質は豊富でやや重厚性がみられ，多辺形である。著明な核小体を認めるがクロマチンの増量はみられないので，修復細胞を考える。クロマチンが増量していないので核は明るくみえ，核縁や核小体が目立つことになる。鑑別として，扁平上皮癌や頸部腺癌ではクロマチンが増量してくる。核小体所見のみで決めずクロマチンの増量の程度をみて判定することが大切である。

問4 子宮腟部頸部擦過 30歳代 女性

★★　　　④ASC-US

解説：正常の扁平上皮細胞に混じって，オレンジやエオジン好性の表層細胞型で核が軽度肥大した細胞を少数認める。核が濃染した細胞の核はあまり大きくなく，他の核はクロマチンは淡く，ASC-H と判断するには異型が乏しく数も少ないので，ASC-US と判定する。本例は HPV 検査が陽性で，組織学的に軽度異形成であった症例である。

問5 子宮腟部頸部擦過 30歳代 女性

★　　　③HSIL：中等度異形成

解説：炎症性と出血性背景を伴って，傍基底細胞型から中層細胞型の異型細胞が出現している。核が腫大し核形不整もみられ，クロマチンも軽度増量しており，中等度異形成を推定し HSIL と判定する。異型細胞の出現数がきわめて少ない場合には ASC-H の判定になるが，本例では中等度異形成を推定するに十分と考える。

問6　子宮腟部頸部擦過　40歳代　女性

★　　　　　④頸部腺癌

解説：ライトグリーン好染の結合性が密な類円～乳頭状の細胞集団を認める。配列は不規則で軽度の重積性がみられ，細胞質はレース状で一部に粘液を認め，核は偏在している。核の大小不同が軽度みられ，クロマチンは微細で増量し核に立体感がみられ，核小体も認める。集団の中に核分裂像も認め，内頸部腺癌を考える。鑑別として，上皮内腺癌があげられるが，AISでは核は楕円形を示すことが多く，浸潤癌では核は円形になる傾向がみられる。

問7　子宮体内膜擦過（エンドサイト）　60歳代　女性

★★　　　　　②類内膜腺癌：Grade 1

解説：壊死性背景を伴って，結合性が比較的密で，腺管が密集した集塊や不整形突出を示す集塊，拡張分岐集塊などの異常細胞集塊が出現している。内膜間質細胞はほとんど認められず，増殖性疾患が考えられ，腺管構造の複雑性から高分化の類内膜腺癌が推定される。鑑別として，内膜増殖症でも異常細胞集塊が出現してくるが，その数は少なく細胞の配列は整ってくる。

問8　卵巣腫瘍捺印　50歳代　女性

★★　　　　　①顆粒膜細胞腫

解説：きれいな背景のなかに，小型類円形の均一な裸核状細胞が，不規則な大型集塊を形成しながら多数出現している。強拡大像では，核のコーヒー豆様の溝とロゼット様配列が観察され，顆粒膜細胞腫を推定する。本腫瘍は，組織学的に成人型と若年型に分けられ，本症例は成人型であった。

問9　肺X線透視下擦過　60歳代　女性

★　　　　　②腺癌

解説：ライトグリーン好染の異型細胞が平面的配列の小集団で出現している。細胞質はレース状でN/C比はきわめて大きい。核の大小不同は軽度であるが，折れ曲がり状やくびれ状，核溝などの不整形を示し，クロマチンは細顆粒状で著明に増量しており，腺癌を推定する。鑑別として，基底細胞増生では核は中心性でクロマチンはやや粗くなり増量は軽度である。異型腺腫様過形成ではⅡ型肺胞上皮細胞の増殖したもので，N/Cはやや小さくクロマチンの増量は軽度である。

問10　喀痰　60歳代　男性

★★　　　　　①円柱上皮細胞増生

解説：きれいな背景で，ライトグリーン好染の結合性のある細胞集団を認める。細胞質はレース状や空胞状で豊富であり，核偏在性である。核は円く大小不同がみられ，濃染しクロマチンが軽度増量しているが分布は均等である。良性で円柱上皮細胞の増生と考える。鑑別として，腺癌ではN/C比が大きくなり，核形の不整やクロマチンの不均等分布がみられる。over diagnosisになりやすいので注意すること。

問11　喀痰　50歳代　男性

★★　　　　　④腺癌：粘液産生性

解説：きれいな背景のなかに，細胞質に粘液を有する結合性が密な細胞集団を認める。粘液はピンク色に染まり，核は圧排されて偏在している。また，核は細胞集団の中心に位置し細胞質を外側に持つ配列は乳頭状発育構造を現している。核形不整がみられ，クロマチンは微細で増量しており，粘液産生性の腺癌を考える。杯細胞増生では，乳頭状配列を示さず，クロマチンも増量しない。

問12　気管支擦過　50歳代　男性

★　　　　　③扁平上皮癌

解説：壊死性背景を伴って，結合性がやや密な大きな細胞集団を認める。N/C比は大きく，核は類円形で長軸方向に流れるような配列を示している。クロマチ

ンは粗顆粒状で増量しており，非角化型扁平上皮癌を推定する．鑑別として，腺癌では長軸方向に流れるような配列を示すことは少なく，核小体は目立つことが多い．小細胞癌では結合性が低下し，クロマチンは微細なものが増量し，核形不整が観察される．

・・・・・・・・・・・・・・・・・・・・・・・・・・・・・・・・・・・

問13　気管支擦過　70歳代　男性

★　　　　　　②小細胞癌

解説：壊死性背景を伴って，小型の異型細胞が結合性の疎な小集団や散在性に出現している．木目込み状配列や核線もみられる．N/C比はきわめて大きく，核形不整も著明であり，クロマチンは微細で増量しており，小細胞癌を考える．鑑別として，扁平上皮癌ではより大型で，クロマチンはより粗いものが増加する．悪性リンパ腫では細胞質境界が明瞭になり，細胞の結合性はなく木目込み配列は示さない．

・・・・・・・・・・・・・・・・・・・・・・・・・・・・・・・・・・・

問14　気管支擦過　50歳代　男性

★★　　　　　①大細胞神経内分泌癌

解説：壊死性背景を伴って，大型の異型細胞が結合性の疎な集団や散在性に出現している．核は腫大しN/C比はきわめて大きく，核形不整が著明で核縁は薄く，クロマチンは細〜粗網状で不均等分布して，核小体は目立たないものが多い．大細胞神経内分泌癌を推定する．鑑別として，腺癌や扁平上皮癌では核形不整の程度が本例に比べて軽いことが多く，細顆粒状のクロマチンが増量し核小体も目立つ．また小細胞癌では，小型でクロマチンが微細となる．

・・・・・・・・・・・・・・・・・・・・・・・・・・・・・・・・・・・

問15　胆汁　60歳代　女性

★　　　　　　④良性胆管上皮細胞

解説：胆汁色素を伴って，ライトグリーン好性の上皮性結合した細胞集団を認める．配列は整い核の大小不同もなく，クロマチンは細顆粒状で増量はなく均等に分布している．良性の胆管上皮細胞と考える．

問16　膵腫瘍捺印　50歳代　女性

★★　　　　　②内分泌腫瘍

解説：ライトグリーン好染の細胞が結合性の疎な平面的配列の小集団で出現している．細胞質境界は不明瞭で細胞質は顆粒状であり，N/C比は大きい．核は揃っており，クロマチンは細顆粒状と粗顆粒状が混在した，いわゆる胡麻塩状クロマチンを示している．内分泌腫瘍が推定される．本例はインシュリンを分泌するインシュリノーマの症例であった．

・・・・・・・・・・・・・・・・・・・・・・・・・・・・・・・・・・・

問17　膵液　50歳代　男性

★　　　　　　③腺癌

解説：ライトグリーン好染で結合性が比較的密な大きな細胞集塊を認める．配列は不規則で集団からの突出像もみられる．核大小不同や核形不整がみられ，クロマチンは細顆粒状で増量し，核小体も認める．胆汁細胞診の判定基準によると，1.細胞集塊の判定基準で①不規則な重積　②核の配列不整　③集塊辺縁の凸凹不整　の細胞所見のうち2項目しか満たしていないが，2.個々の細胞の判定基準では　①核の腫大　②核形不整　③クロマチンの異常　の3項目を満たしており，悪性と判定する．

・・・・・・・・・・・・・・・・・・・・・・・・・・・・・・・・・・・

問18　肝エコー下穿刺　50歳代　男性

★★　　　　　④肝細胞癌

解説：出血性背景のなかに，ライトグリーン好染で平面的配列の小集団が出現している．細胞質は重厚性があり顆粒を有し肝細胞の特徴を示している．細胞質境界明瞭でありN/C比はやや大きく，核の偏在や大小不同がみられクロマチンも増量し，偽腺腔様配列もみられ，高分化型肝細胞癌を考える．鑑別として，正常肝細胞では細胞質は薄くなりN/C比は小さく，核の大小不同はみられない．再生結節では，細胞や核の大小不同がより著明になり，大きな核小体も認めるがN/C比は小さい．

問19　カテーテル尿　30歳代　男性

★★　　　　②良性尿路上皮細胞

解説：きれいな背景のなかに，細胞質がライトグリーン好染で結合性の密な細胞集団を認める。細胞質境界は明瞭であり，集団辺縁の細胞質が豊富な細胞は尿路上皮の被蓋細胞（アンブレラ細胞）である。核は円く核形不整やクロマチンの増量もみられない。良性尿路上皮細胞と考える。鑑別として，低異型度尿路上皮癌ではアンブレラ細胞は認めず，N/C比は大きくなり，核偏在性や大小不同がみられ，クロマチンの増量も軽度にみられる。

問20　自然尿（腎移植後）　30歳代　男性

★　　　　①ウイルス感染細胞

解説：やや汚い背景を伴って，N/C比の大きな大型〜小型の異型細胞が散在性に多数出現している。核は腫大し大小不同が著明で淡染しており，クロマチンは淡くスリガラス状や泥炭状（smudge nuclei）を示し，ウイルス感染細胞と考える。代表的な感染ウイルスはポリオーマウイルスの一種とされ，通常不顕性感染を起こす場合には，感染細胞の出現は少数であるが，腎移植患者において腎不全の原因となる場合には，感染細胞は多数出現するとされている。

問21　自然尿　70歳代　男性

★★　　　　②腺癌：前立腺由来

解説：出血性背景を伴って，ライトグリーン好染の小型の異型細胞が，結合性の疎な小集団や単個細胞として出現している。N/C比は大きく，核は類円形で偏在し，クロマチンは細顆粒状で増量し，大きな核小体を認める。腺癌が考えられ，小型であること，高齢者の男性であることから前立腺癌の浸潤を推定する。鑑別として尿路上皮癌では，腫瘍細胞が散在性に出現する場合は，高異型度のものであり細胞の大小不同が著しくなり，クロマチンも粗いものが混じる。

問22　胸水　70歳代　男性

★★　　　　①中皮腫

解説：多数のリンパ球を伴って，ライトグリーンに好染する大型の異型細胞が散在性に出現している。細胞はきわめて大きく大小不同がみられ，細胞質は豊富で重厚性やレース状を示し層状構造もみられるが，辺縁は不明瞭で微絨毛の発達を反映していると考えられ，中皮細胞の特徴を呈している。核は類円形で2核細胞が多く多核もみられ，クロマチンの増量は軽度であるが核小体は大きく明瞭であり，中皮腫を推定する。鑑別として，反応性中皮細胞としては，細胞はあまりにも大きく大小不同があり，2核や多核が多いことがあげられる。

問23　胸水　60歳代　女性

★　　　　④腺癌

解説：出血性背景とリンパ球を伴って，ライトグリーンに淡染した単個の大型異型細胞が散在性に多数出現している。細胞質はレース状で一部に粘液を認める。N/C比が大きく，核は偏在し大小不同がみられ，クロマチンは細顆粒状でやや増量し，明瞭な核小体を認める。低分化型の腺癌を推定する。鑑別として，反応性中皮細胞では細胞質は重厚性になり核は中心性のものが多くなる。中皮腫では細胞質は重厚性になり，細胞の大小不同が著明となり多核も混在する。

問24　乳腺腫瘤穿刺　30歳代　女性

★★　　　　③良性葉状腫瘍

解説：左では，きれいな背景で上皮性結合の大きな細胞集団を認める。配列は整っており，核の大小不同やクロマチンの増量もなく異型性はみられない。右では，粘液成分と核の密度が低くまばらに配列した間質由来細胞を認める。核は類円形や楕円形，紡錘形などの不整形を示すがクロマチンの増量はなく，異型性は軽度である。上皮細胞集団と軽度異型の間質由来細胞，間質由来粘液を認めることから，葉状腫瘍で良性を推定する。鑑別として，悪性葉状腫瘍では間質由来細胞は

核の大小不同やクロマチンの増量などの所見を示す。

問 25　乳腺腫瘤穿刺　40 歳代　女性

★★　　　　　①乳管内乳頭腫

解説：類円状や乳頭状の結合性が密な大小の細胞集塊が出現している。間質結合織成分が認められ，核が濃染した筋上皮細胞も混在しており，乳管内乳頭腫を推定する。鑑別として，乳頭腺管癌では筋上皮細胞は認めず単調な細胞像を示す。線維腺腫や葉状腫瘍では間質結合織成分は認めず，線維腺腫では背景に双極裸核を認める。葉状腫瘍では上皮細胞集団は折れ曲がりシート状で，背景に間質由来の紡錘形や楕円形の不整形核を認める。

問 26　乳腺腫瘤穿刺　50 歳代　女性

★　　　　　②硬癌

解説：不規則配列の小集団と管状や線状，クサビ状配列の細胞集団が出現している。核が横並び状配列も認められる。核の大小不同や核形不整，クロマチンの増量がみられ，悪性が考えられ浸潤性乳管癌の硬癌を推定する。鑑別として，線維腺腫ではクサビ状類似集団や管状配列小集団も出現するが，核の向きが一定でない（横並びではない）などをみる。

問 27　甲状腺腫瘤穿刺　50 歳代　女性

★　　　　　④慢性甲状腺炎

解説：成熟リンパ球と形質細胞を主体とする炎症性細胞を多数伴って，細胞質がライトグリーン好染の異型細胞が小集団で出現している。細胞質は豊富で一部に好酸性変化を示しており，核の大小不同も軽度みられ，クロマチンは顆粒状で増量しているが分布は均等である。良性で慢性甲状腺炎を推定する。鑑別として，悪性リンパ腫ではリンパ球系細胞はクロマチンが微細となり核小体も目立ち，濾胞上皮細胞は通常認めない。

問 28　甲状腺腫瘤穿刺　50 歳代　女性

★　　　　　②濾胞性腫瘍

解説：出血性背景に，小濾胞構造の小集団が多数出現している。集団の中心部にオレンジ好染のコロイドを認め，細胞は小型で比較的均一である。細胞質はレース状，境界不明瞭で N/C 比は大きい。核は類円形でクロマチンは顆粒状で増量し，小さい核小体を認める。濾胞性腫瘍を推定する。本例は組織学的に濾胞癌の症例であった。鑑別として，腺腫様甲状腺腫では，細胞集団の形状が不揃いなシート状集団がコロイドと共に出現することが多い。

問 29　リンパ節穿刺　70 歳代　男性

★　　　　　①ホジキンリンパ腫

解説：小型リンパ球を多数伴って，著明な核小体を有する単核や 2 核の大型の異型細胞が少数認められる。クロマチンは細網状で軽度増量している。単核細胞は Hodgkin 細胞で 2 核細胞は Reed-Sternberg 巨細胞と考えられ，小型リンパ球はクロマチンが凝縮状であり成熟型であることから，ホジキンリンパ腫を推定する。

問 30　肺塞栓部捺印　20 歳代　女性

★★　　　　　①軟骨肉腫

解説：パパニコロウ染色では，ヘマトキシリンに淡染した粘液状物質を背景に，ライトグリーン好性の類円形の単個細胞が散在性に出現している。細胞質はレース状や小空胞状で豊富であり，核は偏在〜中心性である。核形不整とクロマチンの軽度増量があり，核小体も認められる。トルイジン青染色では細胞質が異染性を，ギムザ染色では粘液様物質が強い異染性を示しており軟骨基質と考えられ，軟骨肉腫を推定する。本例は大腿部の軟骨肉腫の転移であった。鑑別として，滑膜肉腫では腫瘍細胞は N/C 比の大きな短紡錘形〜類円形で上皮様結合集団として認めることが多い。

※回答用紙としてご利用ください

Cyto-Check 自己採点用紙

※回答欄には選択肢①～⑤から正解を選びご記入ください。

第1回　自己採点方式スライドカンファレンス

問1		問6		問11		問16		問21		問26	
問2		問7		問12		問17		問22		問27	
問3		問8		問13		問18		問23		問28	
問4		問9		問14		問19		問24		問29	
問5		問10		問15		問20		問25		問30	

第1回正解　/30

第2回　自己採点方式スライドカンファレンス

問1		問6		問11		問16		問21		問26	
問2		問7		問12		問17		問22		問27	
問3		問8		問13		問18		問23		問28	
問4		問9		問14		問19		問24		問29	
問5		問10		問15		問20		問25		問30	

第2回正解　/30

第3回　自己採点方式スライドカンファレンス

問1		問6		問11		問16		問21		問26	
問2		問7		問12		問17		問22		問27	
問3		問8		問13		問18		問23		問28	
問4		問9		問14		問19		問24		問29	
問5		問10		問15		問20		問25		問30	

第3回正解　/30

第4回　自己採点方式スライドカンファレンス

問1		問6		問11		問16		問21		問26	
問2		問7		問12		問17		問22		問27	
問3		問8		問13		問18		問23		問28	
問4		問9		問14		問19		問24		問29	
問5		問10		問15		問20		問25		問30	

第4回正解　/30

第5回　自己採点方式スライドカンファレンス

問1		問6		問11		問16		問21		問26	
問2		問7		問12		問17		問22		問27	
問3		問8		問13		問18		問23		問28	
問4		問9		問14		問19		問24		問29	
問5		問10		問15		問20		問25		問30	

第5回正解　/30

第6回　自己採点方式スライドカンファレンス

問1		問6		問11		問16		問21		問26	
問2		問7		問12		問17		問22		問27	
問3		問8		問13		問18		問23		問28	
問4		問9		問14		問19		問24		問29	
問5		問10		問15		問20		問25		問30	

第6回正解　/30

正解合計　/180